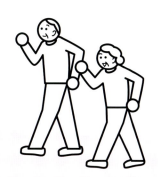
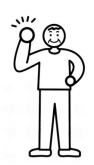

自立と
生活機能を支える

高齢者 ケア
超 実践ガイド

編集　前田圭介　永野彩乃

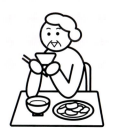

照林社

はじめに

　現代日本は超高齢社会であり、高齢者の医療とケアの質が社会全体の質・水準を大きく左右しているといっても過言ではありません。医療従事者やケア提供者には、病気を治療するだけではなく、高齢者一人ひとりの人生に寄り添うことが求められています。高齢者ケアは、技術や知識の適用にとどまらず、その人らしい生活を支え、尊厳を保つためのケア哲学とも言えます。高齢者ケアを実践する中心軸として重要な、多様な高齢者のニーズに応える総合的な知見と技術について本書は解説しています。

　高齢者を取り巻く環境と、直面する生理的・心理的変化に焦点を当て、適切な評価とケアの方向性を概説しています。特に、老年症候群や認知症、広義の栄養問題など、高齢者特有の健康問題に対する理解を深めることができるよう配慮しました。また、後半では、実践的なケア技術にスポットを当て、フィジカルアセスメント、睡眠、排泄、食事、スキンケアといった日常生活の基本から、緩和ケアやエンド・オブ・ライフケアまでを網羅しています。最新の研究や、長年の現場経験に基づく知識が融合したエキスパートならではの解説が並びます。

　本書は、看護師、介護職、そして高齢者ケアにかかわるすべての専門家にとって、必携のガイドブックだと考えています。この一冊が、より良い高齢者ケアの実現に向けて、現場の皆さんの日々の努力を支え、励まし、質の高いケアの実践に導くことを期待しています。高齢者一人ひとりがその人らしさを保ちながら、望む生活を送るための手助けとなることを願ってやみません。

　最後に、高齢者ケアの現場で直面する具体的な課題に対して、明確で実践的な知識と解決策について、各章を執筆していただいたすべての分担執筆者に深く感謝申し上げます。

2024 年 9 月

前田圭介

編著者一覧

編集

前田圭介　　　　愛知医科大学 栄養治療支援センター 特任教授

永野彩乃　　　　社会医療法人甲友会 西宮協立脳神経外科病院 看護部
　　　　　　　　摂食嚥下障害看護認定看護師

執筆（執筆順）

長野文彦　　　　熊本リハビリテーション病院 サルコペニア・低栄養研究センター 副センター長

富樫慎太郎　　　国立保健医療科学院 保健医療経済評価研究センター

後藤美紅　　　　石巻赤十字病院 医療技術部 栄養課

松永清美　　　　社会医療法人甲友会 西宮協立脳神経外科病院 看護部 認知症看護認定看護師

松山沙貴子　　　社会医療法人甲友会 西宮協立脳神経外科病院 看護部 認知症看護認定看護師

浅田宗隆　　　　パナソニック健康保険組合 松下記念病院 看護部

前田純子　　　　保険外看護サービス Ramm's 代表 摂食嚥下障害看護認定看護師

川原毅得　　　　医療法人徳洲会 吹田徳洲会病院 摂食嚥下障害看護認定看護師

白石　愛　　　　熊本リハビリテーション病院 歯科口腔外科

西　依見子　　　Taste & See 代表 慢性疾患看護専門看護師／摂食嚥下障害看護認定看護師

内田健作　　　　社会医療法人 甲友会 西宮協立脳神経外科病院 診療協力部リハビリテーション科

森　みさ子　　　聖マリアンナ医科大学横浜市西部病院 看護部 急性・重症患者看護専門看護師

野添匡史　　　　関西医科大学 リハビリテーション学部理学療法学科 准教授

岩田みちる　　　社会医療法人財団慈泉会 相澤病院 リハビリテーションセンター内部疾患リハ科

永野彩乃　　　　社会医療法人甲友会 西宮協立脳神経外科病院 看護部 摂食嚥下障害看護認定看護師

内橋　恵　　　　脳卒中と栄養ケア在宅支援 Nurture 代表 脳卒中リハビリテーション看護認定看護師

潮崎香織　　　　社会医療法人甲友会 西宮協立脳神経外科病院 看護部

山添　幸　　　　株式会社創謙 訪問看護ステーション創謙 脳卒中リハビリテーション看護認定看護師

長谷川　章　　　藤田医科大学医学部薬物治療情報学

真野　澪　　　　国立研究開発法人 国立長寿医療研究センター 薬剤部

溝神文博　　　　国立研究開発法人 国立長寿医療研究センター 薬剤部

神田由佳　　　　LIC訪問看護リハビリステーション 看護師

川畑亜加里　　　聖マリアンナ医科大学横浜市西部病院 集中ケア認定看護師

清水孝宏　　　　ヴェクソンインターナショナル株式会社 看護企画部 クリティカルケア認定看護師

高梨早苗　　　　神戸女子大学大学院 看護学研究科博士後期課程 老人看護専門看護師

安江孝依	医療法人光佑会 西大須伊藤内科・血液内科 訪問診療部
西井久枝	国立研究開発法人 国立長寿医療研究センター 泌尿器外科／摂食嚥下・排泄センター 高齢者下部尿路機能研究室 医師
平間康子	国立研究開発法人 国立長寿医療研究センター 看護部
野宮正範	国立研究開発法人 国立長寿医療研究センター 泌尿器外科 医長／摂食嚥下・排泄センター 高齢者下部尿路機能研究室 室長
小栁礼恵	藤田医科大学 研究推進本部社会実装看護創成研究センター 准教授 皮膚・排泄ケア認定看護師
竹内さやか	国立研究開発法人 国立長寿医療研究センター 看護部 認知症看護認定看護師
佐々木早苗	東京大学医学部附属病院 看護部 皮膚・排泄ケア認定看護師
佐々木多恵子	公益社団法人地域医療振興協会 公立黒川病院 看護部 皮膚・排泄ケア認定看護師 診療看護師
サブレ森田さゆり	国立研究開発法人 国立長寿医療研究センター 代謝内科部
石井光子	石川県立看護大学附属看護キャリア支援センター 皮膚・排泄ケア特定認定看護師
山田圭子	医療法人財団康生会 武田病院 患者サポートセンター 特定看護師
三浦由佳	藤田医科大学保健衛生学部 看護学科 准教授
竹市美加	訪問看護ステーションたべる 管理者 摂食嚥下障害看護認定看護師
朝倉之基	Nurse Innovation 株式会社 代表取締役 栄養治療専門療法士
井上達朗	新潟医療福祉大学 リハビリテーション学部理学療法学科 准教授
川村皓生	国立研究開発法人 国立長寿医療研究センター リハビリテーション科部 主任
安永ちはる	愛知医科大学病院 看護部 がん性疼痛看護認定看護師
吉村元輝	みんなのかかりつけ訪問看護ステーション 緩和ケア認定看護師
中嶋順子	やまお訪問看護ステーション 管理者 認定 ELC ファシリテーター
猪口里永子	国立研究開発法人 国立長寿医療研究センター 長寿医療研修センター 老人看護専門看護師
春木ひかる	東京大学医学部附属病院 看護部 がん看護専門看護師
榎本淳子	社会福祉法人 玉名市社会福祉協議会 玉名市包括支援センター 看護師

(2024 年 8 月現在)

CONTENTS

加齢にともなう機能変化と問題　　2

Part 1　フレイル　　4
1 フレイルの評価　　　長野文彦　5
2 フレイルのケア　　　富樫慎太郎、後藤美紅　10

Part 2　認知機能の低下　　15
1 認知機能障害の評価　　　松永清美　16
2 認知機能が低下した人へのケア　　　松山沙貴子　23

Part 3　感覚器機能の低下　　29
1 視覚の評価とケア　　　浅田宗隆　30
2 聴覚の評価とケア　　　前田純子　35
3 嗅覚の評価とケア　　　前田純子　39
4 味覚の評価とケア　　　川原毅得　42

Part 4　口腔機能の低下　　45
1 口腔問題の評価　　　白石　愛　46
2 口腔ケア　　　西　依見子　51

Part 5　筋量の減少・筋力の低下　　56
1 サルコペニアの評価　　　内田健作　57
2 サルコペニアのケア　　　森　みさ子　63

Part 6　身体機能の低下　　67
1 歩行・移動能力の評価　　　野添匡史　68
2 ADL・IADLの評価　　　野添匡史　73
3 歩行・移動、ADL低下に対するケア　　　野添匡史　81
4 パーキンソニズムの評価とケア　　　岩田みちる　85

Part 7　低栄養　　89
1 栄養スクリーニング・アセスメント　　　永野彩乃　90
2 栄養管理　　　永野彩乃　93

Part 8 転倒 97

1 高齢者の転倒リスク評価 ....内橋　恵　98
2 転倒予防のケア ....内橋　恵　102

Part 9 精神・心理的問題 106

1 せん妄の評価とケア ....潮崎香織　107
2 不安・抑うつの評価とケア ....山添　幸　112

Part 10 ポリファーマシー 120

1 転倒リスクと薬剤 ....長谷川　章　121
2 食欲不振と薬剤 ....真野　澪　125
3 処方カスケード ....溝神文博　129

自立・生活機能を維持するかかわり　　134

Part 1 フィジカルアセスメント 136

1 脱水の評価とケア ....神田由佳　137
2 呼吸のアセスメント ....川畑亜加里　141
3 循環のアセスメント ....清水孝宏　147

Part 2 睡眠 152

1 睡眠障害の評価 ....高梨早苗　153
2 睡眠障害のケア ....高梨早苗　158

Part 3 排泄 162

1 下部尿路機能障害のアセスメント … 安江孝依、西井久枝、平間康子、野宮正範　163
2 下部尿路機能障害のケア .... 平間康子、西井久枝、安江孝依、野宮正範　167
3 高齢者の便秘 ....小栁礼恵　172
4 認知症の人の排泄ケア ....竹内さやか　178

Part 4 皮膚 183

1 褥瘡の予防とケア ....佐々木早苗　184
2 スキン-テアの予防とケア ....佐々木多恵子　194
3 フットケア ....サブレ森田さゆり　202
4 ストーマのケア ....石井光子　210
5 胃瘻のケア ....山田圭子　217

Part 5　食事 223

1　摂食嚥下障害の原因とスクリーニング ......三浦由佳　224
2　摂食嚥下障害の評価（食事場面） ......三浦由佳　230
3　食事介助技術 ......竹市美加　235
4　経鼻胃管のケア ......朝倉之基　244

Part 6　活動・運動 249

1　要介護高齢者の活動と運動のケア ......井上達朗　250
2　フレイル高齢者の活動と運動のケア ......川村皓生　255

Part 7　苦痛のケア 260

1　痛み ......安永ちはる　261
2　心理的苦痛と社会的苦痛 ......吉村元輝　266
3　スピリチュアルペイン ......中嶋順子　271

Part 8　高齢者のエンド・オブ・ライフケア 275

1　エンド・オブ・ライフ期における傾聴 ......猪口里永子　276
2　エンド・オブ・ライフケアの実践 ......春木ひかる　281

資料　**要介護高齢者のための社会・福祉制度** ......榎本淳子　286

索引 294

＼　高齢者ケアに関する豆知識　／

- ●記憶のメカニズム 21
- ●高齢者の眼鏡の管理方法 32
- ●補聴器の使用と管理 38
- ●口腔ケア時の嘔吐誘発 55
- ●食べられるものを食べられるときに 66
- ●不慮の事故による死因 101
- ●興奮している患者さんへの対応方法 111
- ●年齢だけにとらわれないケアを 119
- ●経口補水液を自分でつくる方法 140
- ●高齢者に行うフットケアの具体的な方法 204
- ●胃瘻カテーテルの自己抜去 222
- ●食事介助技術を評価する指標（FASS） 242
- ●経鼻胃管からの半固形栄養剤投与はNG 247

高齢者ケアなんでもQ&A

37, 41, 44, 55, 62, 88, 105, 124, 128, 142, 148, 150, 157, 161, 166, 171, 177, 193, 201, 204, 209, 212, 216, 220, 228, 232, 236, 241, 248, 254, 256, 265, 285

装丁・本文デザイン・DTP制作：北路社
カバーイラスト：杉本ひかり（おすぎとまる）　本文イラスト：杉本ひかり（おすぎとまる）、熊アート

- ●本書の内容は、執筆者が臨床例をもとに解説しています。実践により得られた方法を普遍化すべく努力しておりますが、万一、本書の記載内容によって不測の事故等が起こった場合、編者・著者、出版社はその責を負いかねますことをご了承ください。
- ●各疾患の診療に関しては、常に学会ガイドライン等、最新の情報をご参照ください。また治療や看護実践にあたっては、自施設の方針・取り決めをご確認ください。
- ●本書に記載している薬剤や機器等の情報は、2024年8月1日現在のものです。選択・使用にあたっては、個々の添付文書や取り扱い説明書を参照し、適応や使用方法などについては常にご確認ください。
- ●本書掲載の画像は、臨床例の中からご本人・ご家族の同意を得て使用しています。

加齢にともなう
機能変化と問題

高齢者では、加齢にともない身体的、精神的、社会的な機能低下が起こることで、低栄養や転倒など生命や生活に大きく影響する問題につながることがあります。本項では、加齢にともなう多様な機能変化と、それらが引き起こす問題について詳述します。

また、これらの問題に対する具体的な評価とケアの方法を提供し、高齢者が直面する課題に対する理解を深めることをめざしています。

（永野彩乃）

Part 1	フレイル	p.4 ▶
Part 2	認知機能の低下	p.15 ▶
Part 3	感覚器機能の低下	p.29 ▶
Part 4	口腔機能の低下	p.45 ▶
Part 5	筋量の減少・筋力の低下	p.56 ▶
Part 6	身体機能の低下	p.67 ▶
Part 7	低栄養	p.89 ▶
Part 8	転倒	p.97 ▶
Part 9	精神・心理的問題	p.106 ▶
Part 10	ポリファーマシー	p.120 ▶

Part 1

フレイル

フレイルとは、「加齢に伴う予備能力低下のため、ストレスに対する回復力が低下した状態」を表す"frailty"の日本語訳として日本老年医学会が提唱した用語です[1]。欧米におけるfrailtyの概念は、「ストレスに対する恒常性の回復が低下した脆弱な状態」を示し[2,3]、日常生活機能障害、施設入所、転倒、入院をはじめとする健康障害を認めやすく、死亡割合も高くなることが知られています[4]。

フレイルに該当する高齢者では、疾患や外傷などの些細なストレスによって、その原因に見合わないほど大きな健康状態の変化がもたらされる危険性があり[2]、医学的介入を行う際には十分な配慮が必要となります。

（長野文彦）

1 フレイルの評価

長野文彦

■ フレイルの概念と定義

フレイルに関して世界的に統一された概念はまだ定められておらず、健常な状態と要介護状態の中間的な段階に位置づける考え方[5]と、ハイリスク状態から重度障害状態までをも含める考え方[6]があります。また、フレイルは可逆的であることも知られており、栄養摂取の見直しや適切な運動介入により予防可能であるという観点からも、フレイルという概念が注目されています 図1 [4]。

フレイルには、身体的側面のみならず、認知機能やうつなどの精神・心理的問題、独居や経済的困窮などの社会的問題をも含む概念ととらえられています[4]。これらは、①身体的フレイル、②精神・心理的フレイル、③社会的フレイルと3つのタイプで表現されます。2年間における新規要介護認定発生のオッズ比は、身体的フレイルでは4.65（95%CI：2.63-8.22）と統計学的にも有意に上昇します[7]。また、高齢者の要介護認定発生に対して、精神・心理的フレイル[8]、社会的フレイル[9,10]もそれぞれ強く関連しています。フレイルのタイプ別の頻度を調査した報告では、74歳以上の地域在住高齢者875名（平均年齢81.7歳）において、身体的フレイルは17.3％、精神・心理的フレイルは20.2％、社会的フレイルは8.9％と推定されており、いずれかのフレイル状態と評価された高齢者は38.8％でした[11]。

図1 フレイルの概念

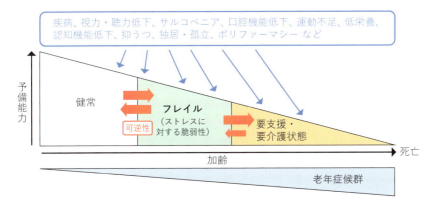

荒井秀典：フレイル概念, 荒井秀典監修, 佐竹昭介編, フレイルハンドブック 2022年版, ライフ・サイエンス, 東京, 2022：3. より一部改変して転載

身体的フレイル

　数あるフレイル診断基準のうち、FriedらのPhenotype（表現型モデル）[3] に基づく Cardiovascular Health Study基準（CHS基準）と、MitnitskiやRockwoodらのAccumulated deficit model（欠損累積モデル）[12] に基づくFrailty Indexが主要な評価方法です[1]。欠損累積モデルでは、健康や自立を支えるさまざまな因子の欠損を累積として評価し、評価項目に対する累積障害数の割合をFrailty Indexとして算出します。

　CHS基準は、身体的フレイルの代表的な診断方法として位置づけられています[13]。このCHS基準では、①体重減少、②筋力低下、③疲労感、④歩行速度、⑤身体活動の5つの徴候のうち3つ以上に該当する場合は「フレイル」、1〜2つに該当する場合を「プレフレイル」、いずれにも該当しない場合を「健常」としています。CHS基準（またはその変法）を用いた報告を集めた系統的レビューでは、地域在住高齢者の4.9〜27.3％に身体的フレイルが存在します[14]。また、身体的フレイルの中核を成すとされるサルコペニアについては、骨格筋量、筋力、身体機能の組み合わせにより診断されます[15]。

　日本においても、診療や研究に用いやすいフレイル診断基準を作成するために、CHS基準をもとにした日本版改訂CHS基準（J-CHS基準）が作成されました 表1 [16]。評価項目は表現型モデルをもとにしており、わが国で開発された基本チェックリストの質問や、Asian Working Group for Sarcopenia（AWGS）が2019年に発表したサルコペニアの診断基準[14] が取り入れられています[4]。日本人の地域在住高齢者16,251名（平均年齢75.1歳）を対象として、J-CHS基準でフレイル評価を行った調査によると、フレイル高齢者の割合は11.2％とされ、年代別にみると65〜74歳で4.0％、75〜84歳で16.2％、85歳以上では34.0％であり、加齢とともに有病率が増加することが報告されています[17]。

　また、先述した基本チェックリストとは、近い将来介護が必要となる高齢者を抽出するために厚生労働省が作成したスクリーニングツールです 表2 。生活状態や心身の機能に関する25項目の質問に対して、「はい」か「いいえ」で回答する自記式質問票であり、厚生労働省より各質問に対する考え方が示されています[18]。

表1　日本版改訂CHS基準

項目	評価基準
体重減少	6か月で、2〜3kg以上の体重減少
筋力低下	握力：男性<28kg、女性<18kg
疲労感	（ここ2週間）訳もなく疲れたような感じがする
歩行速度	通常歩行速度<1.0m/秒
身体活動	①軽い運動・体操をしていますか？ ②定期的な運動・スポーツをしていますか？ 上記の2つのいずれも「週に1回もしていない」と回答

3つ以上該当：フレイル、1〜2つ該当：プレフレイル、該当なし：健常

Satake S, Arai H. The revised Japanese version of the Cardiovascular Health Study criteria (revised J-CHS criteria). *Geriatr Gerontol Int* 2020; 20 : 992-993. をもとに作成

表2　基本チェックリスト

No.	質問事項	回答 （いずれかに○をお付けください）	
1	バスや電車で1人で外出していますか	0. はい	1. いいえ
2	日用品の買い物をしていますか	0. はい	1. いいえ
3	預貯金の出し入れをしていますか	0. はい	1. いいえ
4	友人の家を訪ねていますか	0. はい	1. いいえ
5	家族や友人の相談にのっていますか	0. はい	1. いいえ
6	階段を手すりや壁をつたわらずに昇っていますか	0. はい	1. いいえ
7	椅子に座った状態から何もつかまらずに立ち上がっていますか	0. はい	1. いいえ
8	15分くらい続けて歩いていますか	0. はい	1. いいえ
9	この1年間に転んだことがありますか	1. はい	0. いいえ
10	転倒に対する不安は大きいですか	1. はい	0. いいえ
11	6か月間で2～3kg以上の体重減少がありましたか	1. はい	0. いいえ
12	身長　　　cm、体重　　　kg（BMI＝　　　）(注)		
13	半年前に比べて固いものが食べにくくなりましたか	1. はい	0. いいえ
14	お茶や汁物等でむせることがありますか	1. はい	0. いいえ
15	口の渇きが気になりますか	1. はい	0. いいえ
16	週に1回以上は外出していますか	0. はい	1. いいえ
17	昨年と比べて外出の回数が減っていますか	1. はい	0. いいえ
18	周りの人から「いつも同じことを聞く」などのもの忘れがあると言われますか	1. はい	0. いいえ
19	自分で電話番号を調べて、電話をかけることをしていますか	0. はい	1. いいえ
20	今日が何月何日かわからないときがありますか	1. はい	0. いいえ
21	（ここ2週間）毎日の生活に充実感がない	1. はい	0. いいえ
22	（ここ2週間）これまで楽しんでやれていたことが楽しめなくなった	1. はい	0. いいえ
23	（ここ2週間）以前は楽にできていたことが今ではおっくうに感じられる	1. はい	0. いいえ
24	（ここ2週間）自分が役に立つ人間だと思えない	1. はい	0. いいえ
25	（ここ2週間）訳もなく疲れたような感じがする	1. はい	0. いいえ

（注）BMI＝体重（kg）÷（身長（m））^{2} が18.5未満の場合に該当とする。

基本チェックリストの構成	
No.1-5	日常生活関連動作の低下の恐れあり
No.6-10	運動器の機能低下の恐れあり
No.11-12	低栄養状態の恐れあり
No.13-15	口腔機能低下の恐れあり
No.16-17	閉じこもりの恐れあり
No.18-20	認知機能低下の恐れあり
No.21-25	抑うつ気分の恐れあり

佐竹昭介：基本チェックリストとフレイル．日本老年医学会雑誌 2018；55（3）：321．より一部改変して転載

■ 精神・心理的フレイル

　精神・心理的フレイルの定義は一定していませんが、身体的フレイルとうつ傾向が合併した状態と定義した報告があります。具体例として、CHS基準による身体的フレイル3項目以上該当に加えて、1つ以上の心理状態の低下（例：Geriatric Depression Scale-15で5点以上）がみられた場合に評価を行うことができます[4]。地域在住高齢者4,126名を対象とした研究では、身体的フレイルの有病率は6.9%、うつ症状は20.3%、両者を合併した精神・心理的フレイルの有病率は3.5%であり、加齢とともに有病率は増加すると報告されています[19]。

　また、精神・心理的フレイルの中で、認知機能低下を伴うフレイルの一群は、独立した概念として「認知的フレイル」と呼ばれています[20]。この認知的フレイルに関しては、2013年4月に開催された国際コンセンサスカンファレンスで操作的に定義されたものであり、①身体的フレイルと認知機能障害が共存すること、②アルツハイマー型もしくはその他の認知症でないことを要件としました[20]。

　その後、認知的フレイルに関して独自の評価方法により診断基準や有病率が報告されていますが、もともと操作的な定義であったため定義も有病率も報告によりさまざまでした。Shimadaら[21]による日本の地域高齢者5,104名を対象とした報告では、CHS基準（またはその変法）を用いて身体的フレイルを評価し、軽度認知障害（MCI）をNCGG-FAT（iPadを使用した単語記憶テスト、trail making test、符号テスト）を用いて評価しました。結果として、身体的フレイルは11.3%、MCIは18.8%、身体的フレイル＋MCI（認知的フレイル）は2.7%という有病率でした。精神・心理的フレイル、そして認知的フレイルはともに定義や評価方法が統一されておらず、明確な診断基準や介入方法についてはさらなるエビデンスの構築が今後求められます。

■ 社会的フレイル

　社会的フレイルは、判定方法についていくつかの報告がなされています。しかし統一された評価基準は現状確立されていません。代表的な社会的フレイルに関する指標として、Yamadaら[9]、Makizakoら[10]による報告が挙げられます 表3 。Yamadaら[9]による定義では、①独居、②近隣住民との交流、③社会参加、④主観的経済困難感の4項目で構成され、1項目で社会的プレフレイル、2項目以上で社会的フレイルと判定します。この判定基準を用いて地域在住高齢者の社会的フレイルの有症率を調査した研究（郵送調査）では、有症率は18.0%であったと報告されています。Makizakoら[10]による定義では、①独居、②外出頻度、③友人との交流、④社会的役割、⑤会話の5項目で構成され、1項目で社会的プレフレイル、2項目以上で社会的フレイルと判定します。この判定基準を用いて地域在住高齢者の社会的フレイルの有症率を調査した研究（会場調査）では、有症率は10.2%

であったと報告されています。

　社会的フレイルは、身体的フレイルのように「目に見える」機能低下ではなく、本人および周囲が気づきにくい要介護の潜在的なリスク因子となり得ます[4]。身体機能や認知機能のみではなく、対象者の環境因子にも注意して目を向けていく必要があります。

表3　社会的フレイルに関する定義

Yamadaら[9]による定義	Makizakoら[10]による定義
①独居 ②近隣住民との交流 ③社会参加 ④主観的経済困難感 1項目該当：社会的プレフレイル 2項目以上該当：社会的フレイル	①独居 ②外出頻度 ③友人との交流 ④社会的役割 ⑤会話 1項目該当：社会的プレフレイル 2項目以上該当：社会的フレイル

文献

1) 荒井秀典：フレイル診療ガイド2018年版. ライフ・サイエンス，東京，2018：1-14.
2) Clegg A, Young J, Iliffe S, et al. Frailty in elderly people. *Lancet* 2013; 381: 752-762.
3) Fried LP, Tangen CM, Walston J, et al; Cardiovascular Health Study Collaborative Research Group. Frailty in older adults: evidence for phenotype. *J Gerontol A Biol Sci Med Sci* 2001; 56: M146-M156.
4) 荒井秀典監修，佐竹昭介編：フレイルハンドブック2022年版. ライフ・サイエンス，東京，2022：2-13.
5) Abellan van Kan G, Rolland Y, Bergman H, et al. The I.A.N.A Task Force on frailty assessment of older people in clinical practice. *J Nutr Health Aging* 2008; 12: 29-37.
6) Rockwood K, Song X, MacKnight C, et al. A global clinical measure of fitness and frailty in elderly people. *CMAJ* 2005; 173: 489-495.
7) Makizako H, Shimada H, Doi T, et al. Impact of physical frailty on disability in community-dwelling older adults: a prospective cohort study. *BMJ Open* 2015; 5: e008462.
8) Shimada H, Lee S, Doi T, et al. Prevalence of Physical Frailty in Japan: NCGG-SGS as a Japanese National Cohort Study. *J Clin Med* 2019; 8: 1554.
9) Yamada M, Arai H. Predictive Value of Frailty Scores for Healthy Life Expectancy in Community-Dwelling Older Japanese Adults. *J Am Med Dir Assoc* 2015; 16: 1002.e7-11.
10) Makizako H, Shimada H, Tsutsumimoto K, et al. Social Frailty in Community-Dwelling Older Adults as a Risk Factor for Disability. *J Am Med Dir Assoc* 2015; 16: 1003.e7-11.
11) Garre-Olmo J, Calvo-Perxas L, Lopez-Pousa S, et al. Prevalence of frailty phenotypes and risk of mortality in a community-dwelling elderly cohort. *Age Aging* 2013; 42: 46-51.
12) Mitnitski AB, Mogilner AJ, Rockwood K. Accumulation of deficits as a proxy measure of aging. *Scientific World Journal* 2001; 1: 323-336.
13) Morley JE, Vellas B, van Kan GA, et al. Frailty consensus: a call to action. *J Am Med Dir Assoc* 2013; 14: 392-397.
14) Choi J, Ahn A, Kim S, et al. Global Prevalence of Physical Frailty by Fried's Criteria in Community-Dwelling Elderly with National Population-Based Surveys. *J Am Med Dir Assoc* 2015; 16: 548-550.
15) Chen LK, Woo J, Assantachai P, et al. Asian working group for sarcopenia: 2019 consensus update on sarcopenia diagnosis and treatment. *J Am Med Dir Assoc* 2020; 21: 300-307.e2.
16) Satake S, Arai H. The revised Japanese version of the Cardiovascular Health Study criteria (revised J-CHS criteria). *Geriatr Gerontol Int* 2020; 20: 992-993.
17) Satake S, Shimada H, Yamada M, et al. Prevalence of frailty among community-dwellers and outpatients in Japan as defined by the Japanese version of the Cardiovascular Health Study criteria. *Geriatr Gerontol Int* 2017; 17: 2629-2634.
18) 佐竹昭介：基本チェックリストとフレイル. 日本老年医学会雑誌 2018：55（3）：319-328.
19) Shimada H, Lee S, Doi T, et al. Prevalence of Psychological Frailty in Japan: NCGG-SGS as a Japanese National Cohort Study. *J Clin Med* 2019; 8: 1554.
20) Kelaiditi E, Cesari M, Canevellli M, et al. Cognitive frailty: rational and definition from at (I.A.N.A./I.A.G.G) international consensus group. *J Nutr Health Aging* 2013; 17: 726-734.
21) Shimada H, Makizako H, Doi T, et al. Combined prevalence of frailty and mild cognitive impairment in a population of elderly Japanese people. *J Am Med Dir Assoc* 2013; 14: 518-524.

フレイル

2 フレイルのケア

富樫慎太郎、後藤美紅

　フレイルのケアとして、栄養と運動の複合的介入、社会参加の2つの視点が挙げられます。本項では、看護師が高齢者ケアをすぐに実践で活用できるように、栄養と運動の複合的介入と社会参加の概要と具体策について解説します。

■ 身体的フレイルに対する栄養と運動の複合的介入

　高齢者が身体機能、社会参加、QOL（quality of life：生活の質）を高い状態に保つために、栄養と運動の複合的介入が推奨されています[1]。運動に加えて、経口栄養補助食品を摂取することによって、身体的機能を改善させることが報告されています[1]。複合的介入が重要である理由は、運動を伴わない栄養補給は、筋力や身体的フレイルを改善しないことが挙げられます[1,2]。

①栄養介入とケア
　栄養のケアでは、低栄養是正の視点が大切です。成人とは異なり、高齢者では加齢・低栄養・炎症によって、代謝バランスが筋肉を分解する生理的機能（異化）に傾き、筋肉量の減少が起こり続けてしまうからです。したがって、栄養の枯渇を防ぐことと、補給することがケアの目標となります。

　まず、栄養の枯渇を防ぐケアでは、不要な禁食（絶食）を避け、患者個別の1日の目標エネルギー量 表1 を基準として、食事摂取量の正確な記録とモニタリングをすることが大切です。もし患者さんが継続的に1日に必要な栄養量を満たせない場合には、管理栄養士および多職種チームへ相談することによって、不十分な摂取の原因を評価し、問題点を探索する手がかりになります。

　次に、栄養補給のケアでは、筋肉量獲得のため体重増加が目標となりますが、目標エネルギー量に注意が必要です。例えば、体重を1kg増やす目安は、成人では7,500kcal必要である一方、高齢者では8,800〜22,600kcalが必要です[2]。高齢者を例とすると、これを30日間で割り、1日当たり290〜750kcalとなることから、1日必要エネルギー量＋290〜750kcalが、目標エネルギー摂取量となります。エネルギーアップの方法はさまざまです

が、栄養補助食品（アイソカル®、クリミール、テルミール、リハたいむゼリー、など）の追加などが候補として挙げられます。栄養補助食品の形態はさまざまであり、患者さんの嗜好の観察や管理栄養士との相談が大切です。

表1 必要栄養量の算出方法

> **必要エネルギー量＝簡易式 25〜35kcal/kg体重**
>
> 例）体重60kg
> 　　必要エネルギー量＝25〜35kcal×60kg＝1500〜2100kcal
>
> ※ただし、定期的なモニタリングによる栄養補給の調整は必要

日本臨床栄養代謝学会編：JSPENテキストブック，南江堂，東京，2021．を参考に作成

特に、食事摂取において重要な栄養素は、タンパク質です。一般的に高齢者に推奨されるタンパク質摂取量は1日当たり0.8〜1.2g/kgとされています[2]。タンパク質は量だけでなく、質も重要です。良質なタンパク質の1つである、分岐鎖アミノ酸（branched chain amino acid：BCAA）を積極的に摂取することによって、骨格筋の減少を抑制でき、運動によって骨格筋合成を促進します。例えば、BCAAは肉類、乳製品、レバーなどに多く含まれます。

その他の栄養ケアの具体策として、日々のケアの中で、入院前の食生活や患者自身の嗜好や提供形態への思いを聴取することもよい手がかりになります。この情報によって、可能な範囲で患者さんの嗜好に合わせた食事を提供したり、より栄養価の高い食品の提供を検討したりできます 図1 。また、口腔内環境を観察し、義歯不適合や咀嚼力の低下があれば、適切な食形態を選択することもできます。

図1 食欲不振・低栄養に対するケア

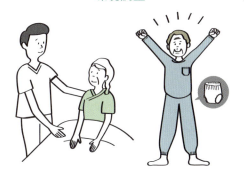

口腔ケア
・食前の口腔ケアは唾液分泌を促します。
・口内炎や義歯不適合などの口腔内環境不良因子があると食事量低下につながります。

環境調整
・排泄のコントロールを行い、においのあるものを事前に撤去しておくなど、快適に食事が摂れるようセッティングしましょう。
・正しい姿勢で食べるためのポジショニングも大切です。

症状に応じた対応

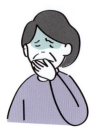

- 例えば抗がん剤治療中で吐き気がひどい場合には、食事のにおいで吐き気を誘発していないか、脳梗塞後で出現した麻痺や嚥下障害で食べづらくはないかなど、アセスメントすることが重要です。
- 必要に応じて専門職種に相談しましょう。

心理的ケア

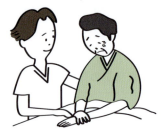

- 入院長期化に伴う心理的ストレスなど、抱えるストレスがあれば寄り添い、傾聴しましょう。
- 思うように摂取量が増えないからと一方的にならず、患者さんの思いを聞くことも大切です。

食事の工夫

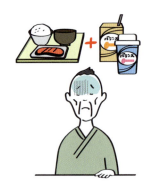

- 食欲がない場合には、1回食事量を減らし、完食できたと満足感を感じてもらうことも大切です。
- 不足するエネルギーやタンパク質は栄養補助食品で補いましょう。

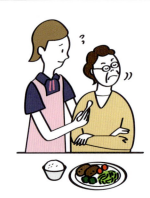

- 味付けは患者さんの嗜好に合っているか、自宅の食事と比べ、病院食の量はどうかなど聞き取ってみましょう。
- 口腔内環境に合わせた適切な食形態を提供することも大切です。

②運動介入とケア

　運動のケアでは、必要以上の安静を避けること、運動療法への参加を促すことが大切です。例えば、安静1日当たりに筋肉量・筋力が2％低下すると、これらを元の状態に改善させるためには安静時間の2倍の訓練時間を要することが報告されており[3]、運動療法の具体では多因子要素運動プログラム（レジスタンス運動、バランストレーニング、機能的トレーニングの組み合わせ）が推奨されています[1]。

　注意点としては、十分な栄養補給がされていない中で運動のみ実施すると、エネルギーとタンパク質を補うために骨格筋を分解（異化）する一方で、運動が不十分であると骨格筋合成（同化）刺激ができないことが挙げられます。こういった背景から、栄養と運動の複合的な介入が推奨されています[1]。

　リハビリテーション専門職に任せるだけではなく、検温の際に患者さんの状態をみながら、離床や下肢のレジスタンス運動を、患者さんにとって無理のない範囲で行うことも大切です 図2 。

図2 看護師が入院中にベッドサイドでできる運動ケア

トレーニング1

足踏み運動　腰・おなかの筋肉を鍛える

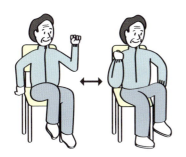

座りながら足踏みをする運動
- 片足ずつ膝をまっすぐ上に持ち上げる。左右の足を交互に繰り返す。

トレーニング2

膝の伸展運動　太ももの筋肉を鍛える

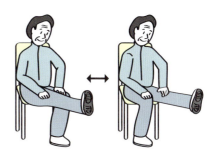

座ったまま膝を伸ばす運動
- 椅子に浅く座り、つま先を上に向けたまま、ゆっくりと片方の膝をまっすぐに伸ばし、元に戻す。
- 反対側も同様に行い、交互に繰り返す。

トレーニング3

立ち上がり&座り込み運動
おしりと太ももの筋肉を鍛える

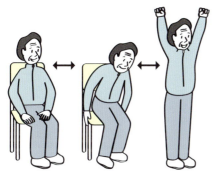

「椅子から立ち上がって座る」を繰り返す運動
- 足部を後方に引き、(手すりの保持可)体幹の重心を前方に傾け、ゆっくりと殿部を離床させる。
- 殿部を離床させながら、足部の先へ体重移動する。
- 立ち上がりと座り込みを繰り返す。

トレーニング4

下肢を伸ばす動作
下腿三頭筋への負荷

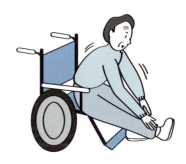

- 体幹が曲がらないように注意しながら、両手が上に向けたつま先に届くように触る。

■ 社会的フレイルに対する社会参加

　高齢者にとって、「外出」や「交流」などの社会参加は大切である一方で、現状は十分行われているとはいえません。令和5年度高齢社会白書によると、高齢者のうち、社会活動に参加したことがない割合は約5割と多い傾向であることが示されています。社会参加による有用性について、運動と栄養の複合的介入を、教室参加型で行った高齢者は、自宅で行った高齢者と比較して、身体機能が改善したことが示されています[4]。

　地域包括支援センターのケアマネジャーもしくは市町村の保健師との連携も手がかりになります（ただし、市町村によりシステムに差があります）。この理由は、介護保険法に基づいて、地域包括ケアシステムの実現に向けて、一般介護予防事業が市町村単位で取り組まれていることが挙げられます。この事業には、地域の通いの場となるコミュニティカフェや支え合い活動が含まれており、ケアマネジャーもしくは保健師は患者さんの住所から適切な場所に関する情報をもっている可能性が高いです。

　これらへの参加勧奨によって、患者さんの社会参加を促進できる可能性があり、高齢者が退院した後でも、身体構造や心身機能、活動低下のリスクを低減できることが期待されます。病院で働く看護師が直接的にケアできる範囲とはいえませんが、市町村と連携することによってフレイルを改善する機会になるかもしれません。

文献

1) Satake S, Arai H. Special issue: Clinical guide for frailty. *Geriatr Gerontol Int* 2020; 20 (Suppl S1): 1-37.
2) Nakahara S, Takasaki M, Abe S, et al. Aggressive nutrition therapy in malnutrition and sarcopenia. *Nutrition* 2021; 84: 111109.
3) Vigelsø A, Gram M, Wiuff C, et al. Six weeks' aerobic retraining after two weeks' immobilization restores leg lean mass and aerobic capacity but does not fully rehabilitate leg strength in young and older men. *J Rehabil Med* 2015; 47: 552-560.
4) Watanabe Y, Yamada Y, Yoshida T, et al. Comprehensive geriatric intervention in community-dwelling older adults: a cluster-randomized controlled trial. *J Cachexia Sarcopenia Muscle* 2020; 11: 26-37.

Part 2

認知機能の低下

認知症とは、「いったん発達した知的能力がさまざまな原因で持続的に低下した状態をいい、慢性あるいは進行性の脳の疾患によって生じ、記憶、思考、見当識、概念、計算、学習、言語、判断など多面的な高次機能障害からなる症候群」と定義されます[1]。

認知症をきたす主な疾患・病態は、アルツハイマー型認知症やレビー小体型認知症などの中枢神経変性疾患が最も多いです。次いで、脳梗塞や脳出血、慢性硬膜下血腫などの脳血管性認知症が多く、原因となる疾患によって、機能低下部位が異なり、複数の認知機能に障害が認められます。

障害される主な認知機能としては、注意、実行機能、記憶、言語、視空間認知、社会的認知などが挙げられます。

（松永清美）

認知機能障害の評価

松永清美

■ 認知機能障害の評価尺度

① MMSE（ミニメンタルステート検査）表1

- 認知症の認知機能障害のスクリーニングとして、国際的に臨床や研究において広く用いられているスケールです。

表1　MMSE（Mini-Mental State Examination）

	質問内容	回答	得点
1(5点)	今年は何年ですか。 いまの季節は何ですか。 今日は何曜日ですか。 今日は何月何日ですか。	年 曜日 月 日	
2(5点)	ここはなに県ですか。 ここはなに市ですか。 ここはなに病院ですか。 ここは何階ですか。 ここはなに地方ですか。（例：関東地方）	県 市 階 	
3(3点)	物品名3個（相互に無関係） 検者は物の名前を1秒間に1個ずつ言う。 その後、被検者に繰り返させる。 正答1個につき1点を与える。3個すべて言うまで繰り返す（6回まで）。 何回繰り返したかを記せ＿＿＿回		
4(5点)	100から順に7を引く（5回まで）。あるいは「フジノヤマ」を逆唱させる。		
5(3点)	3で提示した物品名を再度復唱させる。		
6(2点)	（時計を見せながら）これは何ですか。 （鉛筆を見せながら）これは何ですか。		
7(1点)	次の文章を繰り返す。「みんなで、力を合わせて綱を引きます」		
8(3点)	（3段階の命令） 「右手にこの紙を持ってください」 「それを半分に折りたたんでください」 「机の上に置いてください」		
9(1点)	（次の文章を読んで、その指示に従ってください）「眼を閉じなさい」		
10(1点)	（なにか文章を書いてください）		
11(1点)	（次の図形を書いてください）		
		得点合計	

北村俊則：Mini-Mental State（MMS）、大塚俊男、本間昭監修、高齢者のための知的機能検査の手引き、ワールドプランニング、東京、1991：36. より転載（Folstein MF, Folstein SE, McHugh PR."Mini-Mental State"：a practical method for grading the cognitive state of patients for the clinician. *J Psydhiat Res* 1975; 12: 189-198.）

● 見当識、言語性記憶、全般性注意、計算、言語の障害を評価できますが、いずれも言語機能を用いる検査が29点、図形模写が1点の合計30点であり、軽度でも言語障害のある場合は低得点となります。一般的に23点以下を認知症の疑いとします。

[MMSEの設問について]

1：時間の見当識障害を評価する項目。季節や時間の認知が正しいかを確認します。1項目1点、合計5点

2：場所の見当識障害を評価する項目。自分のいる場所をきちんと認識しているかを確認します。1項目1点、合計5点

3：即時記憶を評価する項目。即時記憶とは数秒～1分程度の記憶のことです。復唱させたら、「3つの言葉を、また後で聞くので覚えておいてください」と伝えてから次の設問に進みます。1つ正答で1点、合計3点

4：計算と注意力を評価する項目。計算ができるか、指示を覚えていられる注意が保たれているかを評価します。またワーキングメモリー（作動記憶）を評価する項目でもあります。5回まで実施し、正答ごとに1点、合計5点

5：近時記憶障害を評価する項目。認知症の初期から見られる症状の1つです。近時記憶とは数分～数日の記憶、数週間～数年の記憶は遠隔記憶といいます。合計3点

6：物品呼称を評価する項目。物の正しい名称を記憶の中から想起できるかどうかを評価します。失語がある場合も失点することもあります。合計2点

7：長文を一時的に覚えていられるかどうかを評価する項目。復唱できたら1点です。

8：文章の理解力を評価する項目。3段階の動作を1つずつできるか確認します。1つ動作ができるごとに1点で、合計3点

9：文章の理解力と、行動力を評価する項目。書いている文字を理解できるか、指示に対して正しく実行できるかを確認します。合計1点

10：文章を構成する能力を評価する項目。合計1点

11：視空間の認知力を評価する項目。合計1点

② HDS-R（改訂長谷川式簡易知能評価スケール） 表2

● わが国では一般的に使用されており、MMSEと高い相関があります。
● すべて言語を用いる検査で、記憶に関する項目がMMSEより多く、20点以下を認知症の疑いとします。

表2　HDS-R（revised version of Hasegawa's Dementia Scale）

（検査日：　　年　　月　　日）　　　　　　　　　　　　　　　　（検査者：　　　　　　　　　　）

氏名：			生年月日：　年　月　日	年齢：　　歳
性別：男／女	教育年数（年数で記入）：　　年		検査場所：	
DIAG：		（備考）		

1	お歳はいくつですか？（2年までの誤差は正解）		0　1
2	今日は何年の何月何日ですか？　何曜日ですか？ （年月日、曜日が正解でそれぞれ1点ずつ）	年 月 日 曜日	0　1 0　1 0　1 0　1
3	私たちがいまいるところはどこですか？ （自発的にでれば2点、5秒おいて家ですか？　病院ですか？　施設ですか？　のなかから正しい選択をすれば1点）		0　1　2
4	これから言う3つの言葉を言ってみてください。あとでまた聞きますのでよく覚えておいてください。 （以下の系列のいずれか1つで、採用した系列に○印をつけておく） 1：a）桜　b）猫　c）電車　2：a）梅　b）犬　c）自動車		0　1 0　1 0　1
5	100から7を順番に引いてください。 （100−7は？　それからまた7を引くと？　と質問する。最初の答えが不正解の場合、打ち切る）	（93） （86）	0　1 0　1
6	私がこれから言う数字を逆から言ってください（6−8−2、3−5−2−9を逆に言ってもらう。3桁逆唱に失敗したら、打ち切る）	2−8−6 9−2−5−3	0　1 0　1
7	先ほど覚えてもらった言葉をもう一度言ってみてください。 （自発的に回答があれば各2点、もし回答がない場合以下のヒントを与え正解であれば1点） a）植物　b）動物　c）乗り物		a：0　1　2 b：0　1　2 c：0　1　2
8	これから5つの品物を見せます。それを隠しますのでなにがあったか言ってください。（時計、鍵、タバコ、ペン、硬貨など必ず相互に無関係なもの）		0　1　2 3　4　5
9	知っている野菜の名前をできるだけ多く言ってください。（答えた野菜の名前を右欄に記入する。途中で詰まり、約10秒間待っても答えない場合にはそこで打ち切る） 0〜5＝0点、6＝1点、7＝2点、 8＝3点、9＝4点、10＝5点		0　1　2 3　4　5
		合計得点	

加藤伸司, 下垣光, 小野寺敦志, 他：改訂長谷川式簡易知能評価スケール（HDS-R）の作成. 老年精神医学雑誌 1991；2：1342. より転載

[HDS-Rの設問について]
1：見当識と遠隔記憶を評価する項目。自己の重ねてきた年月への理解ができているかを確認します。
2：時間の見当識障害を評価する項目。季節や時間の認知が正しいかを確認します。1項目1点、合計4点
3：場所の見当識障害を評価する項目。自分のいる場所をきちんと認識しているかを確認します。回答に応じて0～2点
4：即時記憶を評価する項目。即時記憶とは数秒～1分程度の記憶のことをいいます。復唱させたら、「3つの言葉を、また後で聞くので覚えておいてください」と伝えてから次の設問に進みます。1つ正答で1点、合計3点
5：計算と注意力を評価する項目。計算ができるか、指

示を覚えていられる注意が保たれているかを評価します。また、ワーキングメモリー（作動記憶）を評価する項目でもあります。5回まで実施。正答ごとに1点、合計5点
6：記憶と理解力を評価する項目。数字を記憶して、指示を理解して逆唱ができるかを確認します。ワーキングメモリーを評価する項目でもあります。2問正答で、合計2点
7：近時記憶障害を評価する項目。ヒントの有無と、正答した数によって評価します。合計0～6点
8：記憶力と語想起能力を評価する項目。正答数によって0～5点で評価します。
9：単語から想起する能力と言葉の流暢性を評価する項目です。回答数によって点数をつけます。0～5＝0点　6＝2点　7＝2点　8＝3点　9＝4点　10以上＝5点

■ 認知機能評価を行う際の留意点

　認知症の疑いがあるといっても、本人は自覚していない場合も多いです。また、本人も今までと違う自分への違和感やまわりの態度の変化などを感じ取っていて、恥ずかしいと思っている場合などもあります。スケールを用いて、認知機能評価を実施するには、検査を受ける本人の協力が必要です。本人が認知症を疑われていることをどのように受けとめ、どのように感じているかよく考える必要があります。

　認知機能を評価することで、認知症の診断の手がかりとなり、早期診断・早期治療につながることもあります。また、認知機能のどの部分が低下しているかを知ることで、本人や周囲の人も対策をとることができます。このような利点を本人が理解し、検査に協力的になれるように支援することが大切です。

　しかし、認知機能評価の点数だけでは判断できないこともあります。検査の点数は高くても日常生活に大きく支障をきたしていることもあり、逆に点数が低いのに、日常生活は自立して行えており、まわりの人も認知症の存在に気がつかないこともあります。

　あくまでもスクリーニングの1つととらえ、日常生活上で困っていることが多い場合は医療機関で検査や診察を受け、きちんとした診断を受ける必要があります。

■ 尺度が使えない場合の評価

　認知症に対してネガティブなイメージや間違った知識をもっている人も多く、検査を受けること自体に抵抗を感じている人も少なくありません。例えば、本人や家族が「最近物忘れが多いな」「以前のように仕事や家事がうまくできないな」などの変化を感じ、認知症を疑うことはあっても、認知症の評価を積極的に受けようとする人はまだまだ少ないのが現状です。まわりの人から認知症を疑われて、認知機能検査をされることで、著しく自尊心が傷つく場合もあるため、本人の気持ちへの配慮が重要です。

　そこで、尺度を使えない場合でも、行動や言動を観察することで、どのような認知機能が障害されているかを考え、ケアに活かす視点も重要です 表3 。

表3　認知機能障害を疑う場面

記憶障害を疑う場面	・食事をしたことや話したことなど、数分〜数時間前のことを忘れている 　例)「まだごはん食べていませんよ」「え?　私入院したのですか」 ・かばんや財布、眼鏡など物をなくすことが多い ・人との約束を忘れる 　例) 何度も同じことをたずねる 　例) ナースコールを説明しても押すことができない
見当識障害を疑う場面	・時間の感覚がずれており、時間帯にそぐわない行動をとる 　例) 夜中に「もう起きます」「家に帰ります」などの発言 ・はじめて訪れる場所ではないのに、道に迷う ・自分のいる場所がわからない ・季節や日付を間違える ・季節に合わせた服を選ぶことができない
実行機能障害を疑う場面	・今までできていた、料理や家事を段取りよくできない ・食事やトイレなどの動作が途中で止まる ・予期しないことが起こるとパニックになってしまう
理解力や判断力の低下を疑う場面	・会話の返答の辻褄が合わない ・話し中に、なかなか返答が返ってこない ・テレビやラジオの内容を理解できていない

認知症の分類と特徴

①アルツハイマー型認知症

　認知症の原因疾患で最も多いのがアルツハイマー型認知症です。病理学的に神経原線維変化とアミロイド β の沈着が特徴で、大脳皮質、海馬、前脳底部で萎縮が進み、症状が出現します。

特徴

● 症状の進行がゆるやかである。
● 近時記憶障害で発症することが多く、物盗られ妄想につながることが多い。
● 進行に伴い記憶障害以外の症状(見当識障害、実行機能障害、視空間認知の低下)が加わる。
● 発症初期にアパシーやうつ状態を呈しやすい。

②レビー小体型認知症

　レビー小体とは α シヌクレインを主要構成とする異常なタンパク質です。レビー小体型認知症は、このレビー小体が中枢神経系(大脳皮質、脳幹、間脳)に多数出現し、神経細胞が減少することで起こる認知症をいいます。

特徴

- 初期には記憶障害は目立たず、注意障害や実行機能障害、視空間認知の低下が目立つ。
- 認知機能の変動がある。注意や覚醒の変動を伴うことも多い。
- パーキンソニズムが出現する。
- 幻視、妄想、うつ症状の出現頻度が高い。
- レム睡眠行動異常がみられ、睡眠中に大きな声を出したり、手足を動かしたりすることがある。
- 起立性低血圧、神経因性膀胱、便秘などの自律神経症状が出現する。

③脳血管性認知症

脳血管障害が原因となる認知症です。多発梗塞性認知症、部位の単一病変による認知症、小血管病性認知症、低灌流性血管性認知症、出血性血管性認知症、その他に分類されます。

特徴

- 認知症の症状が障害を受けている部位によって異なる。
- 高齢になるほど頻度が増える。
- アルツハイマー型認知症と合併しやすい。
- 脳卒中後に発症する脳卒中後認知症や、脳卒中を起こすたびに、認知機能が階段状に低下していく。

④前頭側頭葉変性症（FTLD）

FTLD（frontotemporal lobar degeneration）は、前頭葉と側頭葉を中心とする神経細胞の変性・脱落によって、著明な行動異常、精神症状、言語障害などを特徴とする神経変性疾患です。FTLDは行動障害型前頭側頭型認知症（behavioral variant frontotemporal dementia：bvFTD）、意味性認知症（semantic dementia：SD）、進行性非流暢性失語症（progressive non-fluent aphasia：PNFA）に分類されます。

前頭葉は人の行動の開始や抑制の機能や、情報を整理したり、計画・処理・判断する役割を担っています。また側頭葉には言語の中枢があります。

特徴

- 初期から病識が欠如していることが多い。
- 脱抑制がみられる。社会的ルールが守れなかったり、周囲の人への配慮が欠けている。
- 自発性が低下し、無気力・無関心の状態がみられる。
- 周囲の人への同情や関心が欠如する。一方で感情や情動は変化しやすい。
- 常同行動をとる(同じものを食べたり、同じところを歩き続けるなど、同じ行動を繰り返す)。
- 過食や異食などの食行動異常がみられる。
- 側頭葉の障害による言語障害が出現する。

認知症と区別すべき病態

認知症と区別すべき病態として、①加齢に伴う正常な認知機能低下、②せん妄、③うつ病があります。

①加齢に伴う正常な認知機能低下（生理的健忘）

加齢に伴う物忘れは進行しない、もしくは進行がみられてもゆるやかです。体験の一部を忘れており、他者からのヒントがあると思い出せることも多く、自分が物忘れをしている自覚もあります。物忘れ以外の理解力や見当識は保持されていることが多いため、日常生活に支障をきたすことは少ないです 表4。

表4 加齢に伴う物忘れと認知症の記憶障害の違い

	加齢による物忘れ	認知症
経過	進行しない	緩徐に進行する
自覚	ある	ない
記憶	体験したことの一部を忘れる	体験したこと自体をすべて忘れている
記憶の再生	時間をかけて思い出す ヒントがあると思い出せる	時間をかけても、ヒントがあっても思い出せない
理解力	低下しない	低下する
日常生活	支障がない	支障がある

ワンポイント
記憶のメカニズム

記憶は①記銘（情報を覚える）、②保持（情報を脳内に蓄える）、③再生（脳内の情報を思い出す）の3つの段階からなります。認知症の記憶障害では①記銘が障害されます。すなわち、最初から情報を覚えることができていません。しかし、加齢による物忘れでは③再生の機能が低下します。情報を覚え、脳内に蓄えているが、思い出せない、思い出すのに時間がかかる状態です。

例えば…

加齢による物忘れ
昼食を食べたことは覚えているが、何を食べたかなかなか思い出せないことがあります。しかし、周囲の人からのヒントがあると思い出すことができます。

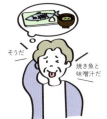

認知症の記憶障害
昼食を食べたことを覚えていないため、ヒントがあっても思い出すことができません。「まだ食べていない」と周囲の否定に怒ってしまうこともあります。

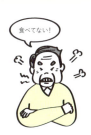

②せん妄

　せん妄とは、意識障害を伴う、急性の精神症状であり、注意や集中の維持が困難となる状態で、見当識、記憶などの認知機能障害や、妄想や幻覚、気分変動などのさまざまな精神症状を呈します。せん妄は認知症とは異なりますが、せん妄と認知症は合併することも多いです 表5 。

表5　せん妄とアルツハイマー型認知症の識別

	せん妄	アルツハイマー型認知症
発症	急激に発症 発症時期が明確	発症時期が明確でない 数か月〜数年で潜在性
経過	症状が変動し、数時間〜数日で消失する	症状は慢性的に進行し、長期間持続する
意識障害	あり	なし
初期症状	注意・集中の困難	記憶障害
覚醒	1日の中で動揺する	正常
誘因	多い	少ない

③うつ病

　うつ病は、気分が落ち込み、興味または喜びの感情が消失してしまった状態で、さらに、食欲減退・体重減少、不眠、精神運動性の焦燥または制止、易疲労感・気分の減退、思考力や集中力の減退、自殺念慮・自殺企図などの症状が複数ある場合に診断されます。

　思考の緩慢さや判断の障害が起こり、記憶力の低下が起こり認知症と間違われることもあるため、識別が必要です 表6 。

表6　うつ病とアルツハイマー型認知症の識別

	うつ病	アルツハイマー型認知症
発症	急性に発症し、周囲が変化に気づきやすい	発症時期が明確でない 数か月〜数年で潜在性
経過	比較的短期間	進行性で長期にわたる
自覚症状	自覚している	自覚していないことが多い
身体症状	摂食障害や睡眠障害など	なし

文献
1) 日本神経学会監修、「認知症疾患診療ガイドライン」作成委員会編：認知症疾患診療ガイドライン2017. 医学書院、東京、2017.
2) 日本看護協会編：認知症ケアガイドブック. 照林社、東京、2016.

認知機能の低下

2 認知機能が 低下した人へのケア

松山沙貴子

　認知症の本質は、「確かさ」が失われていく、暮らしの障害です。生活への確かさを喪失していくそのときどきにおいて、意思決定に支援を必要とすることがあります。ケアの基本は、「認知機能が低下した本人の体験する世界に目線を合わせること」です。

　認知機能の低下によって生じている事象や、相手の体験する世界を知ろうと探りにいくこと、そして気づく目をもち、生じている本人の困りごとの解消を図るケアが望まれます。

■ 認知機能が低下した高齢者をケアする際のポイント

①老年期にある生活者としてとらえる

　障害を有している生活者として幅広くとらえ、どのような生活を望むのか、本人らしさとは何かを探り、その人らしく生活を継続するための視点をもちましょう。

②残された認知機能やコミュニケーション能力に着目する

　意思疎通に不可欠な能力や機能を喪失する中でも、残された能力に着目することで、人や社会とのつながりが維持できます。残存機能を最大限に発揮できるように支援しましょう。

③関心を寄せ続け、微弱に発せられるサインを汲み取る

　言語での意思表出が困難な状況となっても、表情や仕草、ふとしたときに起こす行動にも、本人の意思が含まれています。ケア中の表情変化や反応を観察し、非言語的なサインから本人の意思を読み解きます。

④感情にはたらきかける

　重度の認知機能低下がみられても、自分に向けられる表情が温かいか、背中に触れる手にやさしさが込められているか、快を感じ取ることができます。ユマニチュードのように、快感情にはたらきかけることで心地よく生活できるようなケアがよいでしょう。

■ 非薬物療法的アプローチ

　認知症治療のうち、薬物療法以外は「非薬物療法」として一括されます。非薬物療法は、認知機能障害やBPSD、日常生活機能の改善をめざすものです。生活の障害をもちながらも豊かな人生を生きるためには、個々に応じた支援が途切れなくなされることが大切であり、非薬物療法的アプローチは、ケアの要となります 表1・2 。

①一定時間の限られた枠組みの中で行う、集中的なアプローチ

回想法・触れるケアなど
● 対象者の関心や好み、能力に合わせて活動を提供します。

②1日を通して日常ケアの中で継続的にアプローチする方法

現実見当識訓練など
● 1日の生活全体をとらえて支援し、継続的に認知機能低下を補い支援する方法です。
● 記憶や見当識の低下などによって1日の過ごし方がわからず無為に生活していると、睡眠概日リズムの障害が生じ、BPSDの出現やADLの低下にもつながります。

表1　認知機能が低下した人への介入の例

・認知刺激（現実見当識訓練：　　　・回想法　　　　　　　　　　・多感覚刺激療法
　リアリティ・オリエンテーション）・ADL訓練　　　　　　　　　・支持的精神療法
・認知機能訓練　　　　　　　　　　・鍼治療　　　　　　　　　　・バリデーション療法
・運動療法　　　　　　　　　　　　・マッサージ　　　　　　　　・擬似的再現療法
・音楽療法　　　　　　　　　　　　・レクリエーション療法　　　・触れるケア（タッチング）など

表2　非薬物療法的アプローチによるアウトカム

非薬物療法	アウトカム
認知刺激	認知機能改善の可能性
音楽療法	不安に対しては中等度、抑うつや行動障害に対してわずかな効果
運動療法	ADL改善および認知機能改善の可能性
回想法	個人療法で気分、幸福感、認知機能、集団療法でうつの改善の可能性
アロマセラピー	行動障害などに有効との報告あり
触れるケア	不安・恐怖心の解消、疼痛緩和、身体認識・活力の向上、認められていると感じる

日本神経学会監修、「認知症疾患診療ガイドライン」作成委員会編：認知症疾患診療ガイドライン2017. 医学書院, 東京, 2017：69. より一部改変して転載

非薬物療法的アプローチの実際

①回想法

　自然な心の動きに着目した心理療法です 図1 。「人生最大の節目を迎える高齢者は、回想することで自らの人生の意味を再確認していく。その過程に共感的な態度で寄り添うことが、高齢者の心理的安定をもたらす」[1]とされます。

　過去の思い出を語ることに強い抵抗がある人は、情緒的に混乱してしまう場合があります。緊張が解けてくると安心して語れる雰囲気が醸成され、お互いの経験に耳を傾け合い、自らの回想も深まっていくという、グループ回想法ならではの利点が活きるようになります。

図1　回想法の実施方法（グループで行う場合）

対象者数
- スタッフ2名に対して6〜10人程度
- 認知症の重症度や座位の耐久性などの身体的要因、参加人数によって調整する

時間、回数
- 1回あたり、30分〜1時間程度で行うことが多い
- 回数は8〜10回程度、同じ顔ぶれで継続する

回想法のテーマと刺激物の例
- ふるさと…………日本地図、ふるさとの名産品
- 昔のおやつ………駄菓子・さつまいも
- 学校………………昔の教科書、女学校
- 遊び………………お手玉、おはじき
- 夏と言えば………蚊取り線香、風鈴など

事前に必要な情報・準備物品
- 参加者の情報（病歴、ADL、視覚・聴覚機能、職歴、家族歴、趣味、学歴など）
- 日付・時間の確認、回想テーマの提示するためのホワイトボードがあるとよい
- CDデッキ（前後にBGMを流すことで、音による刺激を与える）
- 名札（座席が決まっていることで安心感を与え、時間の節約もできる）

流れ
①会場準備・誘導
②リアリティ・オリエンテーション
③体操後、その日のテーマ（回想）
④茶話会
⑤終了・誘導、後片付け

松澤広和：回想法. 深津亮, 斎藤正彦編著, くすりに頼らない認知症治療I―非薬物療法のすべて. ワールドプランニング, 東京, 2009：148-154. を参考に作成

2

認知機能の低下　認知機能が低下した人へのケア

②現実見当識訓練（リアリティ・オリエンテーション：R・O）

「認知」に焦点をあて、低下した現実見当識機能に対して、誤った外界認識の是正を促し、行動・情動面の不適応の改善を目的とします 図2。

R・Oはある程度の言語的理解が必要であり、効果的であるのは認知症初期から軽度の段階です。

図2　リアリティ・オリエンテーション（R・O）の方法

定型R・Oの流れ
①開会の宣言
●参加者数確認（通し番号をかけて、自らの番号を記銘するなど）
●氏名の確認
●軽い体操や歌（声を出すことを心がける）
②R・Oボードによる見当識情報などの確認
●誤り反応を誘発しないことに留意する
●反応が出ない場合には、積極的に正しい情報を提示する
●個人および全体での正しい情報の復唱など
●歳時記や場所にまつる知識・記憶などの報告
③その他の課題
●タイマーを用いて、時間経過後にあらかじめ定めた課題を行う（例：拍手、立ち上がるなど）
●物品隠し、何を隠したか、またどこに隠したかなどを想起する
④終了の宣言
●次回の開催予定日の確認

非定型R・O
●1日を通して見当識を補完する個別の療法（声かけや時計の使用など）

若松直樹, 三村將：現実見当識訓練／リアリティ・オリエンテーショントレーニング. 深津亮, 斎藤正彦編著, くすりに頼らない認知症治療Ⅰ—非薬物療法のすべて. ワールドプランニング, 東京, 2009：123. より改変

■ 非薬物療法的アプローチの基本姿勢

①無理強いはせず、「快」を大切にする

本人が嫌がることはせず、「今を楽しく」、「本人らしく」、「心地よい一時」をめざします。

②認知症のステージにより発揮できる能力に差があることを意識する

介入内容によっては、昔のようにできない自分を実感し失望感を感じることがあります。認知症のステージや心理状態を推察し、個々のもてる力を発揮できるようにしましょう。

③介入の最後は成功体験で終わるようにする

失敗体験につながらないように配慮し、最後は達成感で終わります。

④対象者によっての個別性を尊重する

これまでの人生背景や生活習慣、価値観や得意分野、できそうなことは何かをふまえた内容を取り入れます。

⑤コミュニケーション技法を活用する

視線を合わせ対等な立場で相手の意見を尊重して対話することで、絆が生まれ自尊心が高まります 表3 。

⑥ほめ合う

快を大切にするうえで、「ほめる」ことが自尊心の維持や欲求の充足に結びつきます。存在をほめる、感謝することも大切です。

表3 コミュニケーションのポイント

話しかける前

①患者が看護師の存在を認識してから近づく
②患者を安心させるように目線を合わせ、目が合ってからあいさつをする

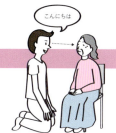

声をかけるとき

①あいさつをし、自己紹介する
②理解できるようにゆっくりと穏やかに話しかけ、ゆっくり傾聴する
③非言語的コミュニケーションも活用しながら、聞き取りやすい、低めの声で話しかける
④話しかけた後、数秒の間を空け相手が何らかの反応を示してから次の言葉をかける
⑤感覚器を最大限に活用できるよう、不足があれば補完する(眼鏡、補聴器など)
⑥自尊心に配慮した言葉遣い
⑦相手の理解の程度に合わせて、繰り返し説明する
⑧積極的に記憶のある過去の話をする
⑨肩や背中に触れるなど、安心を得ることができるように、タッチングを取り入れる
⑩受容的な姿勢を示し、事実と違う言葉は否定せずに、本人の世界を大切にする

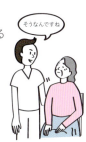

薬物療法とモニタリング

薬物療法を受ける高齢者は、薬物動態と薬物感受性の加齢による変化がみられ、病気の症状の現れ方や治療を行った際の反応が異なります。さらに複数の疾患を有し多剤併用していることも多く、薬剤間での相互作用や、薬物有害事象が生じやすい状況下にあります。

しかし、薬物有害事象が生じている場合であっても、老化による症状と判断されてしまうこともあります。認知症の治療薬は、アセチルコリンエステラーゼ阻害を中心とした薬剤と、NMDA受容体拮抗薬の2種類があります 表4 。認知症者に対して薬物療法を開始する場合には、その必要性を十分に検討し、副作用の発現に注意をしながら少量から始めます。

表4　抗認知症薬の種類

薬剤	ドネペジル	ガランタミン	リバスチグミン	メマンチン
分類	ピペリジン系	アルカロイド系	カルバメート系	アダマンタン誘導体
作用機序	AChE阻害	AChE阻害、nAChR アロステリック増強 作用	AChE阻害 BuChE阻害	NMDA受容体拮抗
適用	①軽～中等度5mg ②重度10mg	軽～中等度24mg	軽～中等度18mg	中等～重度20mg
用量	①3mg（2週） →5mg ②5mg（1月） →10mg	1月ごとに増量 8mg→16mg →24mg	①1月ごとに増量 4.5mg→9mg →13.5mg→18mg ②9mg→18mg	1週ごとに増量 5mg→10mg →15mg→20mg
用法	1日1回	1日2回	1日1回（パッチ剤）	1日1回
半減期（時間） 最高血中濃度（時間）	70～80 3～5	5～7 0.5～1	3.4 8	60～80 1～7

日本神経学会監修,「認知症疾患診療ガイドライン」作成委員会編：認知症疾患診療ガイドライン2017. 医学書院, 東京, 2017：227. より一部改変して転載

■ 薬物療法の原則

❶漫然と適切な評価がなされぬまま、長期的に服用をし続けない

❷服薬アドヒアランスや薬の適応を確認し、十分な説明を行ったうえで開始する

❸有害事象を認める場合にはすみやかに薬の減量または中止を検討する

　加齢による腎機能や肝機能の変化が起こり、薬物中毒がみられることや、代謝・排泄機能が低下して有害事象が現れることもあります 表5 。漫然とした使用は避け、症状モニタリングをしながら投与量の調節や薬の変更を検討します。

表5　抗認知症薬の主な有害事象

コリンエステラーゼ阻害薬で頻度の高い有害事象	嘔気、嘔吐、下痢等の消化器症状
NMDA受容体拮抗薬で頻度の高い有害事象	傾眠、めまい、便秘、頭痛

文献
1）深津亮, 斎藤正彦編著：くすりに頼らない認知症治療 I ―非薬物療法のすべて. ワールドプランニング, 東京, 2009：147.
2）日本神経学会監修,「認知症疾患診療ガイドライン」作成委員会編：認知症疾患診療ガイドライン2017. 医学書院, 東京, 2017.
3）田平隆行, 田中寛之編：Evidence Basedで考える 認知症リハビリテーション. 医学書院, 東京, 2019.

Part 3
感覚器機能の低下

人間の五感である「視覚」「聴覚」「嗅覚」「味覚」「触覚」において、主に目、耳、鼻、舌の各臓器で外界からの情報を得て、脳の中でその感覚を認識します。

加齢により全体的に機能低下が起こり、そのため高齢者のQOLは著しく低下します。より健康的寿命を延伸するためにも、早い段階での機能低下の発見と日ごろからのケアが機能低下を予防するうえでは重要になってきます。

この章では、感覚器機能の低下（視覚・聴覚・嗅覚・味覚）に対する評価とケアの実践を示します。

（浅田宗隆）

感覚器機能の低下

1 視覚の評価とケア

浅田宗隆

■ 視覚の加齢変化

ものを見るためには視力、視野、色覚の3つの機能がそろっている必要があります。

①視力　細かいものを見分ける力
加齢とともに視力は低下します。視力低下は水晶体の混濁や瞳孔の縮小による網膜への光量の減少と網膜から大脳皮質への情報伝達機能が影響しています。

②視野　同時に見渡せる範囲
加齢とともに視野は狭くなります。視野の狭窄は視神経細胞の減少による感度低下や伝導路の機能低下、そのほかには眼瞼下垂や円背も影響しています。高齢者の交通事故の原因として視野の狭窄の影響があるとされています[1]。

③色覚　色を識別する感覚
加齢とともに後天的に変化して色の識別能が低下することがあります。視細胞の中にある「錐体」と呼ばれる細胞で色の情報が複合され認識します 図1 。錐体は赤を感じ取るL錐体、緑を感じ取るM錐体、青を感じ取るS錐体の3種類に分かれます。高齢者では、加齢による水晶体の黄色化によって短波長（青色系）が見えにくくなる一方で、長波長で

図1　眼の解剖図

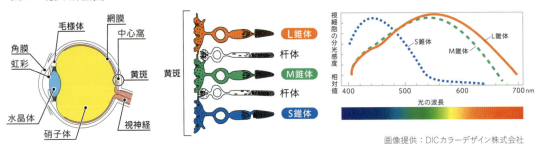

画像提供：DICカラーデザイン株式会社

ある赤色は比較的見えやすくなる特徴があります。

　視覚の加齢変化は、40歳ごろから自覚される傾向があります。老眼が老化の最初の自覚症状として気がつくことがあります。健康面で不自由を感じていることで「目（視覚）に関すること」が47.7％と最も高く、普段から健康維持・病気予防に努めているかは26.1％と「歯に関すること」「足腰（歩行や動作）に関すること」に次いで3番目です。また何かしらの自覚症状があっても眼科受診率は40歳代では50％前後と低い現状があります。70歳代になると70％前後が受診しています[2]。不自由さを感じているが老化現象としてとらえてしまい、受診までには至っていない現状があります。

　高齢者が要介護状態となる原因の1つに転倒・骨折（13.0％）があります[3]。高齢者の転倒事故の原因として視力低下もあると考えられています。転倒の原因には身体的要因と環境要因に分けられており、視力低下は身体的要因に該当します。そのため加齢による視力低下があることで転倒リスクも大きくなり、一度の転倒でもQOL（quality of life）を低下させてしまうことにつながりかねません。

高齢者に多い眼科疾患

①白内障

　水晶体が混濁することで網膜に達する光の異常散乱や透過性の低下で起こる、視力が低下する疾患です。40歳代では40％、80歳代ではほぼ100％が罹患しています[4]。患者数としては年間約9万人が罹患しており、令和に入ってからはCOVID-19（新型コロナウイルス感染症）の影響で受診している患者数が減少していると考えられます 図2 。

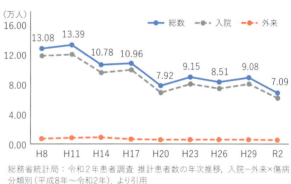

図2　白内障の推定患者数

総務省統計局：令和2年患者調査 推計患者数の年次推移，入院－外来×傷病分類別（平成8年～令和2年），より引用

　症状としては視界がかすむ、まぶしい、2重に見える、視力低下があります。そのほかに色覚の異常として明暗がわかりにくくなることで影の陰影が認識できず、階段や段差での転倒の原因となります。またガスコンロの青い炎が見えないことによる衣服への着火による熱傷や火災につながる事故が発生しています。

②緑内障

　眼球内は房水と呼ばれる液体で満たされており、一定の圧で循環することで栄養分を運び、また眼球の形状を保つ役割を担っています。この房水による圧力を眼球内圧（眼圧）と呼んでいます。この房水の流れが悪くなることで眼圧が上昇し、視神経に障害を与えます。緑内障は中途失明の原因で最も多い疾患です。40歳以上の20人に1人は緑内障であ

るという報告もあります[5]。

　緑内障は加齢とともにゆっくりと進行するため、症状に気がつきにくい疾患です。また片目で発症しても両目で補正しようとするため自覚症状として現れにくいです。典型的な症状としては、視界の一部が欠ける視野狭窄があります。急性緑内障の場合には激しい頭痛や嘔吐が伴うことがあります。

■ アイフレイル

　アイフレイルとは、「加齢に伴って眼が衰えてきたうえに、さまざまな外的ストレスが加わることによって目の機能が低下した状態、また、そのリスクが高い状態」と日本眼科啓発会議より提唱されています 図3 。

　加齢に伴う形態・構造的変化と機能的変化に外的要因（生活習慣・喫煙・低栄養など）と内的要因（素因・全身要因・遺伝的要因や家族歴）が加わることでアイフレイルは進行します。高齢者がアイフレイルを発症すると、心理的・認知的フレイルや社会的フレイル、身体的フレイルに視機能の低下が加わることで日常生活が制限され、QOLの低下・健康寿命の短縮につながります。

　視力低下により認知症発症率が2倍以上高くなるという報告もあります[6]。また認知機能低下やADLの低下により介護施設に入所している高齢者が、治療の中断や受診しなくなることでさらに視力低下を引き起こし悪循環となります。

■ アイフレイルのセルフチェック

　前述にもあるように、年齢のせいだと受診まで至らないケースがあります。眼科疾患に罹患しても、すぐに重篤な視力低下を伴うことはけっして多くありません。そこで、アイフレイルのセルフチェックを行うことが、受診のきっかけの1つとなります 図4 。

　アイフレイルの可能性があり受診した際は、緑内障・糖尿病性網膜症・加齢黄斑変性などの重篤な視力障害につながる場合にはレベル判定を行い、それぞれのレベルに応じた対応が行われます[2]。

> ＼ ワンポイント ／
> **高齢者の眼鏡の管理方法**
> 　高齢者は眼鏡を使用していても、度数が合っていない、フレームが破損している眼鏡を使用し続けていることもあります。
> 　また入院中の高齢者は、眼鏡をティッシュペーパーの箱に入れて探している場面を見かけます。そのままゴミ箱に捨ててしまうこともあり、眼鏡の管理方法には注意が必要です。

図3　アイフレイルの概念図

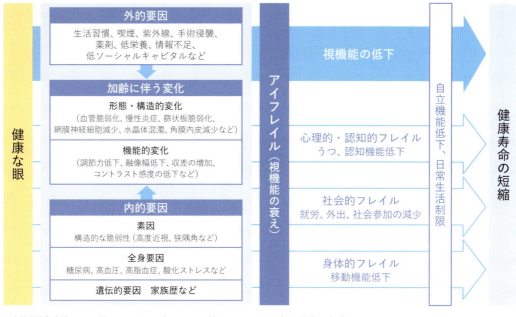

日本眼科啓発会議　https://www.eye-frail.jp/relationship/（2024.5.10アクセス）より抜粋して転載

図4　アイフレイルのセルフチェック

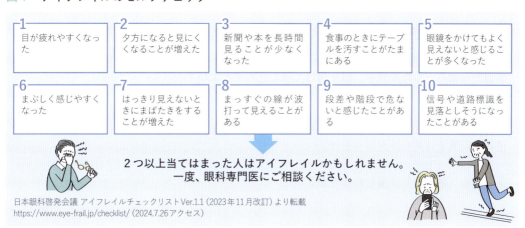

日本眼科啓発会議　アイフレイルチェックリストVer.1.1（2023年11月改訂）より転載
https://www.eye-frail.jp/checklist/（2024.7.26アクセス）

■ 点 眼

点眼には、下眼瞼下垂法やゲンコツ点眼法、点眼器具を使用した方法があります。

①下眼瞼下垂法（かがんけんかすいほう）

- 頸部を後屈する姿勢をとる。やや上を見てもらうようにして、下眼瞼を下に軽く引きながら点眼します。
- 手に力が入りにくい、手が震えてしまう、頸部後屈ができないなどでうまく点眼できない高齢者もいます。

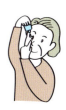

②ゲンコツ点眼法

- 片手で拳骨をつくります。拳骨を下まぶたに当て、軽く引きます。拳骨にもう片方の点眼薬を持った手を乗せて点眼します。
- この方法でも頸部後屈ができない場合には、寝たまま点眼するとうまくいくときがあります。

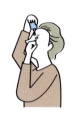

③点眼器具の使用

- 下眼瞼下垂法やゲンコツ点眼法を指導しても、片手で点眼瓶を押すことができない・点眼瓶の位置決めができない、点眼瓶が眼球に近くなってしまうなどでうまく点眼できない場合もあります。その場合には自助具である点眼器具を使用することで1人でも点眼が可能になることがあります。
- 点眼薬を点眼器具にセットし、目の周囲に軽く押し当てると点眼できます。

高齢者ケアなんでもクイズ

①点眼後にまばたきをしたほうがよい？

答え　×

まばたきをすることで薬液が流れ出てしまいます。
点眼後はまばたきをせず、流れ出た薬液は軽く拭き取ります。

②目からはみ出した薬液を、顔を傾けて流し込んでもよい？

答え　×

目の周囲に付着している埃や細菌などを目に入れてしまいます。
流れ出た薬液は軽く拭き取ります。

③何滴も（複数滴）点眼したほうがよい？

答え　×

目の中に入る薬液の量としては1滴程度です。そのため何滴も点眼しても流れ出てしまうだけになります（特殊な点眼方法の場合は医師の指示に従います）。
複数種類の点眼薬がある場合にはまとめて点眼せずに5分程度間隔をあけてから点眼します。

文献

1) 金光義弘：高齢運転者における視野異常の実態−視野の経年変化に関する調査的研究を通して．川崎医療福祉学会誌 2003；13 (2)：257-262．
2) 日本眼科啓発会議 アイフレイル啓発公式サイト　https://www.eye-frail.jp/research/（2023.8.1アクセス）
3) 内閣府：令和4年版高齢社会白書より
4) 森麻美, 石井郁雄：白内障の病態および治療の現状と今後の展望．ファルマシア 2014；50 (3)：217-221．
5) 日本緑内障学会緑内障診療ガイドライン改訂委員会：緑内障診療ガイドライン 第5版．日眼会誌 2022；126 (2)：85-177．
6) Lee ATC, Richards M, Chan WC, et al. Higher Dementia Incidence in Older Adults with Poor Visual Acuity. *J Gerontol A Biol Sci Med Sci* 2020; 75: 2162-2168.

感覚器機能の低下

聴覚の評価とケア

前田純子

■ 聴覚とは

　聴覚とは人の五感の1つで、音を感じる感覚のことをいいます。

　耳は大きく「外耳」「中耳」「内耳」の3つの部分に分けられます 図1 。「外耳」は耳介と外耳道からなり、外耳道の奥に鼓膜が張っています。鼓膜から奥が「中耳」で、鼓室という小さな部屋で成り立ち、3つの小さな骨（耳小骨）があります。中耳のさらに奥が「内耳」で、聴覚にかかわる蝸牛と平衡覚を司る前庭神経や三半規管から成り立っています。蝸牛には聴覚細胞の有毛細胞が多数あり、その1つ1つに聴神経の終末部が付着しています。

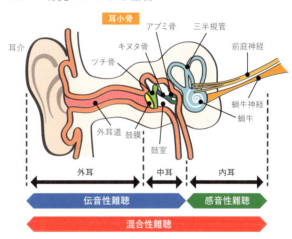

図1　聴覚にかかわる器官

「外耳」と「中耳」は音を内耳へ伝えるための伝音器官（伝音系）
「内耳」から聴覚中枢に至る「音を感じる器官」は感音器官（感音系）

　外耳から入ってきた音は鼓膜を振動させ、その振動は中耳にある耳小骨（ツチ骨・キヌタ骨・アブミ骨）を経て内耳に伝わります。内耳は音の振動を電気信号に変換し、聴神経を通って大脳の聴覚中枢に至り、音として感じます。

■ 聴覚の評価

　聴力は20代をピークに加齢に伴って徐々に低下していきます 図2 表1 。
　一般的な聴力の評価方法は、純音聴力検査＊と主観的評価の2種類に大別されます。

＊純音聴力検査：どのぐらい小さな音まで聞こえるかということを測定するもの

図2 聴力の生理的年齢変化

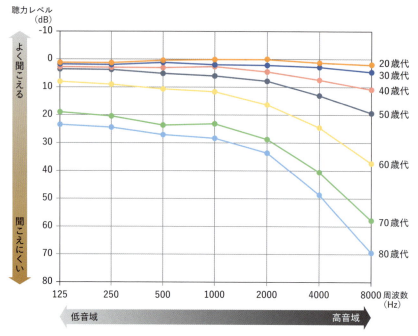

[以下をもとに作成]
1）立木孝：よくわかる難聴．金原出版，東京，2007：22-23．
2）国立長寿医療研究センターホームページ：健康長寿ナビ「補聴器は何歳から必要？」
https://www.ncgg.go.jp/hospital/navi/38.html（2024.8.30 アクセス）

表1 難聴の程度分類

難聴の程度	平均聴力レベルの範囲	聞こえ方
軽度	25 dB以上　40 dB未満	小さな声や騒音下での会話の聞き間違いや聞き取り困難を自覚する
中等度	40 dB以上　70 dB未満	普通の大きさの声の会話の聞き間違いや聞き取り困難を自覚する
高度	70 dB以上　90 dB未満	非常に大きい声か補聴器を用いないと会話が聞こえない
重度	90 dB以上	補聴器を用いても聞き取れないことが多い

日本聴覚医学会難聴対策委員会：難聴対策報告 難聴（聴覚障害）の程度分類について．2014．より抜粋・引用

難聴の種類

難聴には「伝音性難聴」「感音性難聴」「混合性難聴」という3つの種類があります。

伝音性難聴
外耳や中耳に何らかの原因があり、音の伝わる過程に何らかの障害が起きている。

感音性難聴
内耳に何らかの原因があり、音を感じる機能に何らかの障害が起きている。

混合性難聴
伝音性難聴と感音性難聴が複合している。

老人性難聴

　加齢以外に難聴となる原因がないものを「老人性難聴」といいます 表2 。老人性難聴は、「音」としては聞こえているが、「言葉」としての聞き取りが難しくなっている状態で、本来の音が脳に正しく伝わらない「感音性難聴」にあたります。

　蝸牛には音を感じるセンサー的な役割をもつ有毛細胞という細胞があります。有毛細胞は音を神経に伝える重要な役割を担い、この有毛細胞の劣化や減少が老人性難聴の原因といわれています。一度劣化や減少した有毛細胞は元に戻ることはありません。老人性難聴は、感覚器の問題以外にも聴神経の機能低下や、脳の機能低下、遺伝や騒音、生活様式（栄養、喫煙、運動など）など、さまざまな原因が複雑に絡まって起こります。

　単純な音が聞こえにくくなるばかりではなく、言葉の聞き取りや意味の理解が悪くなるのもまた、老人性難聴の特徴です。

表2　老人性難聴の特徴

- 加齢とともに徐々に進行する
- 高音域から低下し、中・低音域へと広がっていく
- 左右どちらかのみではなく、両耳ともに聴力が低下する
- 男性のほうが聴力が低下しやすい
- 単純な音は聞こえるが、言葉の聞き取り能力が低下する
- 早口が聞き取れない

高齢者ケアなんでもQ&A

高齢者との日常的なかかわりの中で気づく「難聴のサイン」は？

　高齢者は自身が難聴であることに気づいていないことが多く、何気ない日常の中でこちらが「あれ？　もしかして…」いうサインに気づくことはとても大切です。

例　テレビの音が大きい…
普段ほかの人が見ているときよりも明らかに大きな音でテレビを見ている

例　話し声が大きい…
まわりの人と比べて声が大きいと感じる

例　会話を聞き返す…
1回では聞き取れず、何度か聞き返してやっと伝わる

例　会話に混ざれていない…
食事中など複数人で会話している場面で、笑顔ではいるものの発言はしていない

難聴高齢者とのコミュニケーション

　難聴により会話がしづらくなると他人とのかかわりを避けるようになり、引きこもり傾

向になりやすいといわれています。コミュニケーション不足や孤立感、刺激不足などから、うつ病や認知症の発症につながる危険性も指摘されています。話し手は、老人性難聴の特徴をしっかりと理解したうえで話し方に工夫をするなどの対応が必要です。

①話を始める前にまずこちらに注意を向ける

話しかける前に肩を軽く叩く、相手の視界に入り名前を呼ぶ、視線を合わせる、身ぶりで合図するなどして、こちらに注意を向けてから話し始めましょう。

②なるべく静かなところで話す

難聴高齢者と会話するときはテレビを消すなどして、できるだけ静かな環境を整えます。表情や口の形がよく見えるよう、明るい場所を選ぶことも大切です。

③お互いの顔（特に口元）が見える位置で話す

顔を見ながら相手に向かって話すことで、表情や口の動きが言葉の理解を助けます。

④普通の声の大きさで、はっきりと話す

難聴高齢者は、カ行・サ行・タ行・パ行の音は特に聞きとりにくいといわれています。普通より少し大きめの声で、ゆっくり、はっきりと話すようにします。

⑤話す内容は簡潔にまとめる

話しかけるときには「言葉のまとまり」で区切って話すことがポイントです。
例：こんにちは／今日の／体調は／いかがですか

⑥言い方（表現方法）を変える

「7時（しちじ）です」が聞き取れていないようであれば、「ななじです」と言い換える、言葉と一緒に指でも「7」を表すなど、見ぶり、手ぶりなども交えて、視覚的にも理解できるように工夫します。

＼ ワンポイント ／

補聴器の使用と管理

補聴器は、声や音の聞き取りをサポートしてくれる医療機器です。補聴器を使用するタイミングは年齢や職業など個人によって異なりますが、難聴は日常生活や社会生活に支障をきたし、うつ病や認知症のリスクが高まります。一般的には、難聴のサイン（p.37）がみられたら、補聴器の使用を検討します。

80歳以上の新規補聴器装着者の25％はボリューム操作が困難で、15％は電池交換が困難であるという報告があります。そのほかにも、着脱困難や紛失などのリスクも考えられ、これらのリスクは補聴器の継続使用を妨げます。高齢者では新しい操作技術を習得することが難しくなるため、こういったリスクを周囲のサポートによって回避することがポイントです。

文献
1) 小川郁：難聴と認知症のリスク低減. Progress in medicine 2023；43（1）：49-53.
2) 伊藤恵里奈, 杉浦彩子, 内田育恵, 他：80歳以上の高齢者における補聴器装用の実態. Audiology Japan 2015；58（5）：429-430.

感覚器機能の低下

嗅覚の評価とケア

前田純子

■ 嗅覚とは

嗅覚とは人の五感の1つで、においや香りを感じる感覚のことをいいます。

におい物質は、鼻腔の奥にある嗅上皮で粘膜に溶け込み、嗅毛にある嗅覚受容体と結合します。それにより嗅細胞が電気信号を発生し、その信号が嗅神経を介して大脳に伝わることでにおいを認識し識別します 図1 。

図1 嗅覚にかかわる器官

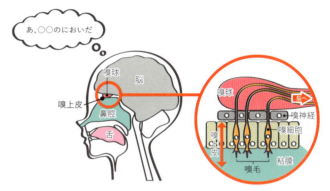

人間において嗅覚が受けもつ役割は、危険から身を守ることと生活をより豊かにすることの2つに分けられます。

危険の察知という役割は、食品の腐敗やガス漏れ、煙などの異常をにおいによって察知し、自ら危険を回避することです。一方で、生活をより豊かなものにするという観点は人間にしかないもので、不快なにおいは脱臭することで改善し、食事やスイーツの美味しい香りは食欲をそそります。嗅覚は、記憶や情動などの中枢である大脳辺縁系とつながっているため、嗅いだにおいによって過去の記憶が呼び起こされたり、心地よさや安心感などの情動的感情にも強く影響します。

私たちはこの感覚を使って生活環境を改善し、食事のほかにも花の香りや自然のにおい、お気に入りのルームフレグランスの香りといった、暮らしを楽しむための香りを楽しんでいます。嗅覚障害によってこれらの楽しみが失われると、生活の安全が保たれず、食欲は減退し、身体的にも精神的にも悪影響を及ぼす可能性があります。

嗅覚の評価

　嗅覚の評価は、問診や内視鏡検査、CT・MRIなどの画像検査、閾値（においがするか）、同定能（何のにおいかわかるか）、識別能（異なるにおいの相違がわかるか）などにより総合的に評価します。高齢者に対する老年性嗅覚障害の診断は、画像検査などで嗅覚障害の原因となる他の疾患がないことを確認したうえでの除外診断となります。

　認知機能が低下した高齢者の場合、問診と検査所見が一致しない場合や、同定能・識別能の低下によって基準嗅力検査の検知―認知域値が乖離する（何かにおうが何のにおいかわからない）場合があります[1]。また、嗅覚障害を疑う場合は、認知症の先駆症状である可能性があり、注意が必要です。

老年性嗅覚障害

　嗅覚障害の原因には、副鼻腔炎、アレルギー性鼻炎、感冒ウイルス、頭部外傷、老年性変化、先天性などがあります。

　老年性の嗅覚障害は、加齢以外に嗅覚障害を疑う所見がなく、嗅覚系の組織学的変化によって徐々に進行していきます。老年性嗅覚障害は60歳代以降でみられ、自覚のない場合が多く、嗅覚障害により日常生活の質は大きく低下します 図2 。

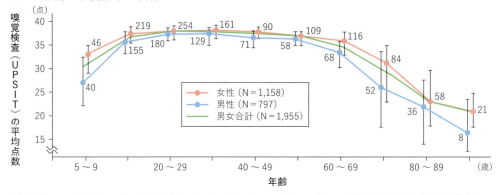

図2　加齢と嗅覚低下の関係

Doty RL, Shaman P, Applebaum SL, et al. Smell identification ability: changes with age. *Science* 1984; 226: 1441-1443.をもとに作成

認知症と嗅覚障害

　アルツハイマー型認知症（AD）やレビー小体型認知症（DLB）、パーキンソン病（PD）では、発症早期から高頻度に嗅覚障害を合併することが報告されています。高齢者の多くは自覚のない嗅覚低下を有しているため、嗅覚低下を早期に発見することは、認知症の早期発見にもつながり、適切な介入によって要介護への進行を防ぐともいえます。

嗅覚障害による食思不振

　風邪をひいて鼻が詰まってしまったとき、味を感じにくくなったことはありませんか？私たちは食事から香り、味わいのほかに「風味」を感じます。風味は嗅覚が7割、味覚は3割といわれています。呼気によってにおいが口の中から鼻の後ろを通って嗅粘膜を抜けていきます。この空気の流れは、食事を味わうという動作において重要な意味をもち、食欲とも関連しています。実際に嗅覚の障害によって「淹れたてのコーヒーのにおい」や「焼きたてのパンのにおい」など、食事を楽しむために必要な風味が失われます。

　この問題は、食事の楽しみを失うだけでなく、食事を通じた社会活動への意欲も低下させ、孤立感や引きこもりにつながります。また、食欲減少や不健康な食事を誘引することで、栄養失調や体重減少を引き起こし、サルコペニアやフレイルとの関連も指摘されています[2]。身体能力が低下し、栄養摂取不良となりやすい高齢者にとって、重要な問題です。

老年性嗅覚障害に対するケア

　最も重要なのは、嗅覚障害によって引き起こされる危険な状況を十分説明することです。また、嗅覚の低下は徐々に進行し、本人も家族も気づきにくいです。加齢により嗅覚の機能は低下するということを、本人だけでなく家族も理解しておくことが大切です。

①食品の管理（腐敗した食品の摂取防止）
● 消費期限を確認する習慣をつけてもらう。
● 食品を開封する日付を記載してもらう。

②ガス漏れや火災の防止
● ガス探知機や火災報知機の設置を勧める。
● 電磁調理器の使用を勧める。

高齢者ケアなんでも Q&A

味や香りなど、食欲を上げるための工夫が効果的でない嗅覚障害の患者さんには、どのように栄養障害を予防すればよい？

　栄養障害を予防する簡単な方法としては、体重測定があります。体重の推移は摂取量の低下や栄養不足の指標になります。体重が減ってきて最近元気がないなと感じたら、少量で高カロリーが摂れる経口栄養剤なども取り入れるとよいかもしれません。そのほかにも、尿量の減少や便秘症状など、水分や栄養障害を疑う所見に注意し、小さな変化でもしっかり評価することで栄養障害の重症化を予防することができます。

文献
1) 嗅覚障害診療ガイドライン作成委員会：嗅覚障害診療ガイドライン. 日鼻誌 2017；56（4）：487-556.
2) Liu B, Luo Z, Pinto JM, et al. Relationship Between Poor Olfaction and Mortality Among Community-Dwelling Older Adults. *Ann Intern Med* 2019；170：673-681.
3) 樫林哲雄, 高橋竜一, 數井裕光：アルツハイマー型認知症の嗅覚障害. 老年精神医学雑誌 2021；32（増刊1）：119.

感覚器機能の低下

4 味覚の評価とケア

川原毅得

加齢にともなう機能変化と問題

■ 味覚とは

　味覚とは甘味、酸味、塩味、苦味、旨味の5つが複雑に絡み合うことで起こる感覚です。味覚があるからこそ食事でおいしいと感じたり、身体にとって有害なものを判別することができる、いわゆるセンサーのような役割ももっています。そのなかで高齢者では「味を感じない」と訴える人も多いです。この項では味覚のメカニズム、加齢に伴う味覚の変化、味覚に影響する薬剤と味覚障害のある高齢者への食事について解説します。

■ 味覚のメカニズム

　味を感じるには味蕾細胞で味を感知して脳に伝達されます。この味蕾細胞は舌や咽喉頭に分布しています。そして舌や咽喉頭にある味蕾から味覚を伝達する神経は顔面神経と舌咽神経、迷走神経です。顔面神経は舌の前2/3の味覚を支配しており、後ろ1/3は舌咽神経、喉頭は迷走神経支配です。味覚に関してはこの3つの神経が求心性に刺激し、脳幹にある

図1　5つの基本味

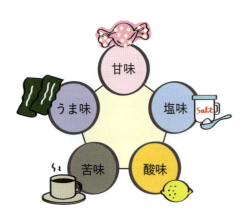

図2　味覚のメカニズム

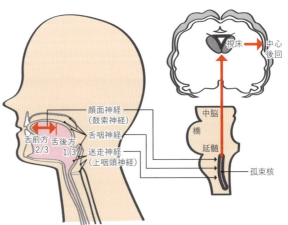

孤束核へ刺激が伝達された後、同側の視床、一次体性感覚野である中心後回の順に伝達されます。これにより「美味しい」「苦い」といった感覚が脳を刺激します 図2。

加齢に伴う味覚の変化

　加齢に伴って出現する摂食嚥下に関する問題はさまざまあります。その中でも味覚に関しては、加齢によって味覚の機能低下を起こすといわれており、特に塩味、苦みの閾値は上昇し、酸味、甘味の閾値は変化しない[1]といわれています。しかし、この味覚閾値の上昇は加齢変化による味蕾細胞の減少が要因とは一概にいえない[2]ことから、味蕾以外の環境要因も味覚に関係していると考えられています。

　高齢者は多数の薬剤を内服しています。その中で一部の降圧薬、利尿薬、糖尿病薬は亜鉛と結合し吸収を阻害するものもあります。このほかにも、本人の食生活などが関連して、味覚閾値は上昇すると考えられているので、内服歴だけではなく、入院前の食生活に関して情報収集を行いましょう。

　さらに高齢者は義歯を装着している人が多いです。義歯によって口腔粘膜を覆ってしまうことで味を感じにくくなる場合があり、これにより嚥下反射が起こりにくくなることもあります。

　このように加齢による味覚の変化は、加齢だけではなく薬剤や口腔機能も関係しているとをおさえておきましょう。

味覚に影響する薬剤

　味覚障害を引き起こす薬剤はさまざまなものがあります。薬剤によって引き起こされる味覚障害は全体的に味を感じなくなったり、一部の味が低下する症状がみられます。

　味覚障害を引き起こす代表的な薬剤は抗がん剤で、その他にも降圧剤、消化性潰瘍薬、抗うつ薬、抗菌薬、免疫抑制剤などがあります。さらに高齢者では多臓器疾患によって多くの薬を内服していることがあります。そのためポリファーマシーの影響も考え、味覚障害の改善には医師や薬剤師と相談し薬剤の減量や中止を検討する必要があります。看護師は、いつから内服しているのか把握して医師や薬剤師と相談しましょう。

味覚障害のある高齢者への食事で配慮すること

　味覚障害によって食べることができなくなると体重減少から低栄養、フレイルサイクルに陥ってしまう可能性があります。そのため味覚障害のある人には栄養、薬剤の調整を行い、さらに本人が食べることができるものを一緒に探すことが必要です。

実際にあった症例として、味覚障害で普通の食事を食べることは困難でしたが、アイスなら食べられるということも経験しました。共に食べることができるものを探すということは24時間、患者さんの近くにいる看護師だからこそ気づく機会が多いと思います。本人の嗜好を情報収集して家族に持ってきてもらうよう依頼したり、持ち込みができない場合は、本人の味覚に合わせた食事を提供するために医師や管理栄養士に相談しましょう。看護師は、患者さん、家族だけではなく医師、コメディカルへの橋渡し役になることも求められます。

高齢者ケアなんでもQ&A

味覚を維持するために必要な亜鉛の摂取量は、１日にどれぐらい？

　成人男性では10g、女性では８gといわれています。亜鉛を多く含む食品には魚介類、肉類、藻類などさまざまなものがあります。

　亜鉛の摂取量は加齢によってはあまり増減しません[3]。しかし、創傷や褥瘡などがある場合には創傷治癒に亜鉛が使われるため、さらに亜鉛を充足する必要性があります。そのため亜鉛のモニタリングや創傷治癒の状況などをふまえて評価することが必要です。

薬剤性味覚障害は、服用を始めてどのぐらいの期間で発生するの？

　急性に発症する場合もありますが、多くは服用後２〜６週間で発症するといわれています。そのため、いつから服用を開始したのか情報収集が必要です。味覚障害の回復には数か月と長期間を要す場合もあります。そのため安易に薬剤を投与するのではなく、状態に応じて中止できるよう医師や薬剤師とかかわることが重要です。看護師は患者さんの近くにいるからこそ、喫食量や食事の感想などの情報収集を行い、味覚の異常を早期発見できるようにしていきましょう。

文献
1）Wirth R, Dzeiwas R, Beck AM, et al. Oropharyngeal dysphagia in older persons - from pathophysiology to adequate intervention: a review and summary of an international expert meeting. *Clin Interv Aging* 2016; 11: 189-208.
2）Mstretta CM, Baum BJ. Quantitative study of taste buds in fungiform and circumvallate papillae of young and aged rats. *J Anat* 1984; 138: 323-332.
3）厚生労働省「日本人の食事摂取基準」策定検討会：日本人の食事摂取基準2020年版．2019：322-326.
4）厚生労働省：重篤副作用疾患別対応マニュアル「薬物性味覚障害」．2011.
5）才藤栄一，植田耕一郎監修：摂食嚥下リハビリテーション第3版．医歯薬出版，東京，2016.

Part 4

口腔機能の
低下

口腔機能は捕食（食べ物を口に取り込むこと）、咀嚼、食塊の形成、移送、嚥下、構音、味覚、触覚、唾液の分泌など多岐にわたり、健康な生活を営むための基本的機能です。口腔の問題は多職種でみて、介入することが効果的です[1〜3]。必要時には口腔スクリーニング等を実施し、多職種につなぎ、患者さんの問題を共有、解決していくことは医科歯科連携の第一歩となります。退院後、予防から再スタートできるように口腔に対してもチーム医療の一環として取り組んでいくことが重要です。医原性サルコペニアは、嚥下性サルコペニアを引き起こす原因となります[4]。口腔介入は「口腔内でブラシを操作できれば合格点」、という整容動作だけの問題ではなく、適切な評価、介入を行い、その先の「食べる楽しみ・想いを伝えることのできる口」まで見据えた介入をめざしていきましょう。

（白石　愛）

口腔機能の低下

1 口腔問題の評価

白石　愛

■ 口腔問題が及ぼす影響

　口腔の問題はさまざまなシーンに顕在しています。難症例の口腔ケアなどによる介入スキルの問題や、口腔汚染による肺炎の併発、感染性心内膜炎など、重症化リスクを伴う口腔の問題もいまだ存在しています。

　急性期での口腔汚染は感染リスクの重要な因子となります。また、回復期では、疾患や病前の生活習慣などにより口腔機能が廃絶状態に陥っていることも多く、経口摂取再開や、臨床転帰にも影響を及ぼすことがあります。その根底には、患者さんや介助者による口腔に対する意識や知識の欠如[5]、オーラルフレイルの状態からの病態進行などが挙げられます[6]　図1　。

図1　高齢者の「食」から考えるオーラルフレイル

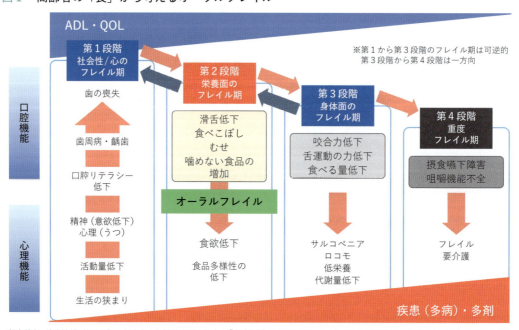

飯島勝矢, 鈴木隆雄, 他：平成25年度老人保健健康増進等事業「食（栄養）および口腔機能に着目した加齢症候群の概念の確立と介護予防（虚弱化予防）から要介護状態に至る口腔ケアの包括的対策の構築に関する研究」報告書. より引用

口腔管理は早期から

　口腔問題を生じている患者さんには早期からの口腔管理がとても重要です。口腔管理をていねいに行っていくことは、口腔機能の維持・向上や感染予防、さらには臨床アウトカムの改善にも有効であることも明らかになっています 図2 。さらに、生活改善においても指導を行い、食事摂取やセルフケア、かかりつけ歯科での口腔管理など、今後の生活に活かしてもらえるよう支援を行っていくことも、生涯、美味しく食べていくために重要であり、繰り返す誤嚥性肺炎の予防にもつながります。

　しかし、生活、療養の中に口腔管理を習慣づけていくことは、なかなか難しく、いまだ絶えることのない課題であるともいえます 図2・3 。回復期病棟に入院する患者さんの約8割は何らかの口腔の問題や栄養障害、サルコペニアを有しているとされており、急性期から回復期、維持期（生活期）まで、シームレスな口腔への介入や関係職種との連携は喫緊の課題であると考えます[7]。早期からの歯科介入は、歯科治療を躊躇していた患者さんへの後押しになります。

図2　入院時の口腔障害と臨床転帰不良の関連

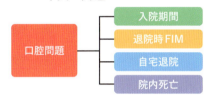

Shiraishi A, Yoshimura Y, Wakabayashi H, et al. Impaired oral health status on admission is associated with poor clinical outcomes in post-acute inpatients: a prospective cohort study. Clin Nutr 2019; 38: 2677-2683. より

図3　口腔の問題は入院・在宅療養高齢者の約8割に

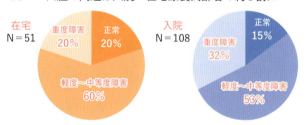

白石愛，吉村芳弘，嶋津さゆり，他：在宅高齢者の口腔障害，栄養障害，嚥下障害の実態とスクリーニングツールの重要性．栄養 2017；2（1）：32-34. より引用

図4　非歯科介入職種（在宅）口腔アンケート

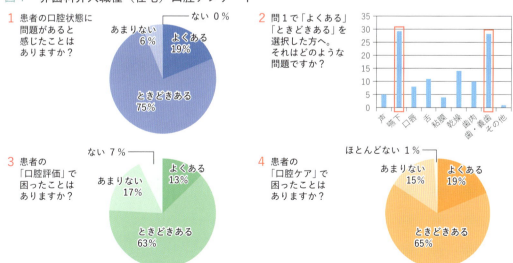

白石愛，吉村芳弘，嶋津さゆり，他：在宅高齢者の口腔障害，栄養障害，嚥下障害の実態とスクリーニングツールの重要性．栄養 2017；2（1）：32-34. より引用

■ 口腔スクリーニング

　口腔機能は目に見えにくく、また、職種やキャリアにおいての見解もさまざまであるため、評価や介入方法が定まらないことがあります。早期における口腔介入を行うためには、早期の評価、そして口腔の「見える化」も重要です。

　ここでは多職種で簡便に評価が可能であり、なおかつ共有も可能な口腔スクリーニングツールを2点紹介します。世界的に使用されており、信頼性、妥当性も検証済みのツールで、包括的な評価が可能となり、本邦でも最近は多職種での使用が浸透してきています。当院ではROAG（Revised Oral Assessment Guide）を使用しています[8]。いずれも歯科医療従事者でなくとも短期間の訓練により概ね5分以内に評価可能であり、さらに口腔を包括的に観察できるため、医療、介護現場等においても有用なツールです。普段他職種で注視する機会の少ない口腔機能項目を評価、共有し、問題解決に努めていくことが望まれます。

① ROAG（Revised Oral Assessment Guide）[8] 表1

　口腔機能を8つの項目（声、嚥下、口唇、歯・義歯、粘膜、歯肉、舌、唾液）に分類し、それぞれを3段階で評価、スコア化していく方法です[7]。

表1　ROAG　改訂口腔アセスメントガイド

項目	スコア1	スコア2	スコア3
声	正常	低い or かすれた	会話しづらい or 痛い
嚥下	正常な嚥下	痛い or 嚥下しにくい	嚥下できない
口唇	平滑でピンク	乾燥 or 亀裂 and/or 口角炎	潰瘍 or 出血
歯・義歯	清潔で食物残渣なし	一部に歯垢や食物残渣。う歯や義歯の損傷	全般的に歯垢や食物残渣
粘膜	ピンクで潤いあり	乾燥、赤や紫、白色への変化	著しい発赤、厚い白苔、水泡や潰瘍
歯肉	ピンクで引き締まっている	浮腫、発赤	指圧迫で容易に出血
舌	ピンクで潤いがあり乳頭あり	乾燥、乳頭消失、赤や白色への変化	非常に厚い白苔水泡や潰瘍
唾液	ミラーと粘膜の間に抵抗なし	抵抗が少し増す	抵抗が増し、ミラーが粘膜につく

ROAGにおける重症度評価

総スコア	解釈
8	口腔問題なし
9－12	軽度～中等度の口腔問題
13－24	重度の口腔問題

②OHAT（Oral Health Assessment Tool）[9]

口腔機能を8つの項目（口唇、舌、歯肉・粘膜、唾液、残存歯、義歯、口腔清掃、歯痛）で状態によって3段階で評価、スコア化していく方法です[10]。

高スコア群には早めの対策を立案し、介入を行っていくことが重要です。また、各項目においても問題があれば解決を図り（必要に応じて歯科の介入）、定期的にスコアのモニタリングを行っていくことも重要です。

③オーラルフレイル評価[11] 表2

オーラルフレイルの評価8項目をスコア化したものであり、口腔の虚弱や機能低下のリスクを調査する方法です。

表2　オーラルフレイルチェックリスト

質問	はい	いいえ	質問	はい	いいえ
1. 半年前に比べて、堅い物が食べにくくなった	2		5. 半年前に比べて、外出の頻度が少なくなった	1	
2. お茶や汁物でむせることがある	2		6. さきいか、たくあんくらいの堅さの食べ物が噛める		1
3. 義歯を使用している	2		7. 1日に2回以上は歯を磨く		1
4. 口の渇きが気になる	1		8. 1年に1回以上は歯科医院を受診している		1

合計の点数が　0～2点：オーラルフレイルの危険性は低い
　　　　　　　3点：オーラルフレイルの危険性あり
　　　　　　　4点以上：オーラルフレイルの危険性が高い

Tanaka T, Hirano H, Ohara Y, et al. Oral Frailty Index-8 in the risk assessment of new-onset oral frailty and functional disability among community-dwelling older adults. *Arch Gerontol Geriatr* 2021; 94: 104340. より

■ 口腔スクリーニングの活用方法

口腔スクリーニングを行うことにより多職種で口腔機能を評価、共有することが可能となり、スコア化することで重症度評価やモニタリングも可能です 表1 。

例えば、50床の病棟でROAGでの口腔スクリーニングを実施した場合で、仮に問題なし（8点）が〇名、軽度～中等度（9～12点）の口腔機能障害が△名、重度（13点以上）の口腔機能障害が□名という初期スクリーニングの結果を病棟内、および多職種で共有することができ、患者ごとのスコアにおけるモニタリングが可能となります。悪化が続く症例には検討を行い、見える化することで、多職種での効果検証も可能となります。必要時には迅速な歯科受診等の対応や、口腔ケア、介助方法の見直し、自立支援の評価等にも有効です。担当患者の口腔管理や、病棟でのピンポイントでの集中管理にも役立ちます。

また、オーラルフレイル評価を行うことにより、口腔問題のリスク管理も可能となるため、よくかんで食事をする取り組みや、フレイルの3つの特徴である身体的、社会的、心理的フレイルとの関連も考慮した口腔介入も可能となります[12]。

■ 退院後の生活を見据えた口腔管理を

退院後も口腔管理は継続して実施されるべきです。必要に応じてフォーマル、インフォーマルな介入、サポートを考慮する必要があります。先に述べたとおり、在宅療養、入院患者は、約8割に何らかの口腔問題を認めており[13]、シームレスな口腔管理はその後の生活にも影響を及ぼすためです。入院中の口腔管理の状況から、継続して介助による口腔管理を行っていく必要があるのか、自立支援を見据えた口腔管理を行っていくべきか、このような問題こそ、多職種の連携が望ましく、さらに単一職種の視点を越えた縦断的なメリットを患者さんに提供することが可能となります。

口腔疾患の予防は、退院した直後から開始されます。退院後の生活を見据え、歯科保健教育や口腔清掃等の習慣づけも重要です。病棟入院患者におけるサルコペニアの有病率は、日常生活活動および嚥下障害と関連するため[14]、日常生活における口腔の状況など考慮することが肝要です。例えば、咀嚼がうまくできないと、肉や魚などのタンパク質摂取が難しくなります[15]。ていねいな介入やシームレスな連携とともに、生涯美味しく食事を楽しめるように、口腔管理についても同様に介入検討を行っていくことは重要な課題です。普段から、かかりつけ歯科を決めておくことや、歯科衛生士との連携も口腔管理においてメリットは大きいと考えます[16,17]。

文献

1) Shiraishi A, Wakabayashi H, Yoshimura Y. Oral management in rehabilitation medicine: oral frailty, oral sarcopenia, and hospital-associated oral problems. *J Nutr Health Aging* 2020; 24: 1094-1099.
2) Yoshimura Y, Shiraishi A, Tsuji Y, et al. Oral management and the role of dental hygienists in convalescent rehabilitation. *Prog Rehabil Med* 2022; 7: 20220019.
3) Wakabayashi H. Medical-dental collaboration in general and family medicine. *J Gen Fam Med* 2019; 20: 47.
4) Nagano A, Nishioka S, Wakabayashi H. Rehabilitation nutrition for iatrogenic sarcopenia and sarcopenic dysphagia. *J Nutr Health Aging* 2019; 23: 256-265.
5) Shiraishi A, Wakabayashi H,Yoshimura Y. Oral management in rehabilitation medicine: oral frailty, oral sarcopenia, and hospital-associated oral problems. *J Nutr Health and Aging* 2020; 24: 1094-1099.
6) Tanaka T, Takahashi K, Hirano H, et al. Oral frailtyasa risk factor for physical frailty and mortality in community-dwelling elderly. *J Gerontol A Biol Sci Med Sci* 2018; 73: 1661-1667.
7) 白石愛, 吉村芳弘, 鄭丞媛, 他：高齢入院患者における口腔機能障害はサルコペニアや低栄養と関連する. 日本静脈経腸栄養学会雑誌 2016；31(2)：711-717.
8) Andersson P, Hallberg IR, Renvert S. Comparison of oral health status on admission and at discharge in a group of geriatric rehabilitation patients. *Oral Health Prev Dent* 2003; 1: 221-228.
9) Chalmers JM, King PL, Spencer AJ, et al. The oral health assessment tool--validity and reliability. *Aust Dent J* 2005; 50: 191-199.
10) 松尾浩一郎, 中川量晴：口腔アセスメントシートOral Health Assessment Tool日本語版(OHAT-J)の作成と信頼性, 妥当性の検討. 日本障害者歯科学会雑誌 2016；37(1)：1-7.
11) Tanaka T, Hirano H, Ohara Y, et al. Oral Frailty Index-8 in the risk assessment of new-onset oral frailty and functional disability among community-dwelling older adults. *Arch Gerontol Geriatr* 2021; 94: 104340.
12) Chen X, Mao G, Leng SX. Frailty syndrome: an overview. *Clin Interv Aging* 2014; 9: 433-441.
13) 白石愛, 吉村芳弘, 嶋津さゆり, 他：在宅高齢者の口腔障害, 栄養障害, 嚥下障害の実態とスクリーニングツールの重要性. 栄養 2017；2(1)：32-34.
14) Yoshimura Y, Wakabayashi H, Bise Tet al. Prevalence of sarcopenia and its association with activities of daily living and dysphagia in convalescent rehabilitation ward inpatients. *Clin Nutr* 2018; 37: 2022-2028.
15) Saino Y, Wakabayashi H, Maeda K. Association between protein intake, occlusal force, and walking speed in older adults. *J Am Geriatr Soc* 2016; 64: 1381-1382.
16) Suzuki R, Nagano A, Wakabayashi H, et al. Assignment of dental hygienists improves outcomes in Japanese rehabilitation wards: a retrospective cohort study. *J Nutr Health Aging* 2020; 24: 28-36.
17) Shiraishi A, Yoshimura Y, Wakabayashi H, et al. Hospital dental hygienist intervention improves activities of daily living, home discharge and mortality in post-acute rehabilitation. *Geriatr Gerontol Int* 2019; 19: 189-196.

2 口腔ケア

西　依見子

口腔ケアの目的と分類

　口腔の衛生状態は歯周病やう歯などの歯・口腔疾患と、呼吸器疾患、糖尿病、心血管疾患などの全身性の疾患の悪化にかかわりがあるため、口腔ケアの重要性は一般的にも認識されています。看護においても、「患者の口腔内の状態は看護ケアの質を最もよく表すもののひとつである」[1]とされています。これらより、口腔ケアは介護・医療職のケア技術の1つとして、疾病予防・回復には欠かせないものです。

　口腔ケアは、ケア内容の視点からみると、「器質的口腔ケア」と「機能的口腔ケア」に分類されます。「器質的口腔ケア」とは、口腔衛生状態の改善のための口腔清掃を目的としたものです。一方、「機能的口腔ケア」とは、口腔機能の維持・回復を目的としたケアであるとされています[2]。器質的口腔ケアを重視した内容が一般的には知られていますが、口腔機能が低下しやすい高齢者においては、器質的口腔ケアだけでなく、機能的口腔ケアを加えた、日常ケアが重要となります。また、高齢者は、歯周病やう歯による歯の喪失、疾病などによる身体機能の低下など複雑な問題をもっているため、口腔ケアに対し困難さを抱きやすくなっています。高齢者にかかわる、介護・医療職には、口腔ケアに関する知識と技術をもち、高齢者を支えていくことが大切になります。

義歯の管理

　高齢者では歯の喪失による義歯の使用が増えています。義歯は、喪失した歯や歯周組織の形態的または、機能的な回復を補うという目的とともに、続発する疾病を予防するという役割を担っています。また、義歯を不潔な状態のまま使用すると、義歯性の口腔カンジダ症*を発症することもあり、義歯を清潔に保ち、よい状態で使用できるように管理することが重要になります。

①洗浄

義歯を清潔に保つために、日々の機械的・化学的洗浄を行います。

機械的洗浄とは、義歯表面のネバネバしたバイオフィルムを物理的に義歯ブラシなどを用いて除去することです。歯ブラシを使用する場合もありますが、歯ブラシの毛先が義歯に対してやわらかいため、歯ブラシの毛先のほうが痛みやすくなります。義歯は、義歯用のブラシを使用したほうが、細かなところまで効果的に洗浄できます。

化学的洗浄とは、義歯洗浄剤で義歯表面に残された目に見えない微生物を洗浄・殺菌することです。洗浄だけでなく口腔粘膜にかかる圧迫を解除するという点においても、夜間には義歯を外し、義歯洗浄剤に漬けておくことが大切です。高齢者では、経済的な問題や義歯の管理が面倒になるという理由から、一度作成した義歯洗浄剤入りの水を交換せずに2～3日使用している場合があります。このような管理方法では、逆に義歯に細菌が増えてしまい、不潔な状態になる可能性があります。そのため、化学的洗浄を毎日新しい義歯洗浄剤を使用し効果的に実施できているかどうかの確認も大切です。また、義歯を使用していないときでも、義歯は乾燥に弱いため、清潔な水に浸けておく必要があります。

②適合確認

義歯は本人の口に適合してはじめて効果的に使用できます。しかし、高齢者では義歯の適合が悪くなることがあり、義歯安定剤を使用される人もいます。義歯安定剤は、応急的、短期的に使用できるというメリットがありますが、長期的に使用すると、口腔内が不潔になりやすいだけでなく、かみ合わせが変化しやすくなるなどのデメリットがあります。そのため、義歯が合わなくなってきたり、義歯にヒビが入っていたり、傷がついていたりした場合などは、早急に歯科受診することが大切です。

③紛失予防

新たな義歯を作成し、違和感や嘔気などなく、食事で使用できるようになるには1か月程度の期間がかかることがよくあります。また、高齢者では義歯の作成が困難な場合もあるため、長年使用している義歯を大切にし、義歯の紛失などにも、十分気をつける必要があります。認知症の人などは、知らない間にポケットに入れていたり、ごみ箱に捨てていたりすることもあるため、高齢者の慣れ親しんだ義歯を失くさないように、義歯専用容器を使用するなど、義歯の管理を介護・医療チームで連携して行うことも重要です。

*口腔カンジダ症：免疫力の低下などにより常在菌間のバランスが崩れ、カンジダ菌が異常に増殖し、病原性を発揮することにより発症する。

■ 口腔ケアの実際

①口腔ケアの習慣化への支援

高齢者の口腔ケアを支援するためには、高齢者自身が生活に取り入れやすい口腔ケアを

本人とともに見出していくという視点が大切です。高齢者は、それぞれの人生経験を通し口腔ケアに対してさまざまな価値観をもち個々の方法で行っています。まずは、その人が口腔ケアにおいてどのような物品を用い、どのようなタイミング・方法で行っているのかということを知ることからはじめる必要があります。

そのうえで、高齢者自身が問題だと感じていることを見つけ出し、今まで行ってきた口腔ケアを尊重しながらも問題点に焦点をあて対処方法を共に考えることが大切です。そうすることで、効果的な口腔ケアを習慣化し、日常的に取り入れやすくなります。

また、介護・医療職がよいと思う手法を一方的に指導することのないように注意しましょう。

事例から考える

夕食後に歯みがきをする習慣がなかったAさん

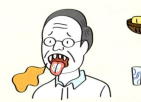

高齢者では、歯間に汚れがたまりやすく、毎食後の口腔ケアや歯間ブラシなどを用いた歯間のケアがより大切になります。しかし、Aさんは、もともと歯みがきを朝食後と昼食後にしかする習慣がありませんでした。加えて、使用していた口腔ケア物品は、歯ブラシと歯みがき粉だけでした。そのため、Aさんの口腔は口臭が強くあるとともに、歯にはプラークも多く、白色の多量の舌苔の付着も認めていました。これらより、口腔カンジダ症の可能性も考えられ、口腔ケアに対しての課題がありました。

夕方から寝る前の生活行動を知る必要があると考え、Aさんに確認すると、「夕ご飯は食べていないから、歯みがきはいらないと思っていた。夕方から寝るまではチビチビお酒を飲んで、ポテトチップスなどをつまんでいる。テレビを見ながら知らない間に寝ているよ。口臭は気になるから、マウスウォッシュをちゃんと使っている」とのことでした。

Aさんは、食後の歯みがきの必要性は認識していましたが、お酒やつまみは食事と認識していなかったため、夕食後や寝る前の口腔ケアの必要性を感じていませんでした。しかし、口臭に対しては問題意識をもっており、なんとか対処しようと考えていることがわかりました。市販のマウスウォッシュは、口腔内の細菌を減らし、虫歯や歯周病、口臭をケアする効果がある一方、アルコール成分が含まれていることが多く、口腔内の乾燥の原因になることもあります。また、歯に付着しているプラークを除去するには、マウスウォッシュでは困難であり、ブラッシングによる機械的清掃が必要です。

そこで、Aさんの行っている行動を否定せずに、マウスウォッシュを使用している取り組みに対しては認め、Aさんが問題と感じている口臭予防に焦点をあて、説明と提案を行いました。まず、口臭の原因が歯のプラークにあること、夕食以降の飲食がプラークを増加させていること、睡眠中は唾液分泌が減少するため、夜間に口腔内の細菌が増加しやすくなることなどを説明しました。

提案① Aさん自身で口腔ケアを効果的に行えるように、歯ブラシをヘッドの小さめのものへ変更し、ナイロン毛の舌ブラシを使用する

提案② カンジダ予防効果が期待できる口腔用ジェルを歯みがき粉として使用する

市販の歯みがき粉にも口腔乾燥の原因となるアルコール成分などが入っているものが多く、免疫力の低下している高齢者の口腔ケアには適さないものも多くあります。ネオナイシン®やヒノキチオールの成分が含まれている口腔ケア用のジェルは、抗菌作用が期待でき、歯みがき粉をこのような成分を含む口腔ケア用ジェルに変更するだけでも、口腔カンジダ症予防効果が得らえることがあります。

提案③ 眠くなる前に口腔ケアを行う

その後、Aさんの口腔環境は改善傾向を認めています。

②機能的口腔ケアの実践

　機能的口腔ケアには本人で行ってもらう方法と介助で行う方法があります。口腔内で行う「ぶくぶくうがい」は、しっかり口を閉じて舌や頬を動かすため意識的に行うことにより本人で行える機能的口腔ケアになります。口腔内で水を動かすことができる30mL程度の量の水を口腔内にめぐらし、前の上の歯あたり、前の下の歯あたり、右の頬あたり、左の頬あたりと分け、1か所に対して10回程度ぶくぶくして吐き出します。できるだけ力強く行うことを習慣化すると、日常生活に機能的口腔ケアを取り入れやすくなります。

事例から考える

脳梗塞後遺症により運動性失語があるBさん

　Bさんは自身で口腔ケアを行っていましたが、麻痺側に食物残渣があり、数本の孤立歯にはプラークの付着を認めていました。舌は口腔内で丸まっており、挺舌も不可能な状態でした。このように、高齢者自身で口腔ケアを行っていても、口腔内の汚れを効果的に除去できていないことはよくあります。Bさんの場合は舌運動が低下しており、加えて、右顔面麻痺も認めていたため、Bさん自身で舌や頬を意識的に動かすことができていないことが、口腔内環境を悪くしている原因でした。そこで、口腔機能改善を目的とし、口腔ケア物品の見直しと、口腔内のストレッチを行うことにしました。

【具体的な方法】
歯のプラークを効果的に除去するために、毛束の小さいワンタフトブラシを孤立歯に使用し、頬や舌運動を促すためには、スポンジブラシを使用して頬のストレッチと舌先の刺激を行いました 図1 。

図1　舌の運動を促す機能的口腔ケアの例

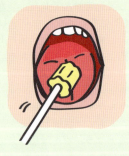
舌の表面をトントンと刺激する

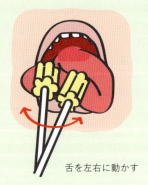
舌を左右に動かす

　その後、Bさんの口腔内は清潔となり、舌運動も徐々に改善し、挺舌や発語も少しずつ可能となっています。

> 注意！
>
> **口腔ケア時の嘔吐誘発**
>
> 　口腔ケアは、本来、気持ちのよいケアですが、知識と技術が不足していると、口腔ケアにより、嘔気などのさまざまな不快を生じさせることがあります。口腔ケアのタイミング、口峡周辺の嘔吐誘発部位には気をつけ、嘔吐や不快、また痛みを与えないケアを心がけていきましょう。

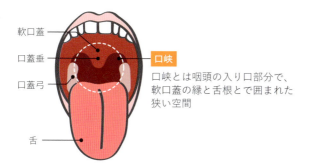

高齢者ケアなんでもQ&A

舌苔がなかなかとれなくて困っている…。効果的な方法は？

　舌苔が多く付いていると、細菌が増加する原因となるため、舌苔の除去は大切です。しかし、歯ブラシや舌ブラシで何回も舌をこすると、舌の味蕾を傷つけてしまう可能性が高く、痛みの原因となります。

　健常な人でも舌苔は付いているものです。舌苔は無理に一度で除去しようとせず、保湿し、舌苔をやわらかくして5～10回程度舌ブラシで磨いたり、スポンジブラシや口腔ケアティッシュなどで拭き取り、少しずつ除去していきましょう。また、「べー」と挺舌してもらい、口唇から出ている舌を拭き取るようにすると、不快を与えずに比較的スムーズに舌苔を除去することができます。

文献
1) ヴァージニア・ヘンダーソン著, 湯槇ます, 小玉香津子訳：看護の基本となるもの. 日本看護協会出版会, 東京, 2016：16.
2) 日本摂食嚥下リハビリテーション学会編：日本摂食嚥下リハビリテーション学会eラーニング対応 第4分野摂食嚥下リハビリテーションの介入 I口腔ケア・間接訓練-Ver.3. 医歯薬出版, 東京, 2020：4.

Part 5
筋量の減少・筋力の低下

加齢に伴う筋量減少と筋力低下は"サルコペニア"の核心です。筋量・筋力とともに身体機能が評価対象に含まれます。サルコペニア状態は死亡、要介護、骨折、転倒などの有害健康転帰と関連する[1]ため、適切な評価ならびにサルコペニア状態から改善するための適切なケアが必要です。

（内田健作）

1 サルコペニアの評価

内田健作

■ サルコペニアの診断方法

　日本を含むアジア人を対象としたサルコペニアの診断にはAWGS（Asian Working Group for Sarcopenia）が提唱する基準[2]が適しています 図1 。そのなかで推奨されている骨格筋量の評価方法は、専門機器を用いたSMI（skeletal muscle mass index）算出です。現時点では、この骨格筋量測定機器はすべての医療機関に置いているものではありません。そのため、地域やプライマリケアなどの専門機器がない場合と、病院や研究目的の専門機器を使用した診断方法とに分けられています。

図1　AWGSの診断アルゴリズム

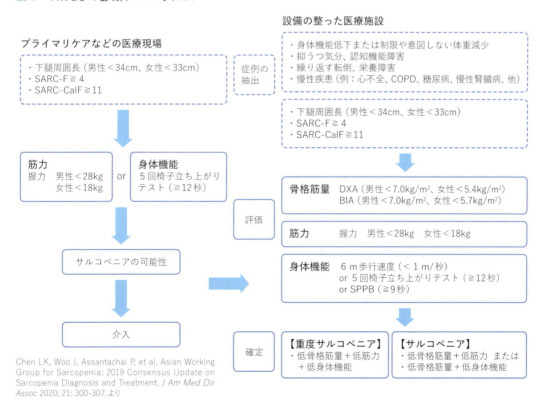

Chen LK, Woo J, Assantachai P, et al. Asian Working Group for Sarcopenia: 2019 Consensus Update on Sarcopenia Diagnosis and Treatment. J Am Med Dir Assoc 2020; 21: 300-307. より

①専門機器がない医療現場の場合

プライマリケア（かかりつけ医）などの専門機器がない医療現場では、スクリーニングによりサルコペニア疑いの症例を抽出することに重点が置かれています。スクリーニング検査には指輪っかテスト[3]、下腿周囲長、SARC-F[4]、SARC-CalFがあります。これらのうち1つでも基準値を下回れば筋力または身体機能評価を行い、そのどちらかが異常値となればサルコペニア疑い症例として介入ならびに医療機関への紹介が推奨されます。

②設備の整った医療機関の場合

設備の整った医療機関では、スクリーニングとして指輪っかテスト、下腿周囲長、SARC-F、SARC-CalFを行うとともに、転倒歴・身体機能低下・低栄養・体重減少・認知機能低下・うつ・心不全の慢性疾患についても情報収集します。

スクリーニングに引っかかった場合は、骨格筋量検査・筋力検査・身体機能検査の3種類により診断を行います。診断の結果、すべて低い状態（低骨格筋量＋低筋力＋低身体機能）であれば"重度サルコペニア"と診断されます。また3種類のうち骨格筋量を含む2種類が低い状態（低骨格筋量＋低筋力、低骨格筋量＋低身体機能）であれば"サルコペニア"と診断されます。

■ スクリーニング検査

スクリーニング検査の結果が基準値を下回れば、サルコペニアの可能性があります。続いて筋力検査（最大握力）または身体機能検査（5回椅子立ち上がりテスト、p.61）を行いましょう。

①指輪っかテスト

測定方法
- 座位にて非利き足のふくらはぎの最も太い箇所を患者自身の指輪っか（両人差し指−親指）でそっと囲います。ふくらはぎの周径か、または指輪っかのどちらが長くなるのかによって判定します。
- 計測の際には力を抜いてもらい、膝はおよそ直角に曲がっているように注意します。着衣をめくり、直接肌に触れて行うことが望ましいです。

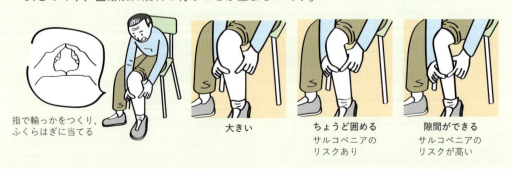

指で輪っかをつくり、ふくらはぎに当てる／大きい／ちょうど囲める サルコペニアのリスクあり／隙間ができる サルコペニアのリスクが高い

加齢にともなう機能変化と問題

②下腿周囲長

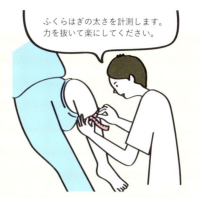

基準値

男性34cm未満、女性33cm未満でサルコペニア疑い

測定方法

- メジャーを用いてふくらはぎの最も太い箇所の周径を計測します（座位または仰臥位にて）。
- ズボンなどの着衣をめくり、肌に直接触れて測定することが望ましいです。計測の際にメジャーのゆるみ・ねじれが生じていないかどうかに注意が必要です。

③SARC-F

基準値　4点以上でサルコペニア疑い

測定方法

- 質問表に基づいて質問を行います 表1 。5項目の質問文（S：筋力、A：歩行時の補助、R：椅子からの起立、C：階段を昇る、F：転倒）があり、それぞれの質問文に対して、3つの回答文の中から1つを選択してもらいます。
- 選んだ回答文に対して、0〜2点が付与されます（最高得点は10点）。

表1　SARC-Fの質問内容

項目	質問	点数
Strength（筋力）	4〜5kgのものを持ち上げて運ぶのはどのくらい大変ですか？	大変ではない=0、少し大変=1 とても大変／できない=2
Assistance in walking（歩行時の補助）	部屋の中を歩くのはどのくらい大変ですか？	大変ではない=0、少し大変=1 とても大変／補助具が必要／歩けない=2
Rise from a chair（椅子からの起立）	ベッドや椅子から移動するのはどのくらい難しいですか？	大変ではない=0、少し大変=1 とても大変／介助が必要=2
Climb stairs（階段を昇る）	10段くらいの階段を昇ることはどのくらい大変ですか？	大変ではない=0、少し大変=1 とても大変／昇れない=2
Falls（転倒）	この1年で何回転びましたか？	なし=0、1〜3回=1、4回以上=2

Malmstrom TK, Morley JE. SARC-F: a simple questionnaire to rapidly diagnose sarcopenia. *J Am Med Dir Assoc* 2013; 14: 531-532. より

④ SARC-CalF

基準値 11点以上でサルコペニア疑い

測定方法
- SARC-Fの結果に下腿周囲長の点数を追加することで採点します（下腿周囲長の測定方法はp.59を参照）。
- 下腿周囲長の点数はカットオフ値（男性34cm、女性33cm）未満で10点、カットオフ値以上で0点。

■ 筋力検査

最大握力が基準値以下であれば、上肢だけではなく全身の筋力が弱いと考えられます。特にペットボトルやビンのふたを開ける動作、重い荷物を持つ動作が難しくなりますが、家事動作全般に不便を感じやすくなることを念頭に置いて必要な援助を心がけましょう。

最大握力

筋力低下 男性28kg未満、女性18kg未満

測定方法
- アジアで頻繁に用いられているSmedley型握力計の場合は、立位で肘を伸ばして測定することが推奨されています。Jamar型握力計であれば、座位で肘を直角に曲げて測定します。
- 左右ともに2～3回測定した中での最大値を計測値として採用します。
- 握力計が体側に触れないように、また握力計を振り上げたり振り下げたりしないように注意します。

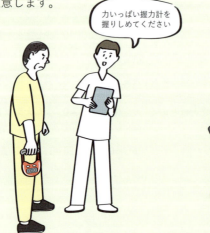
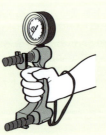
Jamar型握力計
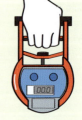
Smedley型握力計

■ 身体機能検査

　身体機能低下と判断されたら、転倒リスクがあると考えられます。ベッドサイドの動作や歩行などが安全に行えているかどうかに注意を払い、危険を感じた場合は動作方法について理学療法士・作業療法士に相談しましょう。

①6m通常歩行速度

身体機能低下　1.0m/秒未満（4秒以上）

測定方法

- 4mの計測区間と予備路（加速路・減速路は1m）の6mを用意します。0m地点から6m地点まで歩行してもらいますが、計測するのは1m地点から5m地点までの4mに要する時間です。体幹が1m地点を越えた瞬間から体幹が5m地点を越える瞬間までを計測してください。
- 2回の計測を行い、その平均を算出します。

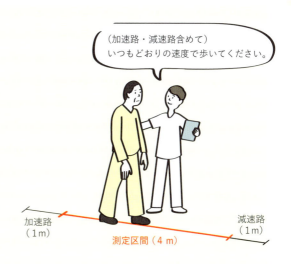

②5回椅子立ち上がりテスト

身体機能低下　12秒以上

測定方法

- 腕組みをした座位から5回連続した立ち上がり動作完了までの時間を測定します（検査終了姿勢は立位）。
- 後方への転倒に備えて背もたれ付きの椅子を用い、必要があれば椅子が不安定にならないように壁に付けます。毎回膝を伸ばした立位・殿部を付けた座位に到達しているかどうかをチェックします。
- 着座時に殿部を強く打たないように注意しましょう。

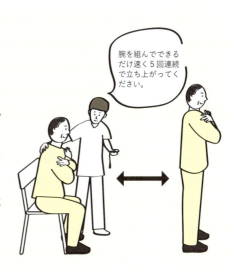

■ 骨格筋量検査

　サルコペニアは筋肉減少症ともいわれており、筋量が低下した状態はサルコペニアに該当する可能性が高いです。低栄養や低活動に注意して適切なケアを実践しましょう（p.63～66）。

SMI（Skeletal Muscle Mass Index）

骨格筋量低下　DXA（男性＜7.0kg/m²、女性＜5.4kg/m²）
　　　　　　　　BIA（男性＜7.0kg/m²、女性＜5.7kg/m²）

測定方法

● 各々の機器で測定した四肢骨格筋量を身長の二乗で割ることで四肢骨格筋量指数（SMI）が算出されます。その際、体幹筋量は含めないことに注意する必要があります。

● 使用機器や出力ソフトウェアにより計算式が異なり値の差が生じるため、複数の施設間でデータを共有する際に注意が必要です。

● ペースメーカ利用者は計測不可なので注意しましょう。

DXA：dual-energy X-ray absorptiometry　　BIA：bioelectrical impedance analysis

　これらのほかに、バランステスト・歩行テスト・椅子立ち上がりテストにより構成される身体機能検査のSPPB（Short Physical Performance Battery）[5] があります。

高齢者ケアなんでもQ&A

サルコペニアは、なぜ評価しなければならないの？

　サルコペニアを早期に発見し、その進行を食い止めることは健康寿命を延ばすために重要と考えられているためです。日本における大規模な調査[6] によると、サルコペニアに該当する地域在住高齢者（65歳以上）の割合は14％であり、80歳以上では男性32％・女性48％に上ったと報告されています。

　さらに、当該高齢者は自立した生活をしていても、自立生活を失う危険性が高い状態と報告されています（死亡リスク2.0～2.3倍・要介護発生リスク1.6～1.7倍）。

文献

1) サルコペニア診療実践ガイド作成委員会編：サルコペニア診療実践ガイド. ライフサイエンス出版, 東京, 2019：12-13.
2) Chen LK, Woo J, Assantachai P, et al. Asian Working Group for Sarcopenia: 2019 Consensus Update on Sarcopenia Diagnosis and Treatment. *J Am Med Dir Assoc* 2020; 21: 300-307.
3) Tanaka T, Takahashi K, Akishita M, et al. "Yubi-wakka" (finger-ring) test: a practical self-screening method for sarcopenia, and a predictor of disability and mortality among Japanese community-dwelling older adults. *Geriatr Gerontol Int* 2018; 18: 224-232.
4) Malmstrom TK, Morley JE. SARC-F: a simple questionnaire to rapidly diagnose sarcopenia. *J Am Med Dir Assoc* 2013; 14: 531-532.
5) Guralnik JM, Simonsick EM, Ferrucci L, et al. A short physical performance battery assessing lower extremity function: association with self-reported disability and prediction of mortality and nursing home admission. *J Gerontol* 1994; 49: M85-M94.
6) Kitamura A, Seino S, Abe T, et al. Sarcopenia: prevalence, associated factors, and the risk of mortality and disability in Japanese older adults. *J Cachexia Sarcopenia Muscle* 2021; 12: 30-38.

筋量の減少・筋力の低下

サルコペニアのケア

森　みさ子

　高齢者は加齢に伴って筋量が減少します。誰にでも訪れる老化現象の一部ですが、これに低栄養や低活動が加わることで、パフォーマンスの低下、生活の質（quality of life：QOL）の低下を招きます。この負のサイクルを断ち切るためには、栄養と活動のバランスを整えることが重要となりますが、入院や訪問時の"そのとき"だけを評価するのではなく、なぜこの状態になったのかを理解することが重要です。本項では、看護師として実践できるケアをご紹介します。

■ 栄養アセスメント

　栄養アセスメントの詳細は別項（p.90）で説明していますが、看護師として見逃さないようにすべきは、食事摂取量と体重減少です。この2つはそれぞれが栄養障害のリスク因子となります 表1 。

表1　栄養スクリーニング内容の比較

	NRS2002	MUST	MST	MNA®-SF	GNRI
対象者	入院患者	在宅患者	外来化学療法/高齢者	高齢者	高齢者
食事摂食量減少*	○	○	○	○	
体重減少*	○	○	○	○	○
移動性				○	
（急性）疾患	○	○		○	
認知症・うつ				○	
BMI	○			○	
ALB					○
質問数	4	3	2	6	2

雨海照祥：栄養アセスメントツール-NRS2002, MUST, MST, MNA®SF, GNRI-. 栄養—評価と治療　2011；28（2）：25. より一部改変して転載
＊赤字部分は看護師が日常的に観察しており、かつ多くのスクリーニングに共通する項目
NNRS2002：Nutritional Risk Screening
MUST：Malnutrition Universal Screening Tool
MST：Malnutrition Screening Tool
MNA®-SF：Mini Nutritional Assessment Short-Form
GNRI：Geriatric Nutritional Risk Index

①摂食量の減少に早く気づく

　摂食量減少に関しては、下膳のときが気づくチャンスです。最近ではタスクシェア・シフトが進み、看護補助者が下膳することが多くなっているかもしれませんが、看護補助者も看護チームの一員です。摂食量の減少は低栄養のリスク！　ということを補助者研修で伝えて、食べ残しがある患者さんには「お口に合わなかったですか」「お肉が硬くて食べづらかったですか」などの質問をして、患者さんの回答とともに看護師に報告するように指導することが重要です。

②「なぜ、食べられなくなっているのか？」に介入する

　高齢者の摂食量が減少する要因はさまざまです。「なぜ食べられなくなっているのか」を本人とともに考え、食べられない要因に対してはたらきかけをすることが重要です 図1 。これを対人格介入といいます。一方で、食べられない人に「食べて」と言いながら補助食品を追加することを対問題介入といいますが、必ずしも食べられるようになるとは限りません。筆者の経験を紹介します。

図1　患者に対し多様なアプローチを行う

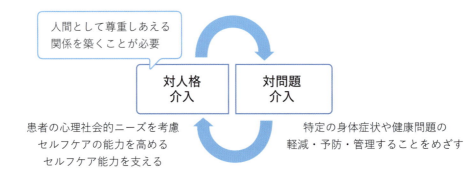

佐藤直子：V APNの8つの能力．専門看護制度 理論と実践，医学書院，東京，1999：85-90．を参考に作成．

> **事例から考える**

Aさん 70歳代 男性 身長160cm 体重50kg
（1年前の通常体重60kg） 一人暮らし

自宅で転倒して大腿骨頸部骨折のため緊急入院。術後、食事摂取量が少なく補助食品をつけても食べないため、栄養障害が進行しているという理由でNST（栄養サポートチーム）依頼がありました。

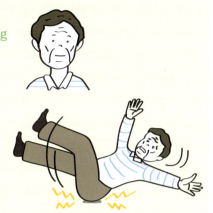

【栄養アセスメント】
- 身体計測、データの解釈に加えて、看護チームと協力して保清ケア中などに、どんな生活をしていたか、家族とはどのように過ごしていたかなどを確認しました。

【サルコペニアの要因】
- Aさんは1年前に妻を病気で失っており、そのころから「何もしたくない」という気持ちになり外出機会・食欲などが減少したそうです。
- 地域の人や親族との関係が乏しかったこともあり、心理的・社会的なフレイル（p.8）に陥り、サルコペニアを招いていたことがわかりました。

【介入】
- 専門職連携を図るために緩和ケアチームと共同してカンファレンスを開き、妻を失った悲しみに対するケアと並行して、Aさんの希望に寄り添うための栄養介入と活動量の拡大を図りました。
- 看護師は、Aさんと相談しながら、トイレの後の病棟内歩行やリハビリテーション後の買い物（おやつ）を提案し、遂行状況を見守りました。
- 各職種から摂取エネルギーの状況や体重、歩行速度の変化をAさんに伝え、「やれば少しずつよくなる」という自己肯定感を高めてもらうことを目標としました。
- その結果、Aさんは「こんな姿じゃ女房に怒られちゃうな」と言いながらリハビリテーションに励み自宅退院することができました。

■ サルコペニアの予防・改善

　サルコペニアを予防・改善するためには、「バランスのよい食事、高タンパク質の食事」が原則ですが、これにとらわれすぎると食費負担や介護負担が増すことがあります。また、タンパク質を摂っても、エネルギー量が不足していると効果的に筋タンパクの合成が行われません。まずはエネルギーを摂り、骨格筋の異化を防ぐことが重要です。

　高齢者ケアでは、不要な安静を避ける、不適切な栄養管理を避けることが最も大切です。家族の協力が得られれば、外食もよいでしょう。お菓子やアイスでもいいので、体重1kgに対しておよそ30kcalという目標を設定してエネルギーを摂るよう、本人とまわりの人に指導してください。

ワンポイント
食べられるものを食べられるときに

　病院食にこだわらなくても、まずはエネルギーを摂ることが重要です。肺がん術後の高齢者で、著明な体重減少をきたした症例を紹介します（2か月で体重が55kgから49kg、9％減少）。

　糖尿病の既往があったため、野菜から食べて主食を残していました。そこで、「食べられるものを食べられるときに食べていい」という指導をした結果、カップラーメンとスナック菓子、チョコレートを食べられるようになり、徐々に体力を回復させることができました。

　バランスのよい食事とは3大栄養のバランスがよいことではなく、過去、現在、未来の体重・体調がよいということも視野に入れて、高齢者ケアを実践していきましょう。

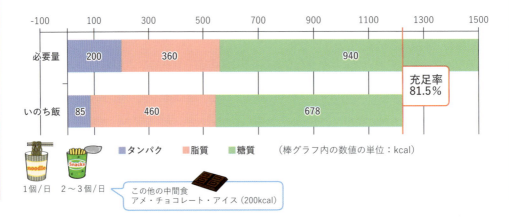

高齢者ケアなんでもクイズ

以下の 1 ～ 4 をエネルギーの高い順に並び替えてください。

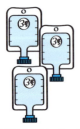
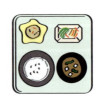
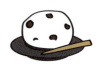

1　3号輸液500mL×3本　　2　高タンパク消化態栄養（1.5kcal/mL）200mL×1本　　3　全がゆ100g、副食1/2　　4　豆大福1個

正解　　2（300kcal）→ 4（268kcal）→ 1（258kcal）→ 3（250kcal）

　栄養アセスメントでは、摂取エネルギー量を把握することが重要です。エネルギー量は見た目ではわかりづらいので、管理栄養士や薬剤師の力を借りて摂取エネルギーを把握しましょう。

Part 6

身体機能の低下

歩行能力の低下は、身体機能や日常生活活動の低下に直結し、転倒や骨折、疾患罹患、死亡率の増加を引き起こします。また、ADLの自立度は高齢者の生活の質に大きく影響します。評価には、安全性とパフォーマンスの観点からの包括的なアプローチが必要であり、各種定量的な評価手法を用い、総合的に歩行能力や日常生活動作の自立度を評価し、適切な介入を行うことで、高齢者の自立支援と生活の質の向上をめざします。本章では、これらの評価と介入の具体的方法について詳述します。

(野添匡史)

> 身体機能の低下

1 歩行・移動能力の評価

野添匡史

　高齢者の移動能力を評価する場合、一般的には身体活動の多くを占める歩行能力を評価することが多いです。歩行能力の低下は、身体機能や日常生活活動低下に直結し、活動量および活動範囲の低下を招きます[1]。さらには転倒や骨折といった歩行能力低下が直結すると思われるアウトカムだけでなく[2]、疾患罹患や死亡といった重要なアウトカムにも影響することが知られています[3]。そのため、歩行・移動能力の評価は従来以上に重要視されるようになっています。

■ 歩行・移動能力評価の方法

　臨床現場で行われる歩行・移動能力評価は、主には安全性（自立度）とパフォーマンス（速度などの時間因子）の評価が中心となります。また、さまざまな機器を用いた歩行解析も評価の１つですが、その測定の煩雑さだけでなく、結果の解釈が難しいことからも一般的な臨床に応用することは難しいです。

　一方、歩行・移動は単純に歩行を行うだけでなく、立ち上がったり歩く方向を変えたり、立ち止まったり、段差を上り下りするといったさまざまな動作を行うことになります。これら多様な動作を実施するためには、周囲の環境を把握し判断するための感覚機能や認知機能、動作を安全かつスムーズに実施するための筋力やバランス能力も必要とされ、これらを包括的に評価することが望ましいです。しかし、本項では紙面の都合からも主には歩行の自立度やパフォーマンス評価を中心にそれぞれ評価方法を挙げながら解説します。

■ 歩行自立度の評価

　歩行・移動能力評価で最も重要なものが自立度の判定です。いかに歩行速度が速く、長い距離を歩くことができたとしても、転倒のリスクが高い場合は監視や介助が必要になり、結果として対象者１人では自立した移動ができない場合があります（安全性の問題）。一方、安全性は十分担保されているものの、歩行速度が著しく低下しているために、屋外で

の実用的な歩行が困難になる場合もあります（実用可能性の問題）。

　このように、歩行の自立にはさまざまな要因を考慮して判定する必要があり、歩行自立の明確な基準はありません。単に身体機能だけでなく、前述のような多因子がかかわることからも、歩行自立度の評価・判定はリハビリテーション専門職を中心に対象者のケアにかかわる多職種で総合的に実施する必要があり、主には安全性と実用可能性の両者を考慮して判定されるべきです。このような過程のもと判定された歩行自立度は、以下のような評価によって分類されます。

①FIM（歩行・移動） 表1

●歩行・移動に限らず、さまざまなADL動作を1〜7の7段階で判定するFIMの歩行・移動に関する項目を用いて評価します。
●自立度および介助量によって段階づけが設定されており、一般的に自立といわれるのは6点以上になります。

表1　FIM（Functional Independence Measure）（歩行・移動）

点数	採点基準
7点	介助者・歩行補助具なしで50mの歩行が自立
6点	杖や装具などの歩行補助具を使用すれば50mの歩行が自立
	通常以上に時間がかかったり安全面への配慮が必要
5点	監視または助言があれば50mの歩行が可能、もしくは15m〜49mは自立した歩行が可能
4点	手を振れる程度の介助があれば50mの歩行が可能
3点	しっかりと支えるように介助をすると50mの歩行が可能
2点	15m以上歩行するのに介助が必要
1点	介助があっても15m以上歩行できない、もしくは15mの歩行に2人以上の介助が必要

②FAC 表2

●脳血管疾患を対象に用いられることが多いですが、高齢者などでも十分適応可能です。
●FIM同様、介助量によって自立度の段階づけが行われますが、歩行補助具の有無を問わないという特徴があり、一般的にはFAC≧4を自立と判定します。

表2　FAC（Functional Ambulation Categories）

	分類	定義
0	歩行不能	歩行困難、または平行棒内のみ歩行可能だが、平行棒外を安全に歩くために2人以上の介助が必要
1	介助歩行レベル2	平地歩行において転倒予防のために1人の介助が必要。介助は持続的で、バランス保持、動作の手助けに加えて体重を支える必要がある
2	介助歩行レベル1	平地歩行において転倒予防のために1人の介助が必要。介助はバランス保持、動作の手助けのための持続的、または断続的で触れる程度の介助
3	監視歩行	介助なしに平地歩行が可能だが、判断能力の低下や心機能の問題、動作遂行のために口頭指示が必要といった理由から、安全のために1人の近位監視が必要
4	平地歩行自立	平地では自立して歩行が可能だが、階段や斜面、不整地では口頭指示や介助が必要
5	歩行自立	平地や不整地、階段、斜面を問わず、自立して歩行が可能

■ パフォーマンス

①歩行速度

　歩行速度測定には歩行時間を計測する計測路と加速路、減速路を設定します 図1 。対象者にはいつもどおりの速さで歩くように指示し、対象者は加速路の端から減速路の端までを歩行し、計測路における所要時間（秒）を計測します。測定は1回、複数回行う場合とさまざまありますが、複数回行う際も最良値を採用する場合もあれば、平均値を算出する場合もあります。計測者は、対象者の転倒に留意しつつ、歩行速度を誘導しないように横後方の位置を保ちます。

　得られた歩行速度の解釈としては、1.0m/sを基準とすることが一般的です。歩行速度が1.0m/s未満となると、サルコペニアやフレイルの診断基準に合致することとなり、障害発生リスクや死亡率が増加しやすくなります[4,5]。また、1.0m/sを超えることで横断歩道を渡りきることが可能になり、屋外歩行が可能と判断することもできます。

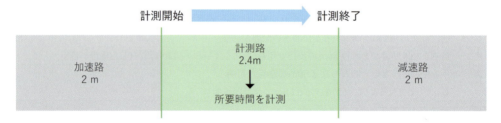

図1　歩行速度測定の歩行路

②歩行持久力

　歩行に必要な身体機能は運動・神経機能に限らず、呼吸・循環・代謝機能も重要となります。特に歩行持久力評価はこれらの機能を総合的に評価することが可能となるため、実施が可能な対象者に対しては歩行速度とは独立して行われるべきものです。

　最も簡便かつ代表的なものの1つが6分間歩行試験です 図2 。

　歩行速度の測定と比べて身体への負荷が強いため、中止基準 表3 を確認したうえで実施します。

　得られた6分間歩行距離の解釈として、一般に300m以上が可能になると、屋外歩行を安全に行うことが可能になります。この距離を達成するためには、歩行速度としては0.83m/s以上が必要となるため、歩行速度が0.83m/s未満の場合は、そもそも300m以上を達成することは難しいといえます。

図2　6分間歩行試験

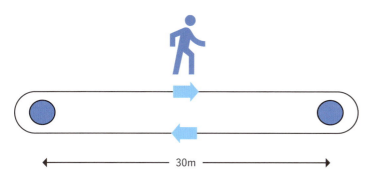

30mの歩行路に2つのコーンを設置し、そのコーンの周りを6分間歩く。
対象者には6分間で可能な限り長く歩くこと、途中で休憩してもかまわないが、その時間も6分間に含まれることを伝える。
歩行中は1分ごとに決められた教示を行う。

試験中の声かけ（これ以上の声かけはしない）
1分経過時：「うまく歩けていますよ。残り時間はあと5分です」
2分経過時：「その調子を維持してください。残り時間はあと4分です」
3分経過時：「うまく歩けていますよ。半分が終了しました」
4分経過時：「その調子を維持してください。残り時間はもうあと2分です」
5分経過時：「うまく歩けていますよ。残り時間は、もうあと1分です」
残り15秒：「もうすぐ立ち止まってくださいと言います。私がそう言ったら、すぐに立ち止まってください」
終了時：「止まってください」

表3　6分間歩行試験の中止基準

- SpO_2が87以下の状態が何回か確認される（SpO_2の値は報告によってばらつきがある）
- 胸痛
- 多量の発汗
- ふらつき
- 顔面蒼白あるいはチアノーゼの出現
- 下肢のけいれん

③起立・着座

　起立・着座は日常生活場面で頻回に行う動作であり、移動する際には欠かすことのできない動作です。代表的な評価が5回椅子立ち上がりテストです（p.61）。起立・着座動作では主に下肢筋群を用いて行われることからも、本テストは下肢筋力の指標としても用いられます。

　得られた5回椅子立ち上がりテストの解釈として、所要時間が長いほど、パフォーマンスが低く、下肢筋力が低い可能性が示唆されます。12秒以上かかる場合は身体機能低下が疑われ、サルコペニアの診断基準にも含まれています[4]。一方、一度も起立ができないという結果もまた重要な評価結果としてとらえる必要があります。

■ 総合評価

　日常生活で行われる"歩行"は、単に直進路を歩く能力さえ保持されれば可能なわけではなく、起立・着座、方向転換などさまざまな動作を複合して行います。そのため、対象者

のパフォーマンスを総合的に評価することは、その全体像をつかむうえでも有用です。ここでは比較的簡便かつ点数化される評価手法であるSPPB（Short Physical Performance Battery）について紹介します。

SPPBは前述の5回椅子立ち上がりテスト、歩行速度、そしてバランステストから構成されています。5回椅子立ち上がりテスト、歩行速度の測定方法は前述のとおりですが、ここではバランステストについて説明します。バランス検査は段階的に実施されることとなっており 図3 、閉脚立位テスト（両足をくっつける）が10秒できた場合は、セミタンデム立位テスト（片脚の踵を反対側の母趾につける）を、セミタンデム立位テストが10秒保持できた場合はタンデム立位テスト（片脚の踵と反対側のつま先をつけて両足を一直線にする）を実施します。閉脚立位テストおよびセミタンデム立位テストで10秒保持できなかった場合、次のテストには移らず、歩行速度のテストに移ります。

SPPBの各検査結果は 表4 のように点数化され、0〜12点で採点されます。どの検査も実施できない場合でも0点というスコアがつくことになります。得られた結果の解釈としては、10点未満（9点以下）は身体機能が低下していると定義され、サルコペニアの診断基準にも採用されています[4]。

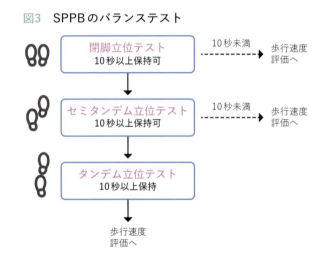

図3 SPPBのバランステスト

表4 SPPBのスコア

	バランステスト		歩行速度		5回椅子立ち上がりテスト	
	時間（秒）	得点	時間（秒）	得点	時間（秒）	得点
1. 閉脚立位	10	1点	<4.82	4点	≦11.19	4点
2. セミタンデム	10	1点	4.82〜6.20	3点	11.29〜13.69	3点
3. タンデム	10	2点	6.21〜8.70	2点	13.70〜16.69	2点
	3〜9	1点	8.71<	1点	≦16.70〜60	1点
	0〜2	0点	困難	0点	60<	0点

文献

1) Peel NM, Kuys SS, Klein K. Gait speed as a measure in geriatric assessment in clinical settings: a systematic review. *J Gerontol A Biol Sci Med Sci* 2013; 68: 39-46.
2) Quach L, Galica AM, Jones RN, et al. The nonlinear relationship between gait speed and falls: the Maintenance of Balance, Independent Living, Intellect, and Zest in the Elderly of Boston Study. *J Am Geriatr Soc* 2011; 59: 1069-1073.
3) Studenski S, Perera S, Patel K, et al. Gait speed and survival in older adults. *JAMA* 2011; 305: 50-58.
4) Chen LK, Woo J, Assantachai P, et al. Asian Working Group for Sarcopenia: 2019 Consensus Update on Sarcopenia Diagnosis and Treatment. *J Am Med Dir Assoc* 2020; 21: 300-307.e2.
5) Satake S, Arai H. The revised Japanese version of the Cardiovascular Health Study criteria (revised J-CHS criteria). *Geriatr Gerontol Int* 2020; 20: 992-993.

身体機能の低下

ADL・IADLの評価

野添匡史

　高齢者に限らず、自立した生活を維持することは健康の一指標であり、近年はADL（日常生活動作）やIADL（手段的日常生活動作）の自立度がさまざまな死亡を含めたアウトカムに影響することも知られています[1]。生活機能は主には基本的な日常生活動作であるADLと手段的な日常生活動作であるIADLに大別されます。さらに、これらの能力に基づいて遂行される社会的活動に対する参加も高齢者ケアの中では重要な役割を担います。身体機能を中心とした対象者の状況によって、実施可能な評価も異なるため、各評価の利点や欠点、特性を十分に把握したうえで、適切な評価を実施することが重要となります。

■ ADL・IADL評価の方法

　ADL・IADLの評価を適切に実施するためには、各評価の基準に準じて正しく評価し、可能な限り実際の生活場面の中で評価を行うことが望ましいです。大きくは、観察式と自己記入（回答）式の評価に分けられますが、認知機能が低下した高齢者では自己記入式の評価が難しい場合も多いです。また、以下に示す各評価手法に基づいた評価の場合、各ADLおよびIADLが「できる」、「できない」といった評価にとどまってしまうものもあります。しかし、それだけにとどまると、ADLやIADLの遂行困難な原因や背景が読み取れず、実際のケアにつながらないといった問題が生じることになります。

　ADLやIADLの評価の際には、何がどのようにできるのか、どのような方法ならばできるのか、なぜそのように行っているのか、といった原因や背景を読み取るための情報収集も同時に行うことが必要です。

ADLの評価尺度
①BI（Barthel Index）
- ADL評価の代表の1つであり、対象者のできる能力を評価します 表1 。
- ADLに関する動作や管理など10項目から構成されており、各項目を0、5、10、15点（各項目で点数配分が異なる）で評定します。
- 最高点は100点、最低点は0点であり、点数が高いほど自立度が高いことを示します。

● 85点以上ではおおむね自立、60点以上では一部で介助が必要、40点以下ではかなりの介助を必要な状態となります。

表1 BI（Barthel Index）

	項目	点数	質問内容
1	食事	10	自立、自助具などの装着可、標準的時間内に食べ終える
		5	部分介助（例えば、おかずを切って細かくしてもらう）
		0	全介助
2	車椅子からベッドへの移動	15	自立、ブレーキ、フットレストの操作も含む（非行自立も含む）
		10	軽度の部分介助または監視を要する
		5	座ることは可能であるがほぼ全介助
		0	全介助または不可能
3	整容	5	自立（洗面、整髪、歯磨き、ひげ剃り）
		0	部分介助または不可能
4	トイレ動作	10	自立（衣服の操作、後始末を含む、ポータブル便器などを使用している場合はその洗浄も含む）
		5	部分介助、体を支える、衣服、後始末に介助を要する
		0	全介助または不可能
5	入浴	5	自立
		0	部分介助または不可能
6	歩行	15	45m以上の歩行、補装具（車椅子、歩行器は除く）の使用の有無は問わず
		10	45m以上の介助歩行、歩行器の使用を含む
		5	歩行不能の場合、車椅子にて45m以上の操作可能
		0	上記以外
7	階段昇降	10	自立、手すりなどの使用の有無は問わない
		5	介助または監視を要する
		0	不能
8	着替え	10	自立、靴、ファスナー、装具の着脱を含む
		5	部分介助、標準的な時間内、半分以上は自分で行える
		0	上記以外
9	排便コントロール	10	失禁なし、浣腸、坐薬の取り扱いも可能
		5	ときに失禁あり、浣腸、坐薬の取り扱いに介助を要する者も含む
		0	上記以外
10	排尿コントロール	10	失禁なし、収尿器の取り扱いも可能
		5	ときに失禁あり、収尿器の取り扱いに介助を要する者も含む
		0	上記以外

②Katz Index

● 6項目に関して行っているかいないかの観点で評価し、A～Gの7段階で評定されます 表2 。評価項目がBIと比べても少ないため、比較的簡便に評価が行えます。

● 高齢者のADL能力の向上もしくは低下には一定の順序性があるという背景に基づいて作成されているため、疾患などの影響で特異的にADLが障害された場合は、変化をとらえることが難しいこともあります。

表2 Katz Index

評定	定義
A	食事、排尿・排便自制、移乗、トイレ、更衣および入浴において自立
B	上記の1つを除いてすべて自立
C	入浴および1つを除いてすべて自立
D	入浴、更衣および1つを除いてすべて自立
E	入浴、更衣、トイレおよび1つを除いてすべて自立
F	入浴、更衣、トイレ、移乗および1つを除いてすべて自立
G	6つの機能すべて介助

③FIM

- 食事や移動などの運動13項目と、コミュニケーションなど認知面5項目からなります 表3 。すべての項目についてADLを評価し、その自立度に応じて1点から7点で採点します 図1 。合計点は最大126点、最低18点となり、点数が高いほど自立度が高くなります。
- リハビリテーション分野で利用されることが多く、BIやKatz Indexと比べて評価が細分化されており、反応性がよいという特徴があります。

表3 FIM（Functional Independence Measure）の項目

大項目	中項目	小項目
運動項目	セルフケア	・食事　・整容　・清拭（入浴）　・更衣（上半身）　・更衣（下半身）　・トイレ動作
	排泄コントロール	・排尿管理　・排便管理
	移乗	・ベッド・椅子・車椅子　・トイレ　・浴槽・シャワー
	移動	・歩行・車椅子　・階段
認知項目	コミュニケーション	・理解　・表出
	社会的認知	・社会的交流　・問題解決　・記憶

図1 FIMの各評定基準

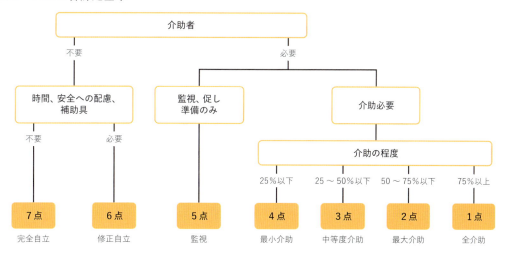

IADLの評価尺度

① Lowton IADL

- AからHの8項目からなるIADL評価尺度であり、各項目に対して可能であれば1点、不可能もしくは一部可能で0点と採点します 表4 。
- 自己報告式および代理人による情報提供により評価できます。
- 性別によって評価項目が異なるため、男性では最高5点、女性では最高8点となり、点数が高いほど自立度が高いことを意味します。

表4　Lowton IADL

項目		採点
A	電話を使用する能力	
	1．自分で番号を調べて電話をかけることができる	1
	2．2、3のよく知っている番号であればかけることができる	1
	3．電話には出られるが自分からかけることはできない	1
	4．まったく電話を使用できない	0
B	買い物	
	1．すべての買い物を自分で行うことができる	1
	2．少額の買い物は自分で行うことができる	0
	3．誰かが一緒でないと買い物ができない	0
	4．まったく買い物はできない	0
C	食事の支度	
	1．自分で考えてきちんと食事の支度をすることができる	1
	2．材料が用意されれば適切な食事の支度をすることができる	0
	3．支度された食事を温めることはできる、あるいは食事を支度することはできるがきちんとした食事をいつも作ることはできない	0
	4．食事の支度をしてもらう必要がある	0
D	家事	
	1．力仕事以外の家事を1人でこなすことができる	1
	2．皿洗いやベッドの支度などの簡単な家事はできる	1
	3．簡単な家事はできるが、きちんと清潔さを保つことができない	1
	4．すべての家事に手助けを必要とする	1
	5．まったく家事はできない	0
E	洗濯	
	1．自分の洗濯はすべて自分で行うことができる	1
	2．靴下などの小物の洗濯を行うことはできる	1
	3．洗濯は他の人にしてもらう必要がある	0
F	交通手段	
	1．1人で公共交通機関を利用し、あるいは自家用車で外出することができる	1
	2．1人でタクシーは利用できるが、その他の公共輸送機関を利用して外出することはできない	1
	3．付き添いが一緒なら、公共交通機関を利用し外出することができる	1
	4．付き添いが一緒であれば、タクシーか自家用車で外出することができる	0
	5．まったく外出することができない	0
G	服薬の管理	
	1．自分で正しいときに正しい量の薬を飲むことができる	1
	2．前もって薬が仕分けされていれば、自分で飲むことができる	0
	3．自分で薬を管理することができない	0
H	金銭管理能力	
	1．家計を自分で管理できる（支払い計画・実施ができる、銀行へ行くことなど）	1
	2．日々の支払いはできるが、預金の出し入れや大きな買い物などでは手助けを必要とする	1
	3．金銭の取り扱いを行うことができない	0

②老研式活動能力指標

- 本邦で開発された指標で、厳密にはIADLのみを評価対象としていませんが、高齢者の活動能力を評価するものとして使用されます 表5 。
- 各項目に対して、はい・いいえのいずれかに回答し、はいの回答数を合計して得点します。
- 総得点は最高13点、最低0点となり、点数が高いほど能力が高いことを示します。また、性別、年齢による平均値も示されています 表6 。

表5　老研式活動能力指標

	質問	1	0	1か0を記入
1	バスや電車を使って1人で外出できますか	はい	いいえ	
2	日用品の買い物ができますか	はい	いいえ	
3	自分で食事の用意ができますか	はい	いいえ	
4	請求書の支払いができますか	はい	いいえ	
5	銀行預金・郵便貯金の出し入れが自分でできますか	はい	いいえ	
6	年金などの書類が書けますか	はい	いいえ	
7	新聞を読んでいますか	はい	いいえ	
8	本や雑誌を読んでいますか	はい	いいえ	
9	健康についての記事や番組に関心がありますか	はい	いいえ	
10	友だちの相談にのることがありますか	はい	いいえ	
11	家族や友だちの相談にのることがありますか	はい	いいえ	
12	病人を見舞うことができますか	はい	いいえ	
13	若い人に自分から話しかけることがありますか	はい	いいえ	
		合計得点		点

点数が高いほど自立していることを表す。

表6　老研式活動能力指標の年代ごとの平均値

	男性	女性	計
65〜69歳	11.8 ± 1.9 (316)	11.8 ± 2.0 (352)	11.8 ± 2.0 (668)
70〜74歳	11.1 ± 2.8 (236)	11.0 ± 2.4 (301)	11.0 ± 2.6 (537)
75〜79歳	10.4 ± 3.2 (134)	10.5 ± 2.9 (211)	10.5 ± 3.0 (345)
80歳〜	8.7 ± 4.2 (96)	7.6 ± 4.2 (163)	8.0 ± 4.2 (259)
計	11.0 ± 3.0 (782)	10.6 ± 3.1 (1,027)	10.8 ± 3.0 (1,809)

（　）は標本数

③FAI（Frenchay Activities Index）

- 日常生活の中でも応用動作や社会生活における活動に関する計15項目について、面接にて最近の3か月または6か月の行動を評価します 図2 。
- 各項目0〜3点の4段階で評価し、総得点0〜45点で評定され、総得点が高いほど活動頻度が多いことを示します。

図2　FAI（Frenchay Activities Index）

氏名：＿＿＿＿＿＿　性別：（男・女）　　評価日：＿＿＿年＿＿＿月＿＿＿日　評価者：＿＿＿＿＿＿

普段の生活の様子に関わる15の質問に対して、最も近い回答を選び
その番号（0123）を（　）内に記入してください

【最近の3か月間の状態（問1～問10）】

0：していない　1：週1回未満であるがしている　2：週1～2回程度している　3：ほとんど毎日している

1（　）　食事の用意　　　実際に献立、準備、調理をすること
2（　）　食事の片づけ　　食器類を運び、洗い、拭き、しまう

0：していない　1：週1回未満であるがしている　2：週1～3回程度している　3：週1回以上している

3（　）　洗濯　　　　　　手洗い、コインランドリーなど洗濯方法は問わないが、洗い乾かすこと
4（　）　掃除や整頓　　　モップや掃除機を使った清掃、衣類や身の回りの整理・整頓など
5（　）　力仕事　　　　　布団の上げ下ろし、雑巾で床を拭く、家具の移動や荷物の運搬など
6（　）　買い物　　　　　品物の数や金額を問わないが、自分で選んだり購入したりすること
7（　）　外出　　　　　　映画、観劇、食事、酒飲み、会合などで出かけること
8（　）　屋外歩行　　　　散歩、買い物、外出などのために、少なくとも15分以上歩くこと
9（　）　趣味　　　　　　園芸、編み物、スポーツなどを行う
　　　　　　　　　　　　テレビで見る等は趣味に含めない、自分で何かをすることが必要である
10（　）　交通手段の利用　自転車、車、バス、電車、飛行機などを利用する

0：していない　1：週1回未満であるがしている　2：月1～3回程度している　3：少なくとも毎週している

11（　）　旅行　　　　　　車、バス、電車、飛行機などに乗って楽しみのために旅行をすること
　　　　　　　　　　　　出張など仕事のための旅行は含まない

0：していない　1：ときどき、草抜き、芝刈り、水まき、庭掃除などをしている
2：定期的にしている　3：定期的にしている。必要があれば、掘り起こし、植え替えなどもしている

12（　）　庭仕事

0：していない　1：電球その他の部品の取り換え、ネジ止めなどをしている
2：ペンキ塗り、室内の模様替え、車の点検・洗車などをしている　3：家の修理や車の整備をしている

13（　）　家や車の手入れ

0：していない　1：半年に1回程度読んでいる　2：月1回程度読んでいる　3：月2回以上読んでいる

14（　）　読書　　　　　　通常の本を対象とし、新聞、週刊誌、パンフレット類はこれに含まない

0：していない　1：週に10時間未満働いている
2：週に10～30時間働いている　3：週に30時間以上働いている

15（　）　勤労　　　　　　常勤、非常勤、パートを問わないが、収入を得るものとする
　　　　　　　　　　　　ボランティア活動は仕事に含めない

社会参加状況の評価尺度

　社会参加状況は対象者の社会的機能を意味するだけでなく、生活機能にも直結し、社会的役割の変化が生活機能を向上させたり、またその逆も生じるため重要です。ここでは、比較的簡便に社会参加状況を評価できる手法を挙げます。

①LSA（Life Space Assessment）

● 身体活動を生活空間といった概念でとらえ、生活空間内での活動有無、その頻度、自立度を評価します。生活空間はレベルごとに自宅内、敷地内、近隣、町内、町外と分かれており、各レベルでの頻度や自立度で点数化します 表7 。

● 具体的には、生活空間の点数（自宅内（1点）、敷地内（2点）、近隣（3点）、町内（4点）、町外（5点））、頻度の点数（毎日（4点）、週4〜6回（3点）、週1〜3回（2点）、週1回未満（1点））、補助具や介助有無の点数（補装具・介助なし（2点）、補装具あり・介助なし（1.5点）、介助あり（1点））の3つを乗じた数の総和となります。総スコアは0〜120点となり、点数が高いほど生活範囲が広く、その頻度や自立度も高いことを示します。

● LSAが60点未満になると急激に死亡率が高くなることが報告されていますが[2]、入院や施設入所といった生活状況の違いは大きくスコアに影響するため注意が必要です。

表7　LSA（Life Space Assessment）

Level 1 （居室内）	あなたは自宅で寝ている場所（寝室）以外の場所に行きましたか？		はい		いいえ	
	①何回くらい行きましたか？	毎日	週4〜6回	週1〜3回	週1回未満	
	②そこに行くのに補装具や杖などを使いましたか？			はい	いいえ	
	③そこに行くのに他者の助けが必要でしたか？			はい	いいえ	
Level 2 （敷地内）	家の敷地内で屋外に出ましたか？			はい	いいえ	
	①何回くらい行きましたか？	毎日	週4〜6回	週1〜3回	週1回未満	
	②そこに行くのに補装具や杖などを使いましたか？			はい	いいえ	
	③そこに行くのに他者の助けが必要でしたか？			はい	いいえ	
Level 3 （近隣）	自宅の庭以外の近隣の場所に外出しましたか？			はい	いいえ	
	①何回くらい行きましたか？	毎日	週4〜6回	週1〜3回	週1回未満	
	②そこに行くのに補装具や杖などを使いましたか？			はい	いいえ	
	③そこに行くのに他者の助けが必要でしたか？			はい	いいえ	
Level 4 （町内）	近隣より離れた場所（ただし町内）に外出しましたか？			はい	いいえ	
	①何回くらい行きましたか？	毎日	週4〜6回	週1〜3回	週1回未満	
	②そこに行くのに補装具や杖などを使いましたか？			はい	いいえ	
	③そこに行くのに他者の助けが必要でしたか？			はい	いいえ	
Level 5 （町外）	町外に外出しましたか？			はい	いいえ	
	①何回くらい行きましたか？	毎日	週4〜6回	週1〜3回	週1回未満	
	②そこに行くのに補装具や杖などを使いましたか？			はい	いいえ	
	③そこに行くのに他者の助けが必要でしたか？			はい	いいえ	

② Makizako's 5

- 5項目の質問から構成される簡便な評価法で、社会的フレイルの評価として用いられます 表8 。
- 各項目について、はい、いいえで答え、5項目中2項目以上に該当する場合に社会的フレイルと判定されますが、各該当項目を確認することで対象者の社会参加や社会交流の状況の概要を把握することもできます。

表8　Makizako's 5

項目	内容	該当したと判断する回答
1	独居である	はい
2	昨年に比べて外出頻度が減っている	はい
3	友人の家を訪ねている	いいえ
4	家族や友人の役に立っていると思う	いいえ
5	誰かと毎日会話をしている	いいえ

総合評価
基本チェックリスト（KCL）

- 要介護リスク者の早期発見や、その後の介護予防プログラムの効果判定として活用することを目的に、本邦で開発されました（「基本チェックリスト」は p.7 参照）。
- 評価項目は生活機能全般（5項目）、運動機能（5項目）、栄養（2項目）、口腔機能（3項目）、閉じこもり傾向（2項目）、認知機能（3項目）、うつ（5項目）の計25項目で構成され、すべての項目に対して、はい、いいえのいずれかに回答します。
- 項目によって加点となる回答が異なるので注意が必要です。

文献
1) Stineman MG, Xie D, Pan Q, et al. All-cause 1-, 5-, and 10-year mortality in elderly people according to activities of daily living stage. *J Am Geriatr Soc* 2012; 60: 485-492.
2) Watanabe D, Yoshida T, Yamada Y, et al. Dose-response relationship between life-space mobility and mortality in older japanese adults: a prospective cohort study. *J Am Med Dir Assoc* 2022; 23: 1869.e7-1869.e18.

身体機能の低下

3 歩行・移動、ADL低下に対するケア

野添匡史

■ 歩行・移動、ADL低下に対するケアの考え方

　対象者の歩行・移動、ADL低下に対するケアにおいて重要な視点は、いかにして自立支援を促すことができるかに尽きます。そのためには、対象者が各動作を遂行するために不足している部分を介助するだけでなく、いかにして各動作を対象者自身が主体的に行えるようにするかを考える必要があります。

①自立支援とリスクのバランスを考慮する

　対象者の状態によっては、動作上での自立支援が難しいケースも存在します。対象者の状態をアセスメント結果に基づいて正確に判断し、そのニーズや達成可能性を考慮したうえでケアを実施していくことが必要です。

　一方、自立支援を促す場合でも、逆に促さない場合でも双方にリスクは伴います。例えば、歩行に監視を要す対象者において、車椅子の利用を促し、歩行機会がなくても生活できるようにすることは、転倒リスクを軽減し、対象者の安全性を担保することはできます。しかし、長期的には対象者の歩行機能低下を招くリスクがあり、たとえ車椅子を利用して移動を継続したとしても、移乗や排泄動作時の転倒リスクを増加させる可能性があります。逆に、対象者が歩行での移動機会を設けることは、歩行機能知低下のリスクは軽減できるものの、歩行中に転倒が生じるリスクは増えてしまいます。このようなリスクの2面性をしっかり理解し、その両者のバランスを考慮したうえで、歩行・移動やADLのケアの内容を決定する必要があります 図1 。

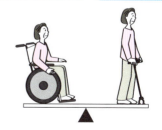

図1　移動方法の選択によるリスクとバランスの考え方

車椅子移動
転倒リスク↓
機能低下リスク↑

歩行移動
転倒リスク↑
機能低下リスク↓

②対象者の尊厳を考慮する

　また、歩行・移動やADLのケアにおいては、人的リソースだけでなく、補助具などの利用や環境へのはたらきかけが重要な役割を担います。特に自立支援を促す場合、対象者

自身の尊厳を守ることが必要な場面があります。例えば、「排泄時、誰かに手伝ってもらう」という行為を喜ばしいと感じる人は少なく、どちらかというと「恥ずかしい」という感情を抱くことが多いものです。それは、たとえ介助が必要な対象者においても同様であり、対象者の尊厳を考慮すると、できる限り人的な介助がない環境で排泄が行えることが重要になります。その際、トイレの構造や手すりの位置、各種センサーなどを組み合わせると、最小限の介助で排泄が実施できるケースは少なくありません。介護ロボットなどの利用も含めたケアにおける人的リソースを軽減する考えは、技術の進歩とともに広まっていくことは間違いないといえます。

■ 歩行補助具・車椅子の選定

　自立支援を達成するために、移動は可能な限り対象者が自立して行える方法を選択します。そのためには、対象者にとって適切な歩行補助具や車椅子などは、評価結果に基づいて選定することが必要になります。

①杖

　杖にはいくつか種類がありますが、一般的なT字杖よりも4点杖など支持基底面が広い杖のほうが安定性は増します 図2 。一方、杖は重く、操作性は低下するために歩行速度を制限してしまい、持ち運びで難渋することもあります。一方、可動式4点杖は通常の4点杖よりも支持基底面は狭いものの操作性が高く、利用しやすい場合もあります。

図2　主な杖の種類

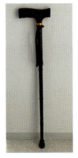 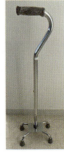 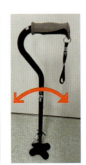

T字杖　　4点杖　　可動式4点杖

②歩行器

　歩行器は主に車輪がついているタイプ（歩行車）と固定型の2種類に大別されます 図3 。歩行車は比較的歩行速度を制限しない一方、段差の昇降には不向きであり、自宅内での利用は難しいことが多いです。一方、固定型は歩行速度を制限するものの、小さな段差があっても利用可能であり、安定性も高くなります。適応される対象者の特徴として、パーキンソニズムなどを有し

図3　主な歩行器の種類

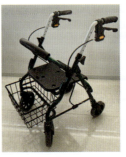 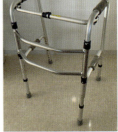

歩行車　　固定型

突進傾向がある場合、失調症状などで動作中のふらつきが強い場合は歩行車よりも固定型が適切な場合があります。

③車椅子

車椅子の種類は分類によってさまざまですが、一般的に利用されることが多いものを 図4 に示します。標準型と介助型の違いは、タイヤの大きさです。介助型では自走するためのハンドリムが不要なだけでなく、タイヤも小さくすることで軽量化を図り、介助者の負担が軽減されます。6輪型は小回りが利くため、自宅内での利用に適しています。モジュール型は対象者の体型に合わせてサイズや様式の変更が可能ですが、接続部品などが多く、標準型よりも重いというデメリットもあります。ティルト・リクライニング型は座位保持が困難な対象者で適応になりやすいです。

特に片麻痺を有する対象者が車椅子自走で移動する場合は、下肢も操作に用います。車椅子座位の状態で下肢の操作が可能か否かを評価しておくことは重要です 図5 。

図4　主な車椅子の種類

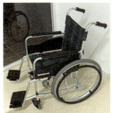
標準型

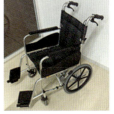
介助型

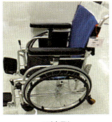
6輪型

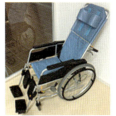
ティルト・リクライニング型

図5　片麻痺者の車椅子自走の評価

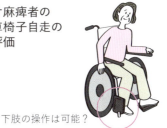

下肢の操作は可能？

歩行の介助

歩行の介助では対象者の能力を十分に発揮させることを意識しながら、同時に安全性も担保する必要があります。いずれの介助方法でも最も重要な点は、対象者の重心移動をいかにして介助するかです。通常、介助歩行を日常生活で行う場合、そのほとんどは自らの体重を支えることが可能である一方、重心移動が不十分もしくは大きすぎて、推進力が不足するもしくは転倒リスクが高まっているケースです。対象者の体重を支えることよりも、左右への重心移動を促すように意識することで、歩行介助はスムーズに行えます 図6 。

図6　歩行中の重心移動

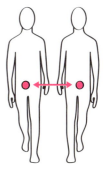

ポイントは前方に振り出す足とは反対側への重心移動を介助すること

①腋下介助

対象者の一側の腋下を介助者の手で支える方法です。対象者の腕をつかむよりも、対象者の体幹に介助者の手を接触させ、体幹も一部支えるように介助することで安定感とともに対象者の安心感も増します。より介助量が必要な場合は前方、後方から支えることでも可能です。

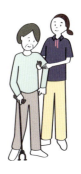

②腰部介助

腰部のベルトなどを把持して介助する方法です。転倒リスクが高い場合、腰部に伸ばしている介助者の手と反対側の手を対象者の手や肩を把持して支えることで安定性は増します。

③手引き介助

前方から対象者の上肢を把持し、介助者の後ろに向かって歩行する方法です。介助者が進行方向を確認できず、また大きな力で前方や側方へ倒れたときには支えきれない場合が多いので注意が必要です。安全に行うためには対象者の両手を把持するよりも前腕や上腕を把持し、より対象者と近い距離で介助を行う必要があります。

ADL介助方法・介助量を決定する際の留意点

自立支援を念頭においてADL介助を行う際に重要な視点は、各ADL動作の難易度の把握です 図7 。○○が自立しているということは、△△は見守りすればできるのではないか、が理解できれば、自ずと各ADL動作の自立支援を促すことが可能となります。

FIM運動項目総得点が低い場合、他のADL動作の自立度が低くても、FIM 5点以上に到達しやすい、つまりADL動作の難易度が低いことがわかります。この結果に準じると、もし対象者がベッドやトイレへの移動が可能になっても整容動作に介助を要していた場合、整容動作の自立を促すことは合理的であることがわかります。

一方、このような動作の難易度は対象者の状態によって大きく左右されるものでもあります。やみくもに、どのようなADL動作も自立支援を促すのではなく、このような動作の難易度と対象者の状態を適切に評価し、判断していくことが必要になります。

図7　ADL各動作の難易度

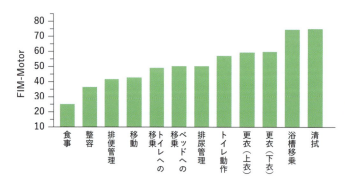

回復期リハビリテーション病棟入院中の脳卒中片麻痺者において、各FIM運動項目で5点（監視）以上に到達している人数が半数を超えるために必要なFIM運動項目総得点を示している[1]。

Koyama T, Matsumoto K, Okuno T, et al. Relationships between independence level of single motor-FIM items and FIM-motor scores in patients with hemiplegia after stroke: an ordinal logistic modelling study. J Rehabil Med 2006; 38: 285. より

文献
1) Koyama T, Matsumoto K, Okuno T, et al. Relationships between independence level of single motor-FIM items and FIM-motor scores in patients with hemiplegia after stroke: an ordinal logistic modelling study. J Rehabil Med 2006; 38: 280-286.

身体機能の低下

4 パーキンソニズムの評価とケア

岩田みちる

■ パーキンソニズムとは

　パーキンソニズムとは、パーキンソン症状（安静時振戦、筋強剛、動作緩慢、姿勢反射障害）を呈する状態を指します[1]。

　パーキンソニズムを呈する患者さんは、図1 のパーキンソン症状に加え、表1 のような障害が現れることがあります。

図1　パーキンソニズムの定義[2]

①典型的な左右差のある
　安静（静止）時振戦（4〜6 Hz）がある

②歯車様（筋）強剛
　動作（運動）緩慢　　2つ以上該当
　姿勢反射（保持）障害

①②どちらかに該当する場合をパーキンソニズム

表1　パーキンソニズムの障害

運動障害	四大徴候：安静時振戦、筋強剛、動作緩慢、姿勢反射障害 歩行：小刻み、突進様歩行 食事：嚥下障害
精神障害	抑うつ傾向、認知機能低下（レビー小体型認知症）、幻覚・妄想
自律神経障害	起立性低血圧、排尿排便障害（便秘）、睡眠障害

■ 四大徴候の評価

①安静時振戦

● 座っているときや立っているときなど、何もしていないときに手足が震えやすくなります。片手、片足から始まることが多いです。

②筋強剛
- 肘を曲げた状態から検査者が他動的に肘を伸ばしていくと、抵抗が感じられます。カクンカクンと断続的な抵抗が感じられることもあります（歯車様筋強剛）。

③動作緩慢
- 動作の開始が遅くなったり、動作が全体的にゆっくりになったりします。
- 特に、歩行の開始時に足が出づらい、書字の場面では字が小さくなる、発語が減る、などの症状がみられます。

④姿勢反射障害
- 立位で肩を後方に引いて評価します 図2 。陽性の場合は片足を後ろへ出せず、または出せても不十分でそのまま後方へ倒れてしまいます。
- 転倒しないように注意して評価しましょう。
- 前や横に押した場合でも足が出ないこともあります。

図2　姿勢反射障害の評価の様子

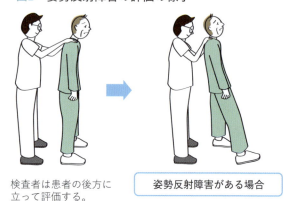

検査者は患者の後方に立って評価する。

姿勢反射障害がある場合
後方へ引かれても足が後ろに出ないため、転倒しそうになる。

■ 歩行の評価とケア

パーキンソニズムのある患者さんの歩行には、図3 のような特徴があります。

図3　パーキンソニズムの歩行の特徴

すくみ足

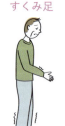

歩行開始時に足が出づらくなる。

突進様歩行

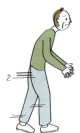

徐々に歩く速度が速くなり、前方に倒れていく。

小刻み歩行、すり足

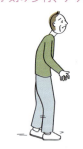

一歩が小さい。足が上がらずに、床に足裏をすりながら歩く。

このような歩行の特徴は以下のような場面で出やすくなります。

- 歩行開始時
- 狭い場所を歩くとき（緊張する場面）
- 方向転換するとき
- 目標地点の手前

歩きにくさが強まった場面では介助が必要になることも少なくありません。その際には、無理に引っ張ると恐怖心が強くなり、余計に後方に突っ張って歩いてしまうことがあるので、少し支える程度の介助を心がけましょう。すくみ足が出たときは「1、2、1、2」と介助者が声をかけてリズムをとると、足が出やすくなります。

介助だけでは歩行が不安定だと感じた場合は、歩行器を使うのも1つの手です。杖を使うのは苦手な人が多いです。突進しても転倒しないように、抑制ブレーキ付きの歩行器もあります。理学療法士とも相談し、導入を検討してみてください。

■ 食事の評価とケア

パーキンソニズムのある患者さんは摂食嚥下障害症状があることが多く、誤嚥性肺炎の発症リスクが高いとされています。ここでは姿勢と食事の際の注意点について述べていきます。

パーキンソニズムのある患者さんは、頭部が前方に突出しやすく、体幹も前傾姿勢になります。そうすると頸部が過伸展するため、嚥下が難しくなります（試しに、上を向いた状態で唾液を飲み込んでみましょう）。食事の際は、ベッド上で食事をする人も椅子に座って食事をする人も、頸部過伸展していないかを評価することが大切です。

ベッド上で食事をしていて頸部が過伸展している場合は、頭の後ろにクッションを置いて調節します。座位で食事をする場合は、足が床についているかを確認し、車椅子に座る場合はフットサポートから足を下ろします 図4 。できるだけ背中を伸ばして食べるようにときどき声かけをするのもよいです。また、食前、食後には口腔内を清潔にしておくことも大切です。

誤嚥の徴候（食後の喘鳴、湿性咳嗽など）があるときは摂食嚥下障害認定看護師や言語聴覚士にも評価を依頼してみてください。

図4 **食事をする際の姿勢**

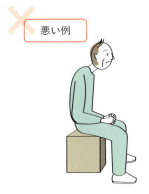

悪い例

円背が強く、頸部が過伸展している。

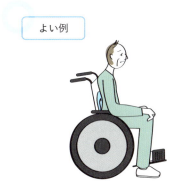

よい例

車椅子や背もたれのある椅子に座り、背中にタオルを入れると頭部が脊柱上に乗り、頸部の過伸展が軽減しやすい。

■ 精神障害、自律神経障害の評価とケア

　　パーキンソニズムのある患者さんは抑うつ傾向や認知機能の低下がみられることがあります。レビー小体型認知症の合併症としてパーキンソニズムが出る場合もあり、幻覚や妄想が出たり、意欲が低下しやすいのが特徴です。

　　自律神経障害として特に注意が必要なのは血圧の低下です。起立性低血圧はその代表例ですが、起立した際に収縮期血圧が20mmHg以上、拡張期血圧が10mmHg以上低下してふらつきやめまい・失神を起こします。その場合は、臥床することで症状が軽快します。また、ベッドから起きてすぐ立ち上がるのではなく座って数分間休憩する、立つ前に足踏みをする、などの対策が有効なこともあります。起立性低血圧のほかには、排尿・排便後や食事中に血圧が低下することが多いので注意が必要です。

高齢者ケアなんでもQ&A

**パーキンソニズムを呈する疾患は
どのようなものがあるの？**

　　パーキンソン病のみでなく、進行性核上性麻痺や多系統萎縮症、血管障害性パーキンソニズム、特発性正常圧水頭症、レビー小体型認知症、薬剤性パーキンソニズムなど多岐にわたります。

文献

1）野崎園子：リハビリテーション診療に必要なパーキンソニズムの基礎知識. Med Reha 2020；248：1.
2）日本神経学会監修,「パーキンソン病診療ガイドライン」作成委員会編：パーキンソン病診療ガイドライン2018. 医学書院, 東京, 2018：2.

Part 7

低栄養

高齢者ケアでは栄養管理が欠かせません。特に入院高齢者や要介護高齢者では低栄養の割合が高く、身体機能の低下、死亡率上昇や合併症の増加などさまざまな負の影響を引き起こします。低栄養やリスクのある高齢者を早期に発見し、栄養状態の改善に向けた栄養管理を行うことが大切です。

（永野彩乃）

栄養スクリーニング・アセスメント

永野彩乃

　低栄養は栄養摂取不足や炎症を伴う疾患、それらの複合によって生じます 表1 。低栄養は身体機能低下や転倒・骨折、死亡率の上昇などさまざまなリスクに関連し、医療コストの増大など社会的な問題にも関連します 表2 。入院時にすでに低栄養の高齢者も多く、さらに疾患や不適切な栄養管理によって入院中に低栄養が進行することもあります。入院時から定期的に栄養状態スクリーニング、アセスメントを行い、栄養介入が必要な場合には迅速に対応することが大切です。

表1　成人低栄養の分類

飢餓関連低栄養	炎症を伴わない慢性的な飢餓 例）食欲不振
急性疾患／外傷関連低栄養	急性で高度の炎症 例）熱傷、外傷、重症感染症
慢性疾患関連低栄養	軽度〜中等度の持続的な炎症 例）悪液質、がん、慢性臓器不全、関節リウマチ

表2　低栄養がもたらすリスク

- ・免疫能の低下、感染症
- ・治療抵抗性
- ・術後合併症
- ・褥瘡、創傷治癒遅延
- ・転倒、骨折
- ・認知機能低下
- ・ADL・QOL低下
- ・入院の長期化、再入院率の増加
- ・リハビリテーション効果の減弱
- ・医療コストの増加
- ・死亡率の増加、生命予後不良

■ 栄養状態のスクリーニングツール

　低栄養または低栄養の疑い、リスクのある対象者を抽出することをスクリーニングといいます。血清アルブミン値や総タンパク質値のみで判断することは栄養状態のスクリーニングとして適切ではありません。信頼性と妥当性が示されたスクリーニングツールを用いましょう。

　栄養スクリーニングツールはさまざまなものが開発されており、BMI、体重減少、食事摂取量、疾患の影響などの項目で構成されます。高齢者で使いやすい栄養スクリーニングツールにはMNA®-SFやMUSTがあります。

①簡易栄養状態評価表
MNA®-SF（Mini Nutritional Assessment-Short Form）

（65歳以上の高齢者用）

- MNA®-SF[1] は食事摂取量の減少、体重の減少、歩行状態、精神的ストレスや急性疾患の有無、神経・精神的問題、BMIの6項目で評価します。BMIが測定不能の場合は下腿周囲長で代用します。ポイントの合計によって、栄養状態良好、低栄養のリスク、低栄養の3段階で判定します。

②MUST（Malnutrition Universal Screening Tool） 図1

（成人用）

- MUSTは入院、外来・施設・在宅などのどの領域でも用いることが可能であり、高齢者でも使用できます。

図1 MUST

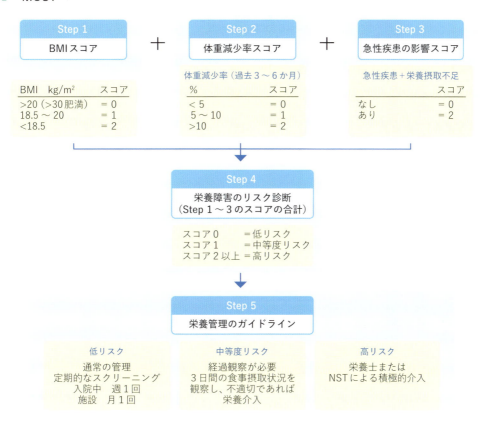

BAPEN：THE 'MUST' EXPLANATORY BOOKLET A Guide to the 'Malnutrition Universal Screening Tool'（'MUST'）for Adults, 2011, p.5-19.（2022.11.8アクセス）
HYPERLINK "https://www.bapen.org.uk/pdfs/must/must_explan.pdf" https://www.bapen.org.uk/pdfs/must/must_explan.pdf より

■ 低栄養のアセスメントと診断

スクリーニングでリスクのある人を抽出したのち、より詳細なアセスメントを行い、低

栄養の診断と重症度判定を行います。低栄養の診断には、世界的に共通の低栄養診断基準として新しく作成されたGLIM基準（The Global Leadership Initiative on Malnutrition Criteria）を用いることが推奨されます 図2 。

図2 GLIM基準

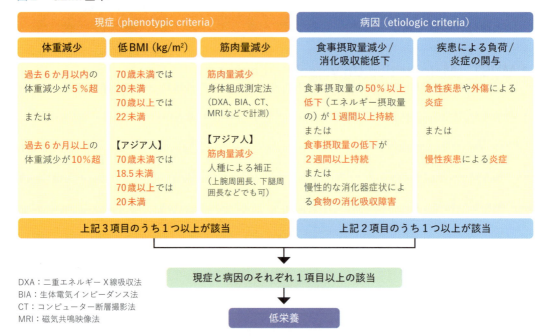

[以下ををもとに作成]
Cederholm T, Jensen GL, Correia MITD, et al. GLIM criteria for the diagnosis of malnutrition: a consensus report from the global clinical nutrition community. Clin Nutr 2019; 38: 1-9.
Maeda K, Ishida Y, Nonogaki T, Mori N. Reference body mass index values and the prevalence of malnutrition according to the Global Leadership Initiative on Malnutrition criteria. Clinical Nutrition 2020；39：180-184.

文献
1）ネスレ栄養ネット「スクリーニングシート」
　 https://www.eiyounet.nestlehealthscience.jp/tools/screening (2024. 7.31 アクセス)

低栄養

栄養管理

永野彩乃

■ 高齢者に対する栄養療法の進め方

栄養スクリーニングと栄養アセスメント・診断で低栄養やリスク状態と判定された場合、栄養状態の改善に向けた栄養療法を行います。栄養療法に関しては管理栄養士やNSTと呼ばれる専門の栄養サポートチームが介入することが多いですが、適切な栄養管理のためには、すべての医療従事者が必要最低限の知識をもっていることが必要です。

高齢者の栄養管理は、個々の高齢者の健康状態、栄養状態、活動レベル、医療的ニーズなどを考慮する必要があります 図1。

図1 栄養管理のステップ

Step 1　評価
高齢者の栄養状態と健康状態を評価します。p.90を参考にスクリーニングとアセスメントにより栄養障害やリスクが把握できます。

Step 2　エネルギー必要量の計算
身体を維持するために必要な基礎エネルギー消費量と活動レベルに基づいて計算されます。Harris-Benedict方程式などの式を使用して基礎エネルギー消費量を求め、それに活動係数を乗じることで計算できます。おおまかな必要量を計算するための簡易な計算方法もあります。

Step 3　栄養素の目標設定
エネルギーだけでなく、タンパク質、脂質、炭水化物、ビタミン、ミネラルなどの栄養素の適切な摂取量も考慮します。特に高齢者にはタンパク質やビタミンDなどが重要です。

Step 4　特別なニーズの考慮
高齢者の健康状態に合わせて、特別なニーズを考慮することが重要です。例えば、糖尿病や高血圧などの慢性疾患がある場合、それに応じた食事計画が必要です。

Step 5　食事プランの作成
上記の情報をもとに、高齢者の食事プランを作成します。
入院中で特別な栄養療法が必要である場合や、摂食嚥下障害で経口摂取が困難である場合は、栄養投与ルートの選択も重要です。

Step 6　モニタリングと調整
定期的に高齢者の栄養状態をモニタリングし、必要に応じて食事プランを調整します。体重変化や健康状態の変化に合わせて、投与量や栄養成分の調整を行います。

■ エネルギー必要量の計算

　エネルギー必要量は体格、身体状況、活動量などによって個人で異なります。そのため個人に合わせた適切なエネルギー量を計算します。エネルギー必要量は間接熱量計という機械を用いることで正確に知ることができますが、一般には普及していません。そのため、Harris-Benedict式などの推定式や簡易式を用いて算出することが一般的です[1]　図2 。

　注意することは、この計算で求めたエネルギー必要量はあくまでも、現在の体重を維持するために必要なエネルギー量である、という点です。低栄養で体重増加をめざす場合には、蓄積量を加味する必要があります　図3 。高齢者では1kg体重を増加するために約8,800〜22,600kcal必要であるという報告から、1日あたり200〜750kcalを蓄積量としてエネルギー必要量に加えて計算します[2]。

図2　エネルギー必要量の求め方

Harris-Benedictの式を用いた方法

エネルギー必要量（kcal/day）
＝基礎エネルギー消費量×活動係数×ストレス係

活動係数の例
ベッド上安静：1.0〜1.2
ベッド外の活動あり：1.3
リハビリあり：1.4〜1.7

ストレス係数の例
少手術：1.2　　敗血症（中等度）：1.6
外傷：1.3　　　褥瘡：1.2〜1.4

簡易式を用いた方法

エネルギー必要量（kcal/day）＝25〜35kcal×体重（kg）

図3　エネルギー蓄積量の考え方

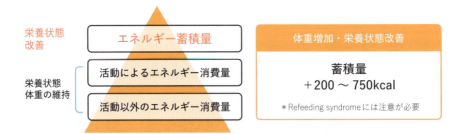

★ 具体的な栄養ケアについては、「フレイルのケア」p.10〜12、「サルコペニアのケア」p.63〜66をご参照ください。

栄養素の目標設定

　エネルギー必要量に加えて、タンパク質や脂質ビタミン類などの栄養素の目標値を設定する必要があります。「日本人の食事摂取基準（2020年版）」[3]などの指標をもとに個人に合わせて設定します。

　タンパク質は筋肉など生体の重要な構成成分の１つであり、ヘモグロビンなどの物質輸送にかかわるほか、酵素やホルモンとして代謝を調整するなどさまざまな役割を担います。１日の推奨タンパク質摂取量は1.0〜1.2g/現体重（kg）であり、体重50kgの人であれば１日当たり50〜60gのタンパク質摂取が必要です。リハビリテーションや運動をしている場合は、1.2〜1.6g/体重（kg）のタンパク質を必要とする場合もあります[4,5]。逆に、腎機能が低下している場合にはタンパク質を制限することもあり、栄養管理時には腎機能に問題がないか評価することが必要です。

栄養投与ルート

　栄養投与ルートは経腸栄養法と静脈栄養法に大別されます。経腸栄養法は消化管を使用する経路であり、経口摂取と経管栄養法があります。静脈栄養法には、末梢静脈栄養と中心静脈栄養があります 表1 。

　どのルートを選択するかは、消化管機能、施行期間、摂食嚥下機能、全身状態や疾患などを考慮して選択されます。複数のルートを併用することもありますが、原則として、腸管が機能している場合には経腸栄養が優先されます 図4 。

表1　栄養投与ルート

経腸栄養法	経口摂取		
	経管栄養法	経鼻アクセス	・経鼻胃管栄養法 ・経鼻十二指腸栄養法 ・経鼻空腸栄養法
		消化管瘻アクセス	・胃瘻 ・空腸瘻
静脈栄養法	末梢静脈栄養法		
	中心静脈栄養法		

図4 栄養投与ルートの選択アルゴリズム

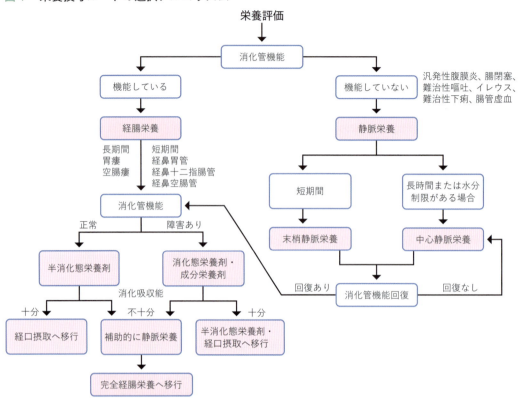

ASPEN Board of Directors and the Clinical Guidelines Task Force: Guidelines for the use of parenteral and enteral nutrition in adult and pediatric patients. *JPEN J Parenter Enteral Nutr* 2002; 26: 1SA-138SA. より引用

モニタリング

　栄養管理による効果を判定するためにモニタリングを行います。体重や筋肉量の変化、食事摂取量、疾患の経過や全身状態など、栄養に関連した項目について定期的に評価し、現在の栄養管理が適切であるかどうか、問題があれば栄養管理計画の修正を行います。体重は最も簡便な栄養状態のモニタリング指標なので、急性期では1週間ごと、回復期では2週間ごと、在宅や維持期でも少なくとも月に1回は体重測定を行いましょう。

　食事摂取量が少ない、減少したなどの変化があれば、早急に医師や管理栄養士につなぐことで、栄養状態の悪化を予防することができます。また、活動量が増えた場合はエネルギー・タンパク質必要量も増加するので、食事内容を見直す必要があります。

文献
1) 日本臨床栄養代謝学会編：4. エネルギー消費量の推定方法, 第5章病態下の静脈・経腸栄養. 日本臨床栄養代謝学会JSPENテキストブック, 南江堂, 東京, 2021：476-477.
2) Nakahara S, Takasaki M, Abe S, et al. Aggressive nutrition therapy in malnutrition and sarcopenia. *Nutrition* 2021; 84: 111109.
3) 厚生労働省：日本人の食事摂取基準 (2020年度版)
4) Deutz NE, Bauer JM, Barazzoni R, et al. Protein intake and exercise for optimal muscle function with aging: recommendations from the ESPEN Expert Group. *Clin Nutr* 2014; 33: 929-936.
5) Preiser JC, Arabi YM, Berger MM, et al. A guide to enteral nutrition in intensive care units: 10 expert tips for the daily practice. *Crit Care* 2021; 25: 424.

Part 8

転倒

転倒は、骨折の要因の1つであり、その後の生活機能低下も招きやすく、日ごろから転倒予防のケアを行うことが重要です。

看護師は、患者さんの入院生活全般において、さまざまなケアの中心としてかかわる職種です。そのため、転倒時の対応も中心になることが多く、転倒アセスメントツールの評価による転倒リスクの把握が求められます。

（内橋　恵）

転倒

1 高齢者の転倒リスク評価

内橋 恵

■ 転倒の要因

転倒の要因は、疾患や認知機能低下などの内的（身体的）要因と生活環境の外的要因、患者さんの「トイレに行きたい」、看護師を呼ぶことへの遠慮などの行動要因に大別されます 図1 。また、それらの要因が複合的に重なっている場合も多くみられます。そのため、転倒転落アセスメントスコアシート（p.100）などを用いて、転倒予測を立てながら個別的なケアを実践することが転倒リスクを減らすことにつながります。

図1　転倒要因

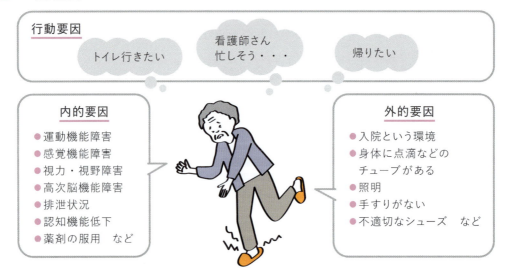

■ 転倒リスクの評価方法

転倒リスクの評価は、患者さんの入院初日に行うことが転倒予防の第一歩です 表1〜3 。また、転室や転床、状態の変化、ADLの変化時などには、必ず再評価し、特に変化がない場合でも最低1〜2週間ごとに再評価を行うようにしてください。さらに、転倒リス

クは複数の要因が考えられ、1つだけでなく複合的な要因が重なって起こる場合も多く、広い視野から評価する必要があります。

医師は疾患ベースに患者さんをみている場合が多く、リハビリテーション専門職は残存機能、薬剤師は薬剤の作用から転倒をアセスメントしています。それぞれの専門職の視点からアセスメントしたことを情報共有し、転倒予防につなげることがとても重要です。

表1　内的（身体的）要因

要因	評価
運動機能障害	・麻痺の程度 ・筋力の低下（<u>すり足の有無</u>[★1]） ・バランス
感覚機能障害	・ふらつき　・しびれ ・バランス
視力・視野障害	・視覚障害
高次脳機能障害	・注意障害　・失行　・失認 ・半側空間無視

要因	評価
認知機能障害	・加齢 ・理解度（入院している、疾患や安静度や荷重制限などの治療） ・生活障害の把握 ・行動パターン ・性格
排泄状況	・<u>排尿・排便回数</u>[★2] ・尿失禁　・便失禁
薬剤の服用	・向精神薬の使用　・多剤併用

★1 下肢や体幹の筋力が低下すると、すり足で歩行する患者さんもいます。その場合、踵から着地して、後ろ足のつま先で蹴ることを意識して歩行するように、繰り返し声かけしましょう。

★2 頻尿の患者さんに「さっき行ったばかりですよ」と言ってしまい、その後患者さんが1人でトイレに行こうとして転倒することも、あるある場面です。排泄パターンを把握し(p.104)、チームで対策を立てる、医師に薬剤治療の相談(p.121)を行うことが必要です。

悪い例　　　　　正しい歩き方

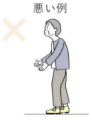 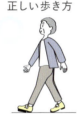

表2　外的要因（生活環境）

要因	評価
入院による環境の変化	・ベッドの高さ　・床に段差がないか　・身の回りの物品の位置 ・電気コードなどの配線　・床頭台、オーバーテーブルにロックがかかっているか
点滴をしている	・点滴スタンドがカーテンに引っかからないか
照明	・適切な明るさ
手すりや柵	・リーチ（手を伸ばす）動作　・リーチ距離
トイレ環境	・手洗いの周囲が濡れていないか　・介助バーの位置
風呂場・脱衣所	・手すりの有無　・バスチェアの高さ　・滑り止めマットの有無
<u>不適切なシューズ</u>[★3]	・サイズ　・踵がかくれるシューズ

★3 シューズは転倒予防の重要なファクターです。しかし、患者さんが自分で履けるにもかかわらず、時間がかかるからと、ついつい履かせてしまっていませんか？ 同じことが在宅でもよく見かけられます。デイサービスのお迎え時など、待たせているからと、患者さんが履けるにもかかわらず、家族（高齢の配偶者の場合が多い）がつい履かせてしまうこともあります。患者さんに適合してなおかつ履かせやすいシューズか、という視点からもシューズを確認してください。

不適切なシューズの例　　　正しいシューズ

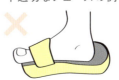 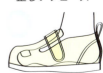

歩き方が不自然になるため、転倒やケガの要因となる。

表3　転倒転落アセスメントスコアシート

分類	特徴	評価スコア	患者評価		
			／ 入院当日	／	／
年齢	● 60歳以上、9歳以下	2			
既往歴	● 転倒転落したことがある ● 失神したことがある	2			
感覚	● 視力障害がある ● 聴力障害がある	1			
症状	● 体温38.5℃以上である ● 手術後である ● 症状やADLが急に回復してきた、または悪化してきた ● 立ちくらみがある（起立性・低血圧・貧血） ● リハビリを開始し訓練中である	1			
機能障害	● 麻痺がある、しびれ感がある ● 骨、関節に異常がある（拘縮、変形）	3			
活動領域	● 足腰の弱り、筋力の低下がある ● 移動に介助が必要である ● 寝たきりの状態である ● 車椅子・杖・歩行器を使用している ● ふらつきがある	3			
認識力	● 見当識障害、意識混濁、混乱がある ● 判断力、理解力の低下がある ● 記憶力の低下があり、再学習が困難である ● 認知症がある ● 不穏行動がある	4			
薬剤	● 鎮痛薬 ● 睡眠安定薬 ● 降圧利尿薬 ● 化学療法 ● 麻酔薬 ● パーキンソン病治療薬 ● 浣腸緩下薬	それぞれ1			
排泄	● 尿・便失禁がある ● 頻尿がある ● トイレ介助が必要 ● 尿道カテーテル留置 ● 夜間トイレに行く ● トイレまで距離がある	それぞれ2			
患者特徴	● ナースコールを押さないで行動しがちである ● 目立った行動を起こしている ● ナースコールを認識できない、使えない ● 何でも自分でやろうとする	2			
		合計			
		危険度			

判定

危険度Ⅰ	0〜5点	転倒・転落を起こす可能性がある
危険度Ⅱ	6〜15点	転倒・転落を起こしやすい
危険度Ⅲ	16点以上	転倒・転落をよく起こす

松浦正子監修, 多賀真里子, 李宗子, 中屋ひとみ, 他編: 転倒・転落の予防. スキルアップパートナーズ 全科看護手順. 照林社, 東京, 2011 : 25-26. より引用

■ 認知症患者の転倒リスク評価

　認知症患者さんは、中核症状＊による生活障害をふまえながら転倒しない生活環境を整える必要があります[1]。認知症患者さんは、自分の身体能力に合わせて行動するのではなく、生活の中で自分のニーズ（行動要因）に沿って動くことで転倒しています。よって、24時間患者さんの生活とともにあり、多くの情報を得ている看護師は、認知症患者さんの行動や生活、性格などを注意深く観察し、どの状況やどの時間帯にどんなニーズが起こるのかをアセスメントすることが転倒リスク評価につながります。

＊脳の障害によって起こる記憶障害や見当識障害、遂行機能障害などの症状のこと

＼知っておきたい／
不慮の事故による死因

　不慮の事故による死因として、転倒は交通事故、窒息を抑えて第1位です。また、毎年、転倒場所の8割が平面上のつまずきやよろめきです 図2 。

　ただし、2021年は転倒の死亡数、平面上のつまずき共に上昇傾向であり、COVID-19の影響によるサルコペニア・フレイルが作用しているかもしれません。

図2　不慮の事故による死因／転倒・転落・墜落の分類の推移

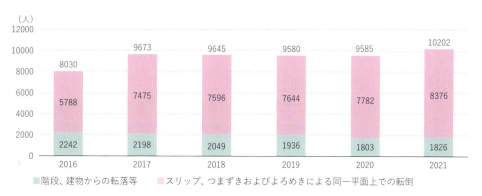

e-Stat 政府統計の総合窓口．(2021)：不慮の事故による死因（三桁基本分類）別にみた年次別死亡数及び死亡率（人口10万対）．https://www.e-stat.go.jp/dbview?sid=0003411674．(2023.7.25アクセス) より作成

文献
1) 黄開運, 松田千登勢, 小堀栄子：回復期リハビリテーション病棟における認知症高齢者に対する転倒予防の看護実践の実態．日本転倒予防学会誌 2022；9（2）：35-43．
2) 松岡千代：転倒の予防．酒井郁子, 黒河内仙奈編著, 回復期リハビリテーション病棟における看護実践－看護の質を高めるEBPの実装, 医歯薬出版, 東京, 2019：180-191．

転倒

転倒予防のケア

内橋　恵

　多職種と情報を共有し、ていねいな転倒リスク評価を行ったとしても転倒を100％予防することはとても困難です。
　転倒してしまった場合、患者さんの状態観察だけでなく、状況把握にも努めましょう。

■ 転倒後の観察項目

　転倒後の観察前に、患者さんの意識があっても絶対に起こすことはしないでください。骨折していると骨がズレる可能性もあります。転倒した状態で観察を開始してください。
　認知症の患者さんの場合、記憶障害などから転倒を覚えていないこともあり、周囲の目撃者から聞き取りして、さらにていねいな身体観察と状況把握が必要です。

①患者の状態観察（転倒後48時間[1]は要観察）
- 意識レベル、瞳孔の確認：頭部打撲による**脳出血や脳挫傷**★を発症していないか

　★高齢者は脳萎縮がある場合が多く、少量の脳出血や脳挫傷では、脳が圧迫されず症状が出現しないこともあります。注意深い経過観察が必要です。

- バイタルサイン：転倒後は血圧・脈拍の上昇が起こりやすいため判断が必要
- 四肢の動き：手足の先から確認
- 骨折の有無：疼痛、圧痛、腫脹、内出血など
- 外傷の有無：皮膚損傷の有無と程度など
- 疼痛の有無と程度：部位と疼痛の程度など

②状況把握
- 床の段差の有無
- 床が濡れていないか
- コードや点滴スタンドなどがないか
- 支持物の有無
- ベッド周囲の場合、滑り止めマットの有無や柵や介助バーの固定はどうか

- 車椅子や移動補助具の位置や向き、ブレーキがかかっていたか
- 照明が暗い、または過度に明るい
- 風呂場の入浴用椅子が低すぎないか、介助バーや滑り止めマットの有無
- シューズを正しく履いているか

■ 転倒予防のケアの具体例

①環境設定ボードの活用

　ベッドや車椅子、介助バー（L字柵）、テレビリモコンなどのイラストをラミネート加工し、位置や向きを貼り付けたボード 図1 を、誰が見ても同じ環境を設定できるようにします。また、1人ひとりの注意点（★部分）なども書き込みます。さらに、環境を設定した日付も書き込み、定期的（1〜2週間）な評価または状態の変化、ADLの変化時にも再評価しましょう。

②危険予知トレーニング（KYT）[2]

　危険予知トレーニングとは、作業や職場に潜む危険性などの要因を発見し解決する能力を高める手法であり、危険のK・予知のY・訓練（トレーニング）のTからKYTとも呼ばれます。

　KYTは、イラストなどを用いて、小グループで何が危険か、それに対してどうするかなど意見を出し合い、解決方法を決定していきます。臨床では、実現が難しいように思えるかもしれません。しかし、患者さんのベッドサイドで短時間のウォーキングカンファレンス 図2 なら実践できると思います。実際、ウォーキングカンファレンスでKYTをしつつ、環境設定ボードを作成する場合もあります。

図1　環境設定ボード／右麻痺患者の例

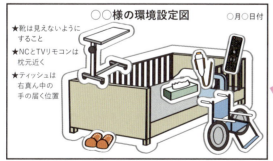

図2　ベッドサイドでのKYT

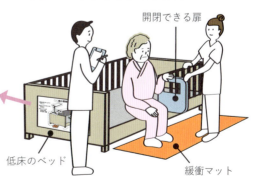

③排泄パターンの把握

転倒はさまざまな場面で起こることが想定されますが、目が行き届きにくい夜勤帯での予防として、排泄パターンの把握 図3 がとても重要です。

ナースコールをしてもなかなか看護師が来ないので、患者自身がトイレに行こうとして転倒してしまったという経験をした看護師は多いのではないでしょうか。患者さんの1日の排泄状況を確認するだけでなく、パターンを把握することがとても重要です。排泄が予想される時間帯に部屋を訪室し、トイレに行きたそうな気配を感じたら見守りや介助を行い、転倒予防につなげましょう。

④転倒想定練習

転倒予防のケアだけでなく、転倒想定練習 図4 も行うと、患者さんの退院後の不安減少に役立ちます。起き上がるときに患者さんの動作のクセを観察しましょう。例えば、どちらの手をついて起き上がるのか、両手のまま頭を前に出しながら起きあがろうとするのか、膝の動作はどうなのか、などです。そのクセを把握して起き上がり動作指導と環境調整を行うことも大切です。また、転倒想定練習は、理学療法士と一緒に行うことで、よりよい動作練習になるでしょう。

図3 排泄表の例

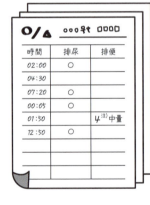
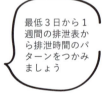

最低3日から1週間の排泄表から排泄時間のパターンをつかみましょう

注)ブリストルスケールによる便の分類番号

図4 多職種による転倒想定練習

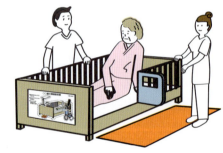

転倒予防のケアでも多職種で情報共有することが、転倒の減少につながります。

■ 退院が近くなったら…

退院が決定したり、退院前になると、患者さんは退院後1人でやらないといけないからと考え、いつもはナースコールを押す人でも、押さずにトイレに行こうとして転倒する場合もあります。退院が近くなったら再度、転倒予防のケアを見直しましょう。

転倒をしない・させないの意識から、必要以上の活動制限をかけることがないように、患者さんの行動パターンや生活リズム、行動に至る気持ちなどの全体像の把握に努めることも重要です。そのうえで、入院中だけでなく退院後の転倒予防につながる、生活期の視点からみた実践的なケアも行っていきましょう。

転倒をゼロにすることは、できないと言っても過言ではありません。そのため転倒しな

いケアではなく、転倒するリスクを減らし、もし転倒してしまったら、その原因をアセスメントし対策を立てる、その繰り返しと多職種で情報共有する「へこたれず・あきらめず」の地道なケアを実践していきましょう。

高齢者ケアなんでもクイズ

次の四字熟語を完成してください。
大切なものを取り違える：○○転倒

答え　本末転倒

少し強引な四字熟語の解釈ですが、転倒してから対策を立てるのではなく、転倒することを前提に実践的なケアを行っていくことが患者さんの安全・安楽な入院生活につながります。本末転倒なケアを行わないようにしましょう。

高齢者ケアなんでも Q&A

身体拘束は転倒予防ではないの？

　厚生労働省は、「患者の生命又は身体を保護するため緊急やむを得ない場合」には身体拘束を認めています。しかし、「切迫性」「非代替性」「一時性」の3要件を満たし、一時的に発生する突発事態のみに限定しています。一度身体拘束を行うと、なかなか解除のタイミングが判断できないまま、継続している場合も見受けられます。

　身体拘束は、患者さんの自尊心低下や廃用につながるだけでなく、看護師もジレンマを抱えたままケアを実践することになります。そのため、多職種全員が「転倒予防に身体拘束をしない」と共通認識し、実践的ケアを行い、看護の質も高めていくことが望ましいと考えます。

文献
1) 厚生労働省：ヒヤリハット事例集「転落」.
　 https://www.mhlw.go.jp/topics/bukyoku/isei/i-anzen/1/torikumi/naiyou/manual/5l.html (2023.7.1 アクセス)
2) 厚生労働省：職場のあんぜんサイト.
　 https://anzeninfo.mhlw.go.jp/yougo/yougo40_1.html (2023.7.1 アクセス)
3) 厚生労働省「身体拘束ゼロ作戦推進会議」：身体拘束ゼロへの手引－高齢者ケアに関わるすべての人に. 2001.
　 https://www.fukushi.metro.tokyo.lg.jp/zaishien/gyakutai/torikumi/doc/zero_tebiki.pdf (2023.7.1 アクセス)

Part 9

精神・心理的問題

高齢者は身体的な健康だけでなく、精神的、心理的な健康も重要です。

本章では精神・心理的問題の中でも、せん妄の評価とケア、不安・抑うつの評価とケアに焦点を当てています。

せん妄や不安・抑うつといった問題は、ただ症状そのものだけでなく、日常生活や認知機能に影響します。高齢者の精神・心理的健康をサポートすることは、全体的な健康と幸福感を促進するうえで欠かせない要素です。本章を通じて、精神・心理的問題に対する理解を深め、適切なケアを提供するための知識を共有していきます。

（潮崎香織）

精神・心理的問題

1 せん妄の評価とケア

潮崎香織

■ せん妄の基礎知識

①せん妄とは

せん妄とは、脱水や感染症、代謝異常などの身体的異常や薬剤、手術などが原因となって引き起こされる意識障害が基盤の精神神経症状の1つです。

夜間に眠れなくなり（不眠）日中うとうとしてしまう（昼夜逆転）、場所や日時がわからなくなる（見当識障害）、視線が定まらず、つじつまの合わない発言や、目的がはっきりしない行動（注意の障害）、見えないものが見える、間違ってとらえてしまう（幻視や錯視）、怒りっぽくなってしまい興奮する（感情の変動）など、さまざまな症状が起こります。比較的急速に発症し、夕方以降に悪化するなど、日内変動といわれる動揺性の経過をたどります 図1 。

なかでも術後に起こるせん妄は、安全を脅かし、回復を遅らせます。認知機能の低下や、心理的影響を与え、事故リスクなど患者さんにとって非常に不利益な結果を招きます。

図1　せん妄の代表的な症状

不眠、昼夜逆転　　興奮、易怒性　　見当識障害

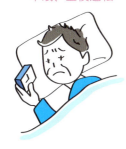 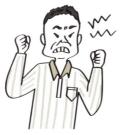 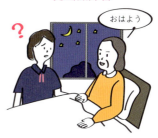

②せん妄の分類

せん妄には、過活動型、低活動型、混合型というカテゴリーがあり、これらはせん妄の症状や病態に基づいて分類されます 表1 。

表1　せん妄のサブタイプ

過活動型	【鑑別】24時間以内に下記の2項目以上の症状（せん妄発症前より認める症状ではない）が認められた場合 ・運動活動性の量的増加 ・活動性の制御喪失 ・不穏 ・徘徊
混合型	【鑑別】24時間以内に過活動型、低活動型両方の症状が認められた場合
低活動型	【鑑別】24時間以内に下記の2項目以上の症状（せん妄発症前より認める症状ではない）が認められた場合 ・活動量の低下　（必須） ・行動速度の低下　（必須） ・状況認識の低下 ・会話量の低下 ・会話速度の低下 ・無気力 ・隔世の低下／ひきこもり

Meagher D, Moran M, Raju B, et al. A new date-based motor subtype schema for delirium. *J Neuropsychiatry Clin Neurosci* 2008; 20: 185-193. より

③せん妄の因子

　せん妄はさまざまな要因が複雑に関連して発症します。

　せん妄の発症要因を「準備因子」「直接因子」「促進因子」の3種類に分けることができます 表2 。準備因子はせん妄を発症しやすい素因です。すでに患者さんに備わった因子のため取り除くことは困難です。せん妄発症リスクを評価するうえで重要な情報となります。直接因子はせん妄発症の引き金のことを指します。せん妄発症予防や悪化させないためには直接因子の除去が重要となります。促進因子はせん妄をより発症しやすい状況に近づけてしまう因子のことです。促進因子の除去は直接因子の除去と同じくらい重要となります。

　この3因子の考え方は、発症要因を検索するだけでなくせん妄発症を予防するためのアプローチを考えるときに有効です。

表2　せん妄の3因子

準備因子	高齢（70歳以上）、脳器質的障害、認知症、アルコール多飲、せん妄の既往、リスクとなる薬剤の使用、全身麻酔を要する手術またはその予定がある
直接因子	脱水、感染症、低酸素血症などの身体疾患、薬剤、アルコールの離脱
促進因子	身体的苦痛（不眠、疼痛、便秘、ルート／ドレーン類、身体拘束、視力／聴力低下、不安などの精神的苦痛、環境の変化）

せん妄＝炎

因子が重なると
せん妄発症・悪化する

直接因子
（ライター）
引き金
身体疾患、薬剤、手術、
アルコール（離脱）

促進因子
（油）
誘発・悪化・遷延化
身体的・精神的苦痛、
環境変化など

準備因子
（薪）
起こりやすい素因
高齢、認知症など

図の部分は、井上真一郎：せん妄診療実践マニュアル改訂新版．羊土社，東京，2019：16．より一部改変して転載

■ せん妄ケアの実際

①せん妄のリスク評価

　せん妄には予防が最も大切です。せん妄を予防するためにまずリスク因子を確認します。せん妄リスク因子は、せん妄の準備因子 表2 と置き換えることが可能です。この因子は脳の脆弱性を示すもので、せん妄を起こしやすい素因となります。準備因子に1つでも当てはまるのもがあれば、せん妄ハイリスクと判断し、せん妄予防対策を実施します。

②せん妄予防のためのケア

　ハイリスクと判断された患者さんへせん妄予防のためのケアを行います。せん妄発症を予防するためには、身体への負担を取り除く必要があります。せん妄の直接因子といわれる、入院のきっかけとなった疾患や身体の不調に対し適切な治療を行います。また、不眠や疼痛、脱水や便秘などの身体的負担への早期介入も重要となります 表3 。これらの身体的負担はせん妄の促進因子といわれ、せん妄を悪化、遷延させます。この促進因子への介入は、常に患者さんのそばにいる看護師の役割が大きいといえます。

　患者さんを取り巻く環境もせん妄発症に大きく影響します。患者さんが安心でき、普段の生活を送ることができる環境や、穏やかな声かけや笑顔でのコミュニケーションなどもせん妄予防の中で重要な意味をもちます。

　また、家族への説明や協力もせん妄予防の1つです。例えば、患者さんが安心できる環境を整えるために、普段使用している時計やカレンダーの持参協力や、患者さんが普段どのような生活を営んでいるのか、何に興味をもち、何を大切にされているのかなどを情報収集します。人によって、心地よいと感じることや物はさまざまであるため、家族から情報提供してもらうことは安心できる環境を整えるために役立ちます。

　薬剤の中にはせん妄ハイリスク要因となる薬剤があります 表4 。

　代表的なものでいえば、ベンゾジアゼピン受容体作動薬です。その他にも抗コリン薬やH$_2$受容体拮抗薬などもせん妄ハイリスク薬といわれています。これらの薬剤の減量、使用中止を検討することもせん妄予防の重要なカギとなります。

③せん妄の早期発見

　看護師の経験や個人の考えには差があるため、せん妄の初期症状が見逃されていることが多くあります。誰でも、患者さんの状態を正しくアセスメントし早期に介入するためにも、せん妄のスクリーニングツールの活用が有効です 表5 。

　スクリーニングツールの1つであるCAMの評価項目は①急性発症と変動性の経過、②注意力散漫、③支離滅裂な思考、④意識レベルの変化の4項目で、短時間に評価をすることが可能です。スクリーニングツールは一度評価すれば完成するものではなく、時間の経過とともに再評価していくものでもあるため、評価ツールは同一のものを使用することが推奨されます。

表3　せん妄予防のためのケア

	対応・対策
不眠	・原因の検索と除去（疼痛などの身体的苦痛などの検索と適切な対応） ・昼は日光を取り入れ、夜はうす暗くするなどのサーカディアンリズムを保つ ・夜間の音への配慮（モニター音の工夫、足音、エプロンの音などへ配慮） ・日中の活動の促進（新聞や雑誌、テレビやラジオなどの利用） ・リハビリテーションの積極的導入 ・夜間の点滴や処置は控える ・薬剤の適正使用（希望時のみの内服だけでなく、他覚的に寝られていないと判断されるときは積極的に使用する） ・見当識を保つかかわり（カレンダーの工夫、時計の設置、会話の中にさりげなく日時をもりこむ）
疼痛	・原因の検索と除去 ・痛みの客観的評価（スケールを使って統一した評価、援助につなげる） ・安楽な体位の工夫 ・鎮静剤の適正使用 ・タッチングなどの心理的サポート
便秘	・原因の検索と除去　　　　・水分摂取を促す ・腹部マッサージや温罨法の実施　　　・下剤の適正使用
脱水 低栄養	・原因の検索と除去 ・水分摂取を促す（気兼ねなく飲めるよう常に準備する、こまめな声かけ） ・義歯の確認と適切な管理・正しい使用 ・嗜好の調査（許可があれば持ち込み食の依頼）
不安	・普段使用している日用品をそばに置く ・家族やペットの写真を飾る ・可能な限り担当者を統一し、患者のそばにいる時間を長くする ・ゆっくりした口調、わかりやすい言葉で話す ・笑顔で落ち着いた態度で接する ・患者の言葉を否定しない ・患者が心地よいと感じることについて情報収集し、環境を整える ・可能な限り家族の面会を依頼する
見当識 の補完	・カレンダーや時計などを見えるところに設置する ・眼鏡や補聴器などを使用し、視覚聴覚の正常化を図る ・新聞やテレビなどを用いて刺激を増やす ・少しずつ可能な範囲で、自立した日常生活が送れるよう援助する

表4　せん妄ハイリスク要因となる代表的な薬剤（例）

ベンゾジアゼピン受容体作動薬	ジアゼパム（セルシン） ブロチゾラム（レンドルミン）　など
三環系抗うつ薬・SSRI	アミトリプチリン（トリプタノール） パロキセチン　など
H_2受容体拮抗薬	ファモチジン（ガスター） ラニチジン（ザンタック）　など
抗ヒスタミン薬	ヒドロキシジン（アタラックス-P）　など

表5　せん妄のスクリーニングツール

	対象	患者の協力	メリット	デメリット
DST	病棟	不要	ケア提供時に観察することで評価可能	重症度評価はできない
NEECHAM	病棟	必要	重症度評価が可能	評価項目が多く、評価に慣れる必要がある
CAM	病棟	不要	評価項目が少なく、評価しやすい	評価者によって結果にばらつきが出やすい
CAM-ICU	ICU	必要	声の出せない患者でも使用可能	手を握り返すなど、患者の協力が必要
ICDSC	ICU	不要	重症患者でも評価が可能	24時間以内の評価のため、今の状態が評価しにくい

④せん妄発症時のケア

　せん妄発症時のケアの基本は、基本的にはせん妄予防時のケアと同じです。身体の不調（直接因子）を取り除くための積極的な介入です。また、不眠や疼痛などの促進因子を減らす看護ケアも治療の1つとなります。それに加えて、安全な環境づくりが重要となります。

　せん妄の症状として注意の障害があります。記憶を保持することが困難なため、通常では危険を察知することができたはずなのに、危険と判断できない状態に陥ります。ベッド周囲から危険物を除去するなど、いつも以上に安全への配慮が必要です。また、ルートやドレーンなどがある場合は事故（自己）抜去の危険があります。医師と相談し、できるかぎり不要なルートは除去するなどの工夫が必要です。

　なかには除去できないルートもあります。そのようなときには、患者さんが邪魔だと思わない程度にルートの長さを調整します。刺入部や固定テープを気にする様子がみられればテープの固定方法を変更し、違和感なく過ごせるような工夫を行います。ルートの刺入部が見えないように保護し、ルートを寝衣の中に通して患者さんから見えない位置に工夫することも事故を予防するには有効です。

＼　ワンポイント　／
興奮している患者さんへの対応方法

　せん妄状態にある患者さんは意識障害をきたしています。説得しようと試みてもかえって興奮を助長します。なぜ興奮しているのか、何に困っているのかを想像し、ていねいに声をかけ、寄り添いましょう。可能であれば促進因子の調整を行います。ルートや身体拘束などの一時解除も検討しましょう。また、患者さんの心理的安寧が得られるのであれば、一時的に距離を置き、見守ることも大切な援助です。

　しかし、それ以上に重要なのは、興奮が強くなる前の「おかしいな」と感じたときに対応することです。せん妄を早期に発見し、適切な対応を心がけましょう。

文献
1）井上真一郎：せん妄診療実践マニュアル 改訂新版. 羊土社, 東京, 2019.
2）聖マリアンナ医科大学病院多職種せん妄対策プロジェクト編：もう悩まない！困らない！ 一般病棟ナースのためのせん妄ケア, 照林社, 東京, 2017.

精神・心理的問題

2 不安・抑うつの評価とケア

山添 幸

　超高齢社会を迎えている今日、多種多様のライフイベントを契機に不安・抑うつ状態を呈する患者さんは年々増加の一途をたどることが予測されます。
　今後、診療科を問わず、高齢者への心身にわたるアセスメントや不安・抑うつへの支援は欠かせないものとなります。そのため、不安・抑うつが引き起こす問題に対処していくうえで、正しい知識の理解が必要となります。

■ 不安とは

　不安とは、ある出来事や状況について心配、緊張感や恐怖を感じることです。
　高齢になると、見た目だけでなく、体内の臓器の老化も徐々に進行し、その先には死が待っています。また、心身が弱ってくると、家族など支援してくれる人への依存度が高くなり、自分の生活がその人たちの意向によって左右されるようになります。このように、自分の意思で選択できない状況に置かれていく高齢者のこころの底には、自身が意識している、していないにかかわらず、漠然とした"不安"があることを念頭に置く必要があります。

■ 抑うつとは

　抑うつには抑うつ気分、抑うつ症状、臨床的な精神疾患としてのうつ病が含まれます。抑うつ気分とは、日常生活で誰もが経験する、悲しくなった、憂うつになった、ふさぎ込んだ、落ち込んだ気分のことです。抑うつ症状とは、抑うつ気分と趣味・喜びの喪失に加え、体重・食欲の著しい変化、睡眠の変化、精神活動性の障害、易疲労性、罪責感、集中困難および自殺念慮や自殺企図といった複数の心身の状態から定義されます[1]。抑うつは、病気や障害の有病率を高め、生活の質の低下、死亡率に関連していると報告されています[2]。
　厚生労働省はうつ状態が強くなると、身体の健康状態にも影響することから、高齢者のうつ対策は生活習慣病予防・進展防止、ひいては要支援・要介護高齢者を少なくするためにも重要であると報告しており[3]、うつ症状の早期発見によって、病気の進行や障害への

加齢にともなう機能変化と問題

移行を予防することの重要性を指摘しています。

不安・抑うつの症状アセスメント

高齢期は人生の完成期であると同時に、身体的、精神的、社会的問題が生じる時期であり、身体機能の低下を感じたり、喪失体験や孤独感が生じるなど、不安・抑うつ・うつ病の発症要因が重なる時期であることを理解しておく必要があります 表1 。

表1　高齢者の特徴

身体的特徴	精神機能の特徴	社会的特徴
・予備能力の低下 ・内部環境の恒常性維持機能の低下 ・複数の病気や症状をもっている ・症状が非定型である ・現疾患と関連のない合併症を起こしやすい ・感覚機能の低下	・長い人生経験により培われた個性が影響 ・老いた自分を受け入れられない ・経験主義的、発展性に乏しく形式的 ・喪失感・孤独感・不安感 ・悲観的・寂しがり・愚痴っぽくなる ・職業上の責任や義務からの解放	・社会の第一線から離れる（役割の喪失） ・経済力の低下 ・人間関係や役割などの社会的交流の減少 ・社会との交流の機会や生きがい等を失いやすい ・扶養する立場から、扶養され世話を受ける立場へ（家長の交代） ・高齢者の二人暮らし、あるいは独居

ナース専科：第1回【高齢者看護】加齢による機能低下とそのメカニズム，より一部改変して転載
https://knowledge.nurse-senka.jp/1513/（2024.7.30アクセス）

①高齢者における心理・社会的因子

高齢者における抑うつは、加齢に伴うライフイベントに対する反応として二次的に出現することが多い傾向にあります。配偶者や近親者の死といった喪失体験、経済状況、社会的孤立とそれに伴うサポートの欠如といった周囲を取り巻く環境の変化により、自身も死に直面化せざるを得ない状況となります。

若年者とは異なり、高齢者はこれらの状況が構築化されやすく、修正も困難となるため、慢性的なストレス・緊張が継続することとなります。

高齢者はこれらを感情的な問題として表出することが少なく、身体的な問題として解釈する傾向にあります。

②高齢者のうつ病と身体疾患の関係

抑うつ・うつ病を発症しやすい疾患に脳血管疾患、心筋梗塞、心不全などの心疾患、パーキンソン病、骨折、甲状腺機能障害（クッシング病、甲状腺機能低下症）、糖尿病、呼吸苦を伴う呼吸器疾患、認知症、せん妄があります。

慢性的な身体疾患とうつ病の関連は相関関係にあり、これらはうつ病のリスク因子ともなる一方で、うつ病が慢性身体疾患の予後不良因子となります。

③抑うつの症状

　高齢者のうつ病は、抑うつ気分などのうつ病の基本症状よりも倦怠感・痛み・しびれなどの身体愁訴や体重減少を主訴とすることが多く、それ以外にも、不安・焦燥が目立ちやすい、もの忘れなどの認知機能低下を訴え、抑うつ気分が目立たないといった特徴があります。

　表2 のような日常生活の中での態度に変化が生じてくることで、周囲の人が気づくきっかけとなります。

表2　老年期にみられるうつ症状の例

- 好きだったことが楽しめない
- 何もする気になれず、簡単なことでも疲れやすい
- 食欲がなくなり、体重が減る
- 落ちつかず、物事にしっかり集中できない。リラックスできない
- いつもより気に病む。物事を過剰にとらえてしまう
- 人と会うのを避ける
- 他の人に対して怒りっぽくなり、イライラする
- よく眠れない。いつもより早く目覚めてしまい、再入眠ができない
- 自信がもてず、他の人の負担になっていると感じる
- 罪悪感を感じる。過去のことにくよくよとこだわる
- 自殺について考える（人生を終えてしまいたいと感じる）

日本うつ病学会編：うつ病看護ガイドライン（2022年7月5日改訂）.より引用
https://www.secretariat.ne.jp/jsmd/iinkai/katsudou/data/guideline_kango_20220705.pdf（2024.7.30アクセス）

④高齢者の抑うつ状態の鑑別

　高齢者の抑うつ状態を目の前にしたとき、3つのD：せん妄（delirium）、認知症（dementia）、うつ病（depression）を考慮に入れることが必要です[4]。

　せん妄、認知症、うつ病はどれも頻度が高く、日ごろよく見る症状ですが、3疾患は互いに合併しやすいため、アセスメントを行い、適切なケアを提供することが重要です 表3 。

表3　せん妄、認知症、うつ病と各症状との関係

障害レベル	疾患	脳がはたらいていない症状（注意力障害）[注1]	能力の問題[注2]	意味づけの問題[注3]	コーピングの問題[注4]
意識の障害	せん妄	あり	あり	あり	あり
知能の問題	認知症	なし	あり	あり	あり
気分の問題	うつ病	なし	なし	あり	あり
心理的問題	適応障害	なし	なし	なし	あり

注1：脳がはたらいていない症状：つじつまの合わない会話、まとまりのない行動
注2：能力の問題：直前のことを忘れる、段取りが組めない
注3：意味づけの問題：気分の落ち込みがずっと続く、意欲がない
注4：コーピングの問題：段取りは組めるし、意欲はあるが、実行するとうまくいかず失敗してストレスを抱える

小川朝生：認知症・せん妄・うつ病の違い，小川朝生，寺田千幸編，一般病棟における認知症せん妄うつ病患者へのケア，看護技術（臨時増刊号）2013；59（5）：16.より引用

事例から考える

Aさん　男性　70歳代　診断名：誤嚥性肺炎

【経過】
　独居でしたが、誤嚥性肺炎になり入院となりました。入院10日目を過ぎたころ、肺炎は落ち着いてきましたが元気がなくリハビリテーションも拒否し、1日中臥床して過ごすことが多くなりました。日中も傾眠傾向で、食事も2～3割程度しか摂取していません。訪床し声かけすると目を開けますが、会話をやめるとまた寝始めます。この2日ぐらいは尿意がよくわからないのか、失禁もするようになりました。しかし、ナースコールも押さないため、病棟看護師は「何か変？」と感じています。肺炎の状態も落ち着き、自宅への退院を考えていますが、Aさんの活気や意欲がなく、食事も十分摂れていないうえADLも入院前より低下しているため自宅での生活が困難な状況です。

このような事例を担当するとしたら、みなさんはどのようにアセスメントしますか？

⑤アセスメントのプロセス

　精神症状（せん妄・認知症・うつ病）をアセスメントするうえでのポイントとなるのが、アセスメントの順番です　図1 。

失禁し、セルフケアができなくなってきている。認知機能が低下したのかな？

元気がなく、自ら活動しなくなっている。うつっぽくなっているのかな？

ナースコールを押してこないということは。患者さん自身困ってないのかな？

図1　精神症状のアセスメントの順番

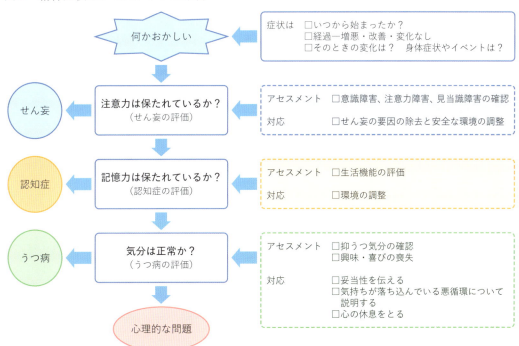

寺田千幸：アセスメントの進め方, 小川朝生, 寺田千幸編, 一般病棟における認知症せん妄うつ病患者へのケア, 看護技術（臨時増刊号）2013；59（5）：63. より引用

115

最初にみるのは、意識障害・注意力障害があるかどうかという、せん妄の有無です。次にみるのは、記銘力の低下があるかどうかという、認知症の有無です。最後に気分の障害があるかどうかのうつ病の判断をするという順番になります。

宮岡[5]は「第一の理由は、上の段階の症状がある場合、より下の症状はあっても聞き出しにくいため、第二の理由は、診断や治療に緊急性を要する順番だということである」と述べています。

精神症状の早期発見と対応は、患者さん・家族のさまざまな苦痛、日常生活や治療への影響などの軽減につながります。看護師が感じた「ちょっと変だな」という違和感を大切に、精神症状のアセスメントや対応につなげることが重要です。

評価尺度

1982年にBrinkらにより開発された高齢者用うつ尺度[1]（Geriatric Depression Scale：GDS）の原版は30項目から構成されていますが、1986年にSheikhらによって15項目の短縮版（GDS15）が開発されました 表4 。カットオフ値が設定されており、高齢者のうつ病・抑うつ状態の評価指標として推奨され、国際的にも広く用いられています。

表4　高齢者用うつ尺度（Geriatric Depression Scale 15：GDS 15）

No	質問事項	回答	
1	毎日の生活に満足していますか	いいえ	はい
2	毎日の活動力や周囲に対する興味が低下したと思いますか	はい	いいえ
3	生活が空虚だと思いますか	はい	いいえ
4	毎日が退屈だと思うことが多いですか	はい	いいえ
5	たいていは機嫌よく過ごすことが多いですか	いいえ	はい
6	将来の漠然とした不安にかられることが多いですか	はい	いいえ
7	多くの場合は自分は幸福だと思いますか	いいえ	はい
8	自分が無力だなあと思うことが多いですか	はい	いいえ
9	外出したり何か新しいことをするよりも、家にいたいと思いますか	はい	いいえ
10	なによりまず、物忘れが気になりますか	はい	いいえ
11	いま生きていることが素晴らしいと思いますか	いいえ	はい
12	生きていても仕方がないと思う気持ちになることがありますか	はい	いいえ
13	自分が活力にあふれていると思いますか	いいえ	はい
14	希望がないと思うことがありますか	はい	いいえ
15	まわりの人が、あなたより幸せそうに見えますか	はい	いいえ

No 1、5、7、11、13には「はい」に0点、「いいえ」に1点を、No 2、3、4、6、8、9、10、12、14、15にはその逆を配点し合計する。
5点以上がうつ傾向、10点以上がうつ状態とされている。

松林公蔵, 小澤利男：総合的日常生活機能評価法 I 評価の方法 d老年者の情緒に関する評価. Geriatric Medicine 1994；32(5)：542. より引用

高齢者用うつ尺度は2つのすぐれた特徴があります。1つは、身体症状に関する項目を含んでいない点です。高齢になると身体症状を併発する可能性が高く、これに由来して気分に変調をきたすこともまれではありません。そのため純粋にうつ気分を評価するうえではより正確な尺度となります。もう1つの特徴は「はい」か「いいえ」で答えるようになっている点です。そのため高齢者にとって答えやすく時間もかからないことがすぐれた特徴として挙げられます。

　スクリーニングツールを施行することで、患者さんが過度な負担を感じたり、傷つく場合があるので、施行に関しては適切な説明や配慮が必要です。

抑うつの薬物療法

　薬物療法については、加齢に伴う生理的な薬物動態の変化の結果、向精神薬の副作用が生じやすく、また慢性的な身体疾患の罹患が多くなれば併用薬剤数が必然的に多くなる傾向にあります 表5 。そのため、他の薬剤との相互作用を考慮する必要があります。

表5　高齢者に処方される抗うつ薬

分類	薬剤の一般名	初期における1日の投与量	最大投与量	副作用
選択的セロトニン再取り込み阻害薬（SSRI）	エスシタロプラムシュウ酸塩	10mg	10〜20mg	悪心・嘔吐、食欲不振、下痢、頭痛、性機能障害、骨粗鬆症、消化管出血、低ナトリウム血症、不整脈、焦燥、興奮、錐体外路症状、自律神経症状、転倒
	セルトラリン塩酸塩	25mg	50〜100mg	
セロトニン・ノルアドレナリン再取り込み阻害薬（SNRI）	デュロキセチン塩酸塩	20mg	20〜60mg	高血圧、尿閉、悪心、下痢、頭痛、不眠、性機能障害、めまい、口渇、発汗、転倒
	ベンラファキシン塩酸塩	37.5mg	75〜225mg	
ノルアドレナリン作動性・特異的セロトニン作動性抗うつ薬（NaSSA）	ミルタザピン	15mg（ただし就寝時に服用）	30〜45mg	口渇、過鎮静、食欲増加、コレステロール値上昇
三環系抗うつ薬（TCA）	ノルトリプチリン塩酸塩	10〜25mg（ただし就寝時に服用）	40〜150mg	過鎮静、抗コリン作用（口渇、便秘など）、食欲増加、体重増加、性機能障害、転倒、頻脈、不整脈
非定型向精神薬（SGA）※抗うつ作用あり	アリピプラゾール	3mg	3〜15mg	過鎮静、頭痛、悪心、食欲増加、体重増加、コレステロール値上昇、アカシジア、遅発性ジスキネジア、悪性症候群

①投与方法

- 適切な抗うつ薬を十分な量、十分な時間、服用することが基本です。
- 薬物開始時には、成人の半分程度の低用量から始め、薬物の効果を確認します。
- 十分な効果が得られない高齢者については、有害事象に注意しながら、最大の服用量まで増量します。
- 抗うつ薬で改善しない場合は、三環系抗うつ薬や抗うつ作用のある非定型抗精神病薬が用いられることがありますが、有害事象（転倒や消化管出血など）が起こりやすいので注意が必要です。
- うつ病と思っていても、やや元気な状態（軽躁）を呈していることを確認したら、早めに医師に報告します。

②服薬指導のポイント

- 急激な服薬中止により中止後症状（めまい、悪心、睡眠障害）が出現することがあるので自己中断しないよう指導します。
- 服用初期には不安、焦燥感が増したり、継続中に怒りっぽくなることがあります。患者自身気づきにくいので家族に説明しておきます。
- アルコールと併用は効果や副作用が増強するため、避けるように指導します。
- SSRIの抗不安効果発現には4～6週間は必要なため、日々の症状変化によって、服薬を自己中断しないよう指導します。

■ 抑うつの非薬物療法的アプローチ

　本邦では、認知行動療法（Cognitive Behavioural Therapy: CBT）をはじめとするさまざまな精神療法や心理教育が実践されています。渡邊は心理教育では、本人や家族に「うつ病はどんな病気か」「どんな治療が必要か」という情報を与え、うつ病について理解してもらう。支持的精神療法では、医師や看護師が高齢のうつ病者の訴えに耳を傾け、悩みを共感する。これらと併せて、必要に応じて「薬物療法」や「認知行動療法」など、ほかの治療を組み合わせることもあると述べています[6]。

　ここでは「その場でどう対応するのか」ということに重点をおき説明します。身体のつらい症状からうつ病になった場合は、その症状に対応しないとうつ病も回復しません。これらの療法とともに、うつ病の根本原因や回復を妨げるものへの介入が必要になります。

　心理的につらい状態にあるのかを問いかけることから始めます。つらくさせているものは何か、患者さんの言葉に耳を傾けます。話してもらえない場合は、患者さんがつらそうに見えること、何か助けになりたいと思っていることを看護師から語りかけてみます。話そうと思ったときでかまわないことを伝えておきます。

①会話時に注意すること[7]

- ゆっくりあせらずに聴く。ゆっくり話しかける
- 話題が混乱したり紆余曲折しそうなときは、穏やかな修正をかけて話を戻す
- いくつもの話題を一気に伝えず、1つに絞る
- 高齢者の知っている慣れた表現（方言でのやり取りも可）で伝える（若者言葉、省略語、英語など理解しにくい言葉は避ける）
- 身体的苦痛や違和感の訴えに対し、確認しながら聴く
- 正論で説得しないで、どうしてそのような考えをもつようになったのかを聞く
- 自殺念慮があれば、絶対にしてはいけないとはっきり否定の言葉を伝え、いつでも相談にのることを伝える

②介入時に配慮すること[7]

- プライドを傷つけない対応をする
- できていることを評価する
- 訴える内容と事実の確認をする（遠慮がちな高齢者は、訴えや相談を表出しないことがある）
- 身体症状（皮膚、食事状況、訴え方、認知度）の観察をする
- 伝えたい内容を図示、表示などして工夫する
- 服薬内容の確認（飲み忘れ、不足、副作用の有無 など）をする
- 強要や無理強いしない
- 切ない、つらい気分（見捨てられ感）にさせない
- 家族、医療者、福祉関係者で情報の共有を図る

＼ ワンポイント ／
年齢だけにとらわれないケアを

「高齢だから仕方ない」という年齢だけに着目した高齢者への差別的偏見がどこかに潜んでいないでしょうか？ 老いや老化に対してケアする側の見方がアセスメントするうえでの妨げになり、影響を与えているかもしれないことに気づくことが大切です。

私たち自身も老化に向けて生きています。将来自分が高齢者といわれるようになったとき、どのような対応をしてほしいのか問われています。自分の中に妨げはないか、患者さんを前にしたとき、常に、自分自身に問いかけながら看護を見出すことが大切です。

文献

1) 石川信一, 岩永三智子, 山下文大, 他：社会的スキル訓練による児童の抑うつ症状への長期的効果. 教育心理学研究 2010；58（3）：372-384.

2) Charney DS, Reynolds CF 3rd, Lewis L, et al. Depression and Bipolar Support Alliance: Depression and Bipolar Support Alliance consensus statement on the unmet needs in diagnosis and treatment of mood disorders in late life. *Arch Gen Psychiatry* 2003; 60: 664-672.

3) 厚生労働省：介護予防マニュアル（改正版平成24年3月）.

4) 長谷川典子, 池田学：認知症とせん妄. 日老医誌 2014；51：422-427.

5) 宮岡等：内科医のための精神症状の見方と対応. 医学書院, 東京, 1995：1-13.

6) 渡邊衡一郎：高齢者のうつ病の治療. NHK 今日の健康. 2017.
https://www.nhk.jp/p/kyonokenko/ts/83KL2X1J32/episode/te/DNZL7KQR25/#article（2024.7.1アクセス）

7) 日本うつ病学会編：うつ病看護ガイドライン. 2022：26-27.
https://www.secretariat.ne.jp/jsmd/iinkai/katsudou/data/guideline_kango_20220705.pdf（2024.7.1アクセス）

Part 10

ポリファーマシー

高齢者は若年者と比べ、薬を服薬する機会が多いものです。これは加齢とともに疾患が増加し、その治療薬も増えることに関連します。その結果、ポリファーマシーと呼ばれる多くの薬を服用することにより、服薬アドヒアランスが低下します。服薬アドヒアランスの低下は、治療効果が正しく得られないばかりか薬物有害事象にもつながります。ポリファーマシーの予防やケアには、患者中心のアプローチが不可欠であり、看護師は患者さんやその家族と積極的にコミュニケーションをとり、普段の生活の中で患者さんの全体的な健康状態を把握することで、薬物療法の最適化に貢献できます。

（溝神文博）

ポリファーマシー

1 転倒リスクと薬剤

長谷川　章

日本の高齢者において薬物有害事象の発現頻度は15.4％と報告されており、転倒の危険は服用した薬の数とともに上昇します[1] 図1 。一方、高齢者が転倒を引き起こす可能性をもつ薬剤を少なくとも１つ以上服薬している場合、多剤併用よりも転倒の危険性を高める可能性があります。したがって、薬が少なからず影響を与えていると考えるならば、中止して経過をみることも重要です。

処方の適正化を考えるにあたり、すべての使用薬剤（一般用医薬品等およびサプリメント含む）について薬物治療の必要性を適宜再考します 図2 。患者さんが受診している診

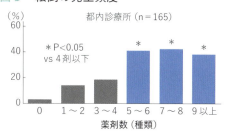

図1　転倒の発生頻度

Kojima T, Akishita M, Nakamura T, et al. Polypharmacy as a risk for fall occurrence in geriatric outpatients. *Geriatr Gerontol Int* 2012; 12: 425-430.

図2　処方見直しプロセス

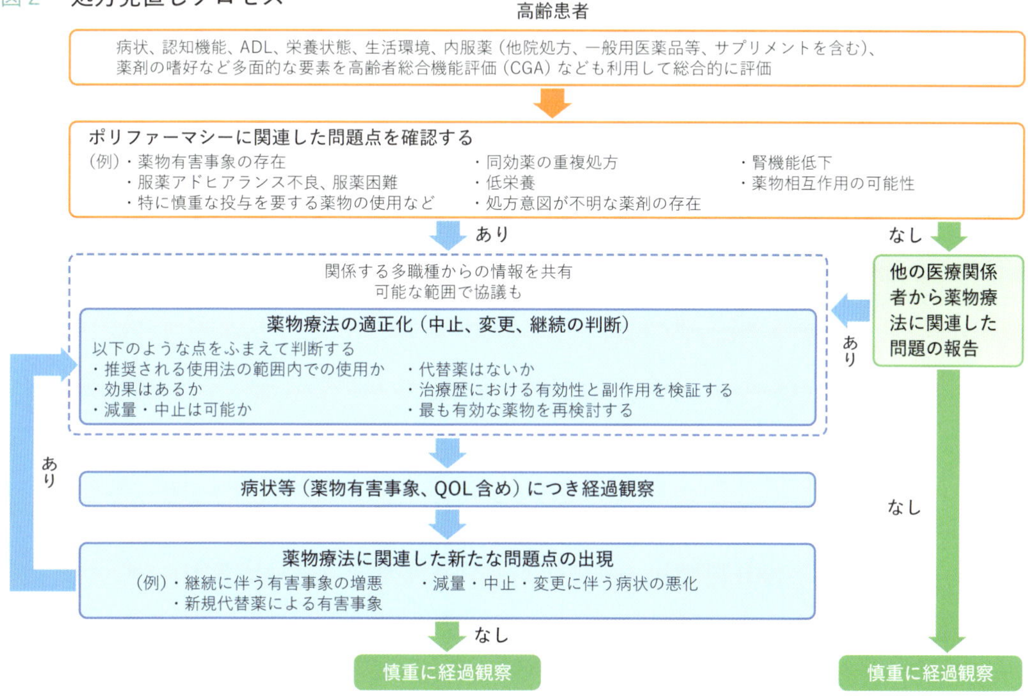

高齢患者

病状、認知機能、ADL、栄養状態、生活環境、内服薬（他院処方、一般用医薬品等、サプリメントを含む）、薬剤の嗜好など多面的な要素を高齢者総合機能評価（CGA）なども利用して総合的に評価

ポリファーマシーに関連した問題点を確認する
（例）・薬物有害事象の存在　　　　　　・同効薬の重複処方　　　　　・腎機能低下
　　　・服薬アドヒアランス不良、服薬困難　・低栄養　　　　　　　　　　・薬物相互作用の可能性
　　　・特に慎重な投与を要する薬物の使用など　・処方意図が不明な薬剤の存在

あり／なし

他の医療関係者から薬物療法に関連した問題の報告

関係する多職種からの情報を共有
可能な範囲で協議も

薬物療法の適正化（中止、変更、継続の判断）
以下のような点をふまえて判断する
・推奨される使用法の範囲内での使用か　・代替薬はないか
・効果はあるか　　　　　　　　　　　　・治療歴における有効性と副作用を検証する
・減量・中止は可能か　　　　　　　　　・最も有効な薬物を再検討する

病状等（薬物有害事象、QOL含め）につき経過観察

薬物療法に関連した新たな問題点の出現
（例）・継続に伴う有害事象の増悪　・減量・中止・変更に伴う病状の悪化
　　　・新規代替薬による有害事象

慎重に経過観察　　　慎重に経過観察

高齢者医薬品適正使用検討会編：高齢者の医薬品適正使用の指針（総論編），厚生労働省，2018：8．より一部改変して引用

療科・医療機関をすべて把握するとともに患者さんの現病歴、ADL（activities of daily living）、生活環境を把握することが必要です。ADL、生活環境など、機能障害や日常生活に関連した要素をも評価する高齢者総合的機能評価（comprehensive geriatric assessment：CGA）を行うことが推奨されています。特に得た情報は多職種で共有し、常用薬の変更や代替薬について検討を行うことが有効です[2]。

事例から考える 1

Aさん　80歳　男性

午前3時ごろに尿意を感じて起床し、立ち上がった際に転倒し、大腿部近位部骨折の診断で入院となりました。入院前のADLは自立しており、飲み忘れはないとのことでした。

【入院時のデータ】
入院時の血圧：125/85mmHg　自宅における薬剤管理者：自己管理
併存疾患：高血圧症、前立腺肥大症
CGA：Barthel index：97点（ADLの指標、諸説あるが76点以上は自立）、Mini-Mental State Examination（MMSE）：28点（認知機能の指標、27点以下が軽度認知機能障害）

【常用薬】
アムロジピン10mg　　1日1回　1回　1錠　朝食後（高血圧症に対する処方）
カンデサルタン8mg　 1日1回　1回　1錠　朝食後（高血圧症に対する処方）
シロドシン4mg　　　 1日2回　1回　1錠　朝・夕食後（前立腺肥大症に対する処方）

【ポイント】
● 本症例の場合、内服アドヒアランスも良好のため、転倒の要因として、薬剤性が考えられます。具体的には、アムロジピン、カンデサルタン、シロドシンによる（起立性）低血圧による転倒です。
● 入院時の血圧が正常値であっても、痛みによる測定時の血圧上昇や起立性低血圧を疑う必要があります。特に、高齢者において降圧薬を内服している50〜60％は起立性低血圧が認められるといわれています。
● 転倒への原因薬剤は『高齢者の安全な薬物療法ガイドライン2015』における「特に慎重な投与を要する薬物のリスト」表1 にも記載されています[3]。前立腺肥大症治療薬であるシロドシンも血圧を下げる効果があります。これらをふまえて、内服の減量および中止を多職種で相談しましょう。

表1　特に慎重な投与を要する薬物の一例

分類	薬物 （クラスまたは一般名）	代表的な一般名 （すべて該当の場合は無記載）	対象となる患者群 （すべて対象となる場合は無記載）	主な副作用・理由	推奨される使用法	エビデンスの質と推奨度
α遮断薬	受容体サブタイプ非選択的α1受容体遮断薬	テラゾシン、プラゾシン、ウラピジル、ドキサゾシンなど		起立性低血圧、転倒	可能な限り使用を控える 代替薬： （高血圧）その他の降圧薬 （前立腺肥大症）シロドシン、タムスロシン、ナフトピジル、植物製剤など	エビデンス：中 推奨度：強

日本老年医学会日本医療研究開発機構研究費・高齢者の薬物治療の安全性に関する研究研究班編：高齢者の安全な薬物療法ガイドライン2015，メジカルビュー社，東京，2015：29．より転載

> 事例から考える 2

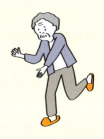

Bさん　87歳　女性

2か月前に転倒しL3圧迫骨折および骨粗鬆症との診断となり入院しました。1か月前に骨粗鬆症治療薬の新規処方をされ退院となりました。入院前のADLは自立で独居（薬は自己管理で飲み忘れあり）でしたが、入院後の精査にて認知症の併存も見つかり、家族と同居となりました。昨日、認知症の進行（精神症状）および脱力感の訴えがあり入院となりました。2週間以内に、転倒を繰り返していたとのことでした。横紋筋融解症および高カルシウム血症と診断されました。

【入院時のデータ】
身長：147cm、体重：45kg、血清カルシウム値：10.0mg/dL（正常値：8.6〜10.2mg/dL）、血清アルブミン値：2.0g/dL（正常値：3.8〜5.3g/dL）、補正カルシウム値：12mg/dL（Payne式）、血清クレアチンキナーゼ：1500U/L（正常値：41〜153U/L）、血清クレアチニン値：0.77mg/dL、クレアチニンクリアランス（Cockcroft-Gault式による算出）：36.57mL/min、LDLコレステロール：110mg/dL、HDLコレステロール：50mg/dL、トリグリセライド（随時採血）：170mg/dL
CGA：Barthel index：97点（ADLの指標、諸説あるが76点以上は自立）、Mini-Mental State Examination（MMSE）：28点（認知機能の指標、27点以下が軽度認知機能障害）
嗜好品：ビタミン剤（ビタミンD_3含有）
併存疾患：認知症、骨粗鬆症、脂質異常症
CGA：Barthel index：92点、Mini-Mental State Examination（MMSE）：19点（前回入院時22点）

【常用薬】
ドネペジル5mg　　　　　　　1日1回　1回1錠　朝食後（認知症に対する処方）
ロスバスタチン10mg　　　　　1日1回　1回1錠　朝食後（脂質異常症に対する処方）
エルデカルシトール0.75μg　 1日1回　1回1錠　朝食後（骨粗鬆症に対する処方）
テリパラチド皮下注用　　　　 1日1回　自己注射（骨粗鬆症に対する処方）

【ポイント】
● 本症例の場合、薬による横紋筋融解症による脱力感と高カルシウム血症による精神症状が憂慮されます。
具体的には、
ロスバスタチンによる横紋筋融解症（脱力感）
エルデカルシトールおよびテリパラチド、嗜好品による高カルシウム血症（精神症状）
が挙げられます。
● 管理者が自己管理から家族管理になったことにより服薬管理が向上しました。MMSEが22点以下の場合、服薬の自己管理の低下に関連するとされています。
● ロスバスタチンなど、スタチン系の脂質異常症治療薬による横紋筋融解症（脱力感）は腎機能低下患者に認められることがあります[4] 表2 。

表2 横紋筋融解症の原因薬物の一例

薬効分類		成分名	薬効分類		成分名
高脂血症薬	HMG-CoA還元酵素阻害剤	アトルバスタチン	気管支拡張剤		アミノフィリン
		シンバスタチン			テオフィリン
		ピタバスタチン	精神神経用剤	ブチロフェノン系	ハロペリドール
		フルバスタチン			ブロムペリドール
		ロスバスタチン		非定型	オランザピン
	その他	クリノフィブラート			リスペリドン
		クロフィブラート			ペロスピロン
		フェノフィブラート		その他	エチゾラム
		ベザフィブラート			リチウム
		コレスチミド		三環系抗うつ剤	クロミプラミン
		プロブコール		四環系抗うつ剤	マプロチリン

厚生労働省：重篤副作用疾患別マニュアル 横紋筋融解症. 平成18年.より一部改変して引用
https://www.mhlw.go.jp/topics/2006/11/dl/tp1122-1c09.pdf（2023.7.8アクセス）

- 骨粗鬆症治療薬であるテリパラチドとエルデカルシトール（活性型ビタミンD_3製剤）は相乗効果で血中のカルシウム値を上昇させる可能性があります。
- さらに、ビタミン剤に含まれるビタミンD_3の影響もあり高カルシウム血症による精神症状が現れた可能性があります。
- 本症例の場合、『高齢者の安全な薬物療法ガイドライン2015』における「特に慎重な投与を要する薬物のリスト」に該当する薬はありませんが、転倒を誘発する症状もあります。したがって、薬剤性の有害事象が転倒に関連する可能性を考慮して常用薬や嗜好品の見直しを多職種で相談しましょう。

高齢者ケアなんでもQ&A

転倒を予防するためには、薬物有害事象を疑い、薬はできるだけ減らすことを意識したほうがいいの？

事例から考える1および2で紹介したように、薬による転倒が疑われるのであれば減らして様子をみることが大切です。一方、併存疾患そのものが転倒リスクとなる場合もあります。たとえば、パーキンソン病や心不全などが含まれる循環器系疾患はその病態自体が転倒リスクです。したがって、病態をコントロールするために内服している薬を減らしてしまうと、転倒のリスクが高まります。また、認知機能低下などで、飲み忘れが多く、病態のコントロール不良による転倒も予想されます。したがって、患者個々の併存疾患やCGAをふまえて、必要であれば薬を続けるまたは増やす、飲み続けられるようにするといった介入も必要になります。

文献

1) Kojima T, Akishita M, Nakamura T, et al. Polypharmacy as a risk for fall occurrence in geriatric outpatients. *Geriatr Gerontol* Int 2012; 12: 425-430.
2) 高齢者医薬品適正使用検討会編：高齢者の医薬品適正使用の指針（総論編）. 厚生労働省, 2018：8.
3) 日本老年医学会日本医療研究開発機構研究費・高齢者の薬物治療の安全性に関する研究研究班編：高齢者の安全な薬物療法ガイドライン2015. メジカルビュー社, 東京, 2015：29.
4) 厚生労働省：重篤副作用疾患別マニュアル 横紋筋融解症. 平成18年.
https://www.mhlw.go.jp/topics/2006/11/dl/tp1122-1c09.pdf（2023.7.8アクセス）

ポリファーマシー

2 食欲不振と薬剤

真野 澪

　食欲不振の原因には多くのものがありますが、その1つに薬剤があります。特に高齢者では、さまざまな理由から薬剤の副作用が出やすいため注意が必要です。ここでは高齢者の食欲不振を引き起こす代表的な薬剤の紹介と、医療従事者が注意するポイントと実践すべき対応について解説します。

■ 高齢者の特徴と薬剤の関係

　高齢者は加齢に伴う生理機能の低下により薬剤の代謝や排泄能が低下し、一般に薬の効果が強く出ることが多くなります。つまり、副作用も生じやすくなるため注意が必要です（例：便秘薬が効きすぎることで下痢になってしまう、降圧薬が効きすぎて低血圧になってしまうなど）。

　また、高齢者は高血圧症、糖尿病、認知症などの複数の慢性疾患が併存していることも多く、そのような場合には薬の数が多くなる傾向にあります。多剤服用によっても食欲不振が起こることが知られています。

■ 食欲不振を引き起こす薬剤

　食欲不振へとつながる薬剤の副作用として、消化管障害、悪心・嘔吐、便秘、下痢、味覚障害などが挙げられます。これらの副作用によって食欲不振を引き起こすと、患者さんの栄養摂取が不足し、体力低下や治療効果の低下につながる可能性があります。

　食欲不振を引き起こす代表的な薬剤を 表1 に示しました。しかし、表に示した薬剤だけではなく、いかなる薬剤においても高齢者の食欲低下の原因となりうると考えておいたほうがよいでしょう[1]。

表1　食欲不振を引き起こす薬剤の例

症状	起こしやすい薬剤の例
消化管障害	非ステロイド性抗炎症薬、副腎皮質ステロイドホルモン剤、ビスホスホネート系製剤、抗菌薬、カリウム製剤
悪心・嘔吐	オピオイド、抗がん剤、選択的セロトニン再取り込み阻害薬、ジギタリス製剤、鉄剤
便秘	抗コリン薬、オピオイド、イオン交換薬、抗がん剤
下痢	抗がん剤、抗菌薬、緩下剤
腹部膨満	α-グルコシダーゼ阻害薬、抗菌薬、緩下剤
味覚障害	キレート剤、苦味のある薬剤、抗がん剤
唾分泌低下	抗コリン薬、抗ヒスタミン薬、抗パーキンソン病薬
血圧低下	降圧薬、利尿薬
傾眠・過鎮静	睡眠薬、抗不安薬、抗うつ薬、抗精神病薬

谷口知慎,谷村学：高齢者の栄養管理における薬剤管理のポイント．静脈経腸栄養 2007；22(4)：465-469．を参考に作成

■ 食欲不振の対応ポイント

　高齢者の食欲不振は低栄養、フレイル、サルコペニアにつながる危険性があります 図1 。フレイルは健康な状態と要介護状態の中間の状態のことで、身体的機能や認知機能の低下がみられる状態のことであり、早期の対応により健康な状態に戻るとされています。サルコペニアは筋肉量が減少する現象のことであり、基礎代謝量の減少を認め、食欲低下をもたらすことで高齢者の機能低下を促進すると考えられています[3)]。

　このような悪い一連の流れはフレイルサイクルともよばれ 図2 、この悪い流れを生まないためにも、食欲不振を起こさないことや食欲不振の早期発見と早期対応を意識した実践を行うことが重要です。

図1　食欲低下による影響

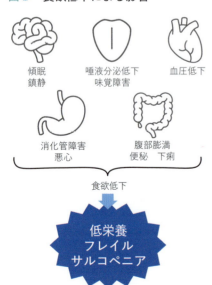

図2　フレイルサイクル

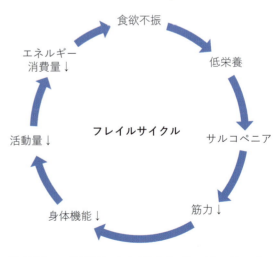

Fried LP, Tangen CM, Walston J, et al. Frailty in older adults: evidence for a phenotype. *J Gerontol A Biol Sci Med Sci* 2001; 56: M147. より

■ 薬剤による食欲不振を起こさないために

①患者の詳細な評価と適切な薬剤選択

　患者さんの病歴、既往歴、アレルギー歴を詳細に把握し、年齢や健康状態などの要因を考慮して、副作用のリスクを最小限に抑える薬剤を選択します。他の薬剤との相互作用を考慮することで、食欲不振のリスクを低減します。

②症状のモニタリングと積極的なコミュニケーション

　新規薬剤を開始した際には、患者さんの状態を詳細にモニタリングし、副作用の早期発見に努めます。具体的には、食事摂取量や体重の変化を定期的に記録することや、患者さんに食欲や気分の変化に対して積極的に質問し、患者さんの変化に早期に気づくことが重要です。

■ 食事摂取量低下・食欲不振が起きてしまった場合

①原因の検索

　まずは食欲不振に至った原因が何かを評価し、判明すればそれに対応することが求められます。

　食欲不振の原因には、先述した薬剤の副作用でも認められる症状のほかにも、感染症や心不全などの身体疾患、うつ病などの精神疾患、口内炎による痛みや義歯不適合などの口腔の問題、食事の進まない環境など多くのものがあります。認知機能低下のために症状を訴えることのできない患者さんに対しては、より注意深い診察や観察が必要になります。

②薬剤の評価・代替療法の検討

　薬剤による食欲不振が疑われた場合には、まずはその薬剤の必要性を再評価します。例えば、痛みに対して服用が開始となったが、すでに痛みが治まっており、もうその薬剤は必要がない可能性もあります。患者さんや医療従事者間で話し合い、薬剤の中止や減量、必要に応じて他の薬剤への切り替えや代替療法の検討を行います。

③多職種連携と総合的なアプローチ

　食欲不振の原因が複雑な場合には、医師、栄養士、薬剤師、心理士など他の専門職種と連携し、総合的なアプローチで患者さんを支援します。具体的には、栄養士と協力して適切な食事プランを立てる、心理士の支援を得て精神的な問題にも対応する、といったものが挙げられます。多職種で情報の共有と連携を図ることで、患者さんの食欲不振に対する包括的な対応をとることが重要です。

食欲不振を引き起こす代表的な薬剤を紹介しましたが、すべての薬剤に食欲不振を引き起こす可能性があることを知っておくことが重要です。

　患者さんの詳細な評価を行い、新規薬剤を使用する際には副作用の出現に対するていねいなモニタリングが求められます。食欲不振が生じた場合には、原因や代替療法について検討します。患者さんの健康をよりよい方向に導くために、多職種で情報を共有し包括的な対応をとることが重要です。

高齢者ケアなんでも Q & A

たくしんの薬剤を服用中の患者さんに食欲不振がみられ、薬剤によるものを考えましたが、どれが原因かわからない…。どのように対応したらよい？

　まず、どのような症状により食欲不振となっているかを確認します。腹部の違和感、味覚の変化など具体的な症状があれば原因薬剤が絞り込みやすくなります。

　次に、いつから症状があるかを確認します。そして、症状が出現したタイミングと各薬剤の開始時期を照合します。タイミングが近い場合には原因薬剤である可能性が高まります。しかし、薬剤の副作用はすぐに出るとは限らず、遅発性に出現することもあるため注意が必要です。同時に、患者さんが服用している薬の中に対症療法として使用され、漫然と継続されている薬剤がないかを確認します。

　副作用の出現の有無にかかわらず、必要のない薬剤は定期的に見直すことも重要です。薬剤の副作用には個人差が大きく、実際には疑わしいものから薬剤を中止・変更をしていき患者さんの状態改善の程度などをみながら順に検討していくこととなります。

食欲不振を引き起こす薬剤は多くあると聞くけれど、食欲を増加させる薬剤はあるの？

　いくつかあります。六君子湯は食欲促進因子であるグレリンの分泌促進作用をもちます。グレリンは胃粘膜由来の成長ホルモン分泌促進ペプチドで、迷走神経を介して末梢空腹情報を中枢に伝達し摂食促進に機能するといわれています。アナモレリンは特定のがんでしか適応がありませんが、グレリン様作用をもち、食欲が亢進します。

　その他、ペリアクチン、モサプリドクエン酸塩、スルピリドなども食欲を増進させる可能性があるといわれています。食欲不振の原因があれば取り除くのが大前提ですが、そのうえで有用性があると判断される場合にはこれらの薬剤を試してみるという方法もあります。

文献
1) 葛谷雅文："食べない老人"への対応. 日老医誌 2009；46（1）：15-17.
2) 谷口知慎, 谷村学：高齢者の栄養管理における薬剤管理のポイント. 静脈経腸栄養 2007；22（4）：465-469.
3)「日本人の食事摂取基準」策定検討会：日本人の食事摂取基準（2020年版）. 厚生労働省
4) Fried LP, Tangen CM, Walston J, et al. Frailty in older adults: evidence for a phenotype. *J Gerontol A Biol Sci Med Sci* 2001; 56: M146-M156.

ポリファーマシー

処方カスケード

溝神文博

　高齢者の薬物療法を考えるうえで重要なのは、薬の特性と高齢者の特性をよく知ることです。古くから薬物動態の変化、薬物相互作用による影響、薬の感受性の亢進が起こることが知られていますが、こういった薬物動態による影響だけではなく、近年では、ADLの低下や手指の機能障害、認知機能低下、視力障害、聴覚障害、嚥下機能低下やフレイル・サルコペニアといった高齢者の身体機能の変化によって、薬物療法が大きな影響を受けることが明らかになっています。そのため、高齢者の身近にある薬がどのように使われているかも考え、その患者さんごとの特性を把握した薬物療法を組み立てる必要があります。

■ ポリファーマシーの原因

　ポリファーマシーは、「Poly」+「Pharmacy」で多くの薬を示す造語です。ポリファーマシーは明確な数の定義が定まっておらず、ポリファーマシーの数の定義は文献によってさまざまです。ポリファーマシーの定義に関するシステマティックレビューでは、薬剤数の定義されている111文献中51文献（46.4%）が5剤以上をポリファーマシーとしており、海外では5剤以上が最も一般的な定義です[1]。日本では薬物有害事象の発現頻度が6剤以上で上昇するという報告[2]や平成28年4月から追加された薬剤総合評価調整加算・管理料において6剤以上という定義がなされており、6剤以上をポリファーマシーとすることが多いです。

　しかし最近では、厚生労働省高齢者医薬品適正使用検討会が作成している「高齢者の医薬品適正使用の指針（総論編）」において、薬物有害事象や服薬アドヒアランスの低下、不要な処方、あるいは必要な薬が処方されないことや過量・重複投与など薬剤のあらゆる不適切な問題がポリファーマシーであるとしています。そのため、ポリファーマシーは薬剤数が多いことも問題ですが、実質的には、不適切な処方が問題です。

　ポリファーマシーの原因は、複数の慢性疾患に罹患していることが主な要因として挙げられ[3]、日本の大学病院老年科5施設（660例、平均76歳）のデータによれば、年齢とともに合併疾患数が増加し同様に処方薬剤数が増加し、1疾患あたり1.3剤増加することが示されています。そのため、高齢であるがゆえに多病となり薬が増えるといったことも挙

げられます。近年、新たな薬物の登場とともにポリファーマシーの患者さんは増加しており、米国において行われた65歳以上を対象とした健康栄養調査のデータによれば、1988年から2010年の間で5剤以上服用する高齢者は、12.8%から39.0%へと増加しています[4]。また、ポリファーマシーの1つの原因に処方カスケードが挙げられます。その原因は薬物有害事象にあります。

薬物有害事象

　服用薬剤数と薬物有害事象は密接に関連しており発現頻度が上昇します[2]。東京大学老年病科の調査研究（1995〜1998年）では、特に75歳以上では、15%に達すると報告されています[5]。薬物有害事象の症状としては中枢神経系、電解質異常、消化器症状が7割以上を占め[6]、特に重篤な薬物有害事象は予防可能なものが多く約27%を占めます。

　こうした報告が多い一方で、高齢者では発現する薬物有害事象が若年者と比べ、原因の薬物が特定できない場合も多いです。定型的な症状（副作用）より、非定型的な症状（老年症候群）が発現することが多いです。こうした症状は特に75歳以上で多く、ポリファーマシー状態のフレイル患者さんであれば、薬物有害事象の発現頻度が33%と報告があり[7]、フレイル高齢者では薬物有害事象は遭遇しやすい医療上の問題です。

　薬物有害事象の発現する要因として、①薬自体の要因；副作用、薬物相互作用、ポリファーマシー、潜在的不適切な薬物（potentially inappropriate medications：PIMs）の影響、②身体機能の要因；生理機能の低下（薬物動態ADMEの変化）、身体機能の低下（視力、聴力、手指の機能障害など）、嚥下機能、認知機能の低下、③人的要因；Medication Errorの問題や過小医療、介護者の問題などが考えられます。これらの要因が単独で発生するよりも複数重なり発生するため、発症の機序が複雑となり総合的に判断する必要があり、注意深く観察し薬物有害事象と疑わないと発見できないことも多くあります。

処方カスケードの形成

　処方カスケードとは、薬物有害事象を新たな疾患や症状と誤認され、新たな処方につながることを指します 図1 。処方カスケードはポリファーマシーを助長することがあり注意が必要です。では、どのようにして処方カスケードが形成されるのでしょうか。

図1　処方カスケードのイメージ

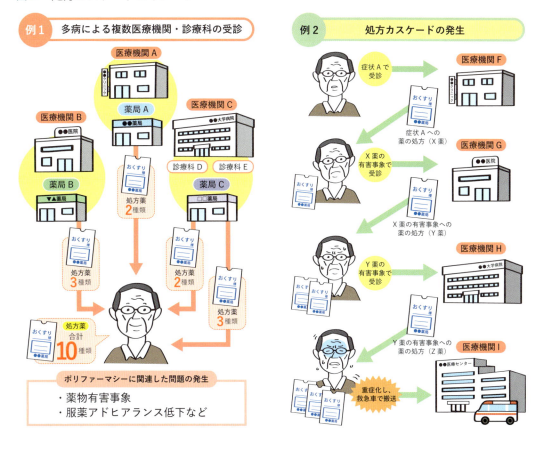

　高齢者に多い薬物有害事象として、薬剤起因性老年症候群があります 表1 。高齢者の場合、薬疹といった症状より老年症候群の悪化として薬物有害事象が発生することがあります。また、本症状の多くは、薬だけの作用で起こるわけではなく、身体機能の低下に伴い、症状が増強される形で発現することが多いのが特徴です。また、薬物有害事象と思われにくい症状が多いのも特徴で、薬を中止したからといって必ずしも症状が改善するわけではなく、症状に対する総合的なアプローチが求められます。

　代表的な処方カスケードの例を 表2 に示します。薬理学的に起こりやすい処方カスケードの一覧ですが、日常臨床では、整形外科で痛み止めを処方してもらい服用し胃部不快感を訴えるその結果、食欲不振につながるといったものも、カルシウム（Ca）拮抗薬の副作用である下腿浮腫に対して利尿薬が処方されるといったものもあります。処方カスケードの難しい点は、医療者が気がつかない、患者さんにも情報が提供されない結果、その症状を薬の副作用だと思わず、別の病院を受診するといったことが起こり、処方情報が共有されない結果ポリファーマシーにつながることも多くあります。

表1　薬剤起因性老年症候群と主な原因薬剤

症候	薬剤
ふらつき・転倒	降圧薬（特に中枢性降圧薬、α遮断薬、β遮断薬）、睡眠薬、抗不安薬、抗うつ薬、てんかん治療薬、抗精神病薬（フェノチアジン系）、パーキンソン病治療薬（抗コリン薬）、抗ヒスタミン薬（H_2受容体拮抗薬含む）、メマンチン
記憶障害	降圧薬（中枢性降圧薬、α遮断薬、β遮断薬）、睡眠薬・抗不安薬（ベンゾジアゼピン）、抗うつ薬（三環系）、てんかん治療薬、抗精神病薬（フェノチアジン系）、パーキンソン病治療薬、抗ヒスタミン薬（H_2受容体拮抗薬含む）
せん妄	パーキンソン病治療薬、睡眠薬、抗不安薬、抗うつ薬（三環系）、抗ヒスタミン薬（H_2受容体拮抗薬含む）、降圧薬（中枢性降圧薬、β遮断薬）、ジギタリス、抗不整脈薬（リドカイン、メキシレチン）、気管支拡張薬（テオフィリン、アミノフィリン）、副腎皮質ステロイド
抑うつ	中枢性降圧薬、β遮断薬、抗ヒスタミン薬（H_2受容体拮抗薬含む）、抗精神病薬、抗甲状腺薬、副腎皮質ステロイド
食欲低下	非ステロイド性抗炎症薬（NSAID）、アスピリン、緩下剤、抗不安薬、抗精神病薬、パーキンソン病治療薬（抗コリン薬）、選択的セロトニン再取り込み阻害薬（SSRI）、コリンエステラーゼ阻害薬、ビスホスホネート、ビグアナイド
便秘	睡眠薬・抗不安薬（ベンゾジアゼピン）、抗うつ薬（三環系）、過活動膀胱治療薬（ムスカリン受容体拮抗薬）、腸管鎮痙薬（アトロピン、ブチルスコポラミン）、抗ヒスタミン薬（H_2受容体拮抗薬含む）、αグルコシダーゼ阻害薬、抗精神病薬（フェノチアジン系）、パーキンソン病治療薬（抗コリン薬）
排尿障害・尿失禁	抗うつ薬（三環系）、過活動膀胱治療薬（ムスカリン受容体拮抗薬）、腸管鎮痙薬（アトロピン、ブチルスコポラミン）、抗ヒスタミン薬（H_2受容体拮抗薬含む）、睡眠薬・抗不安薬（ベンゾジアゼピン）、抗精神病薬（フェノチアジン系）、トリヘキシフェニジル、α遮断薬、利尿薬

厚生労働省：高齢者の医薬品適正使用の指針（総論編）. 2018: 10. より
https://www.mhlw.go.jp/content/11121000/kourei-tekisei_web.pdf（2023. 8. 3アクセス）

表2　処方カスケードに関係する薬の一覧

薬	副作用	副作用を治療するために処方された薬
コリンエステラーゼ阻害剤	失禁	抗コリン作用薬（例、オキシブチニン）
血管拡張薬、利尿薬、ベータブロッカー、カルシウムチャネルブロッカー、ACE阻害剤、NSAID、オピオイド鎮痛薬、鎮静剤、スタチン	めまい	プロクロルペラジン
NSAID	高血圧	降圧薬
チアジド系利尿薬	高尿酸血症、痛風	アロプリノールまたはコルヒチン
メトクロプラミド	運動障害	レボドパ
ACE阻害薬	咳	咳抑制剤および／または抗生物質
パロキセチン、ハロペリドール	身震い	レボドパ-カルビドパ
エリスロマイシン	不整脈	抗不整脈薬
抗てんかん薬	発疹	局所コルチコステロイド
抗てんかん薬	吐き気	メトクロプラミド、ドンペリドン
ジゴキシン、硝酸塩、ループ利尿薬、ACE阻害薬、経口コルチコステロイド、抗生物質、NSAID、オピオイド鎮痛薬、メチルキサンチン（例：テオフィリン）	吐き気	メトクロプラミド
抗精神病薬	錐体外路	レボドパ、抗コリン作用薬

Kalisch LM, Caughey GE, Roughead EE, et al. The prescribing cascade. *Aust Prescr* 2011; 34: 164. より

処方カスケードの管理において注意すべき点

　処方カスケードの予防において重要な点は、症状を早期に発見し情報を共有することです。特に、処方カスケードが発生する前に、新規薬剤の開始時や漫然と投与されている薬剤においても、患者さんの状態変化によって薬物有害事象が発現することが多く、疑われる症状があるか、患者さんの症状や薬剤の使用に異常があるかどうかを注意深く確認し医師や薬剤師らと共有することが重要です。

　また、患者さん・家族に対しても情報提供を行い、処方カスケードに関する情報を提供し、疑わしい症状が発現した場合は、すみやかに処方医に受診するよう説明することが大切です。

文献

1) Masnoon N, Shakib S, Kalisch-Ellett L, et al. What is polypharmacy? A systematic review of definitions. *BMC geriatrics* 2017; 17: 230.
2) Kojima T, Akishita M, Kameyama Y, et al. High risk of adverse drug reactions in elderly patients taking six or more drugs: analysis of inpatient database. *Geriatr Gerontol Int* 2012; 12: 761-762.
3) Mizokami F, Koide Y, Noro T, et al. Polypharmacy with common diseases in hospitalized elderly patients. *Am J Geriatr Pharmacother* 2012; 10: 123-128.
4) Charlesworth CJ, Smit E, Lee DSH,et al. Polypharmacy among adults aged 65 years and older in the United States: 1988–2010. *J Gerontol A Biol Sci Med Sci* 2015; 70: 989-995.
5) 鳥羽研二、秋下雅弘、水野有三、他：薬剤起因性疾患. 日本老年医学会雑誌 1999；36(3)：181-185.
6) Thomsen LA, Winterstein AG, Søndergaard B, et al. Systematic review of the incidence and characteristics of preventable adverse drug events in ambulatory care. *Ann Pharmacother* 2007; 41: 1411-1426.
7) Hanlon JT, Pieper CF, Hajjar ER, et al. Incidence and predictors of all and preventable adverse drug reactions in frail elderly persons after hospital stay. *J Gerontol A Biol Sci Med Sci* 2006; 61: 511-515.
8) 厚生労働省：高齢者の医薬品適正使用の指針（総論編）について. 2018.
https://www.mhlw.go.jp/file/04-Houdouhappyou-11125000-Iyakushokuhinkyoku-Anzentaisakuka/0000209385.pdf
9) Kalisch LM, Caughey GE, Roughead EE, et al. The prescribing cascade. *Aust Prescr* 2011; 34: 164.

自立・生活機能
を維持するかかわり

高齢者ではさまざまな問題が複合的に起こることで生活の質が低下します。そのため、身体的、精神的、社会的側面から包括的に高齢者を理解し、ケアすることが大切です。

本項では、高齢者の自立や生活機能の維持に必要なアセスメントとケアを中心に解説します。エンド・オブ・ライフ期も含めて、高齢者が豊かで充実した生活を送るための支援について理解を深めることをめざしています。

（永野彩乃）

Part 1	フィジカルアセスメント	p.136 ▶
Part 2	睡眠	p.152 ▶
Part 3	排泄	p.162 ▶
Part 4	皮膚	p.183 ▶
Part 5	食事	p.223 ▶
Part 6	活動・運動	p.249 ▶
Part 7	苦痛のケア	p.260 ▶
Part 8	高齢者のエンド・オブ・ライフケア	p.275 ▶

Part 1

フィジカル
アセスメント

この章では、高齢者の身体的なアセスメントに関することを
学びます。

フィジカルアセスメントは、「フィジカル＝身体的な」「アセ
スメント＝情報」を問診・視診・触診・聴診・打診などを用
いて意図的に情報収集を行い、身体上の問題を分析し、適切
なケアを導きます。医療者には、常に根拠に基づく実践と、
それを評価する、的確なフィジカルアセスメントが求められ
ます。特に、高齢者は、加齢に伴う身体的な衰えと多病によ
り、急変に至るリスクも高いので、いのちを救い、つなぐた
めの十分なフィジカルアセスメントを行い、早期発見と同等
に、予測を行うことも重要です。

（神田由佳）

フィジカルアセスメント

脱水の評価とケア

神田由佳

■ 脱水の評価に必要な知識

　脱水（dehydration）とは、身体の中の体液量が不足している状態をいいます。体液は、成人では、体重の60％程度を占めていますが、加齢とともに少なくなってきます。高齢者では、10％程度少なくなり体重の50％程度です。高齢者は、さまざまな予備能力が低下し、喉の渇きに対する感受性が低下しているため、水分摂取が不足がちになり、簡単に脱水に陥りやすくなります。また、温度に対する感覚も低下してくることや、体液の減少によって体温調整がしにくくなることで、脱水の徴候が見逃されやすく、熱中症を引き起こす場合もあります。厚生労働省の統計によると、熱中症による死亡者割合は、高齢になるにつれて増えていき、65歳以上の高齢者では80％を超えてきています[1]。

　ほかにも脱水は、便秘や発熱をきたすばかりでなく、血液の流れが滞り意識障害や脳梗塞、心筋梗塞などの全身にさまざまな障害を生じ、死を招く危険さえあるため、早期発見・早期治療が大切です。特に高齢者は、食欲がないとき、糖尿病や高血圧などの基礎疾患がある場合、また利尿剤を服用している場合には、脱水を起こしやすい傾向にあるので注意が必要です。

①脱水の種類
　脱水は、発生機序により3種類に分類されます。

高張性脱水	水分が主に失われる水欠乏性脱水
低張性脱水	ナトリウムが主に失われるナトリウム欠乏性脱水
等張性脱水	ナトリウムと水分が同時に失われる混合性脱水

　高齢者は、水分欠乏に由来した混合性脱水が多くなります。

②脱水の原因

1	体内の水分量が減っている	・食欲が低下し、食事から水分がとれない ・嚥下障害があり、水がうまく飲み込めない ・運動障害があり、自分で自由に飲めない ・排泄時の介護者への遠慮から、水分を控えてしまっている ・気温や室温が高く、体内から水分や電解質が喪失してしまっている ・発熱、下痢、嘔吐などで、体内から水分や電解質が喪失してしまっている
2	加齢によるさまざまな予備能力の低下	・喉が渇いていると感じにくいため、あまり水分をとらない ・認知症などで、飲んだかどうかを忘れてしまうなど自分で飲水の調整ができない ・腎臓機能（腎血流量、糸球体濾過率、尿細管ナトリウム再吸収能、尿濃縮予備能、希釈力）の低下により、水分調整機能が低下する
3	薬の影響	・利尿剤や緩下剤などの薬剤の使用によって、水分や電解質が喪失してしまっている ★血圧を下げる降圧剤の種類によっては、利尿作用があり、尿の排出によって必要なナトリウムや水分が不足してしまうことがある

③臨床症状

軽度	・皮膚のかさつき、唇・口腔内が乾燥しているときは、軽度の脱水のサイン ・前胸部や手の甲の皮膚をつまんだときに元に戻るのに2秒以上時間がかかる（ツルゴール反応）図1 や、爪を押した後にすぐにピンク色に戻らない（毛細血管再充満時間：CRT 爪床圧迫テスト）図2 といった状態があれば、脱水の可能性がある ・ぼーっとしている、うとうとと傾眠気味になる、手足が冷たい、めまい、ふらつきなどの症状も注意が必要
中等度	・脱水が中度に進行すると、頭痛や吐き気などの症状がみられてくる ・血圧が下がる、嘔吐や下痢などの明らかな体調の異変がみられることがある ・トイレへ行く回数が少なくなるのも脱水のサインの1つ。回数や尿の量、尿の色が濃くなっていないかも注意が必要
高度	・症状が悪化して高度になると、意識が朦朧としたり、話しかけても反応がなくなったりする ・症状がさらに悪化すると、意識を失う、けいれんを起こすこともある

CRT：capillary refilling time

図1　ツルゴール

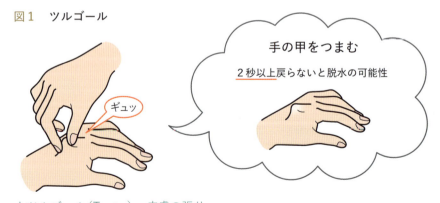

★ツルゴール（Turgor）＝皮膚の張り

図2　毛細血管再充満時間：CRT爪床圧迫テスト

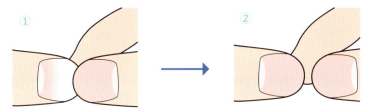

① 手の親指の爪を逆の指でつまむ

② つまんだ指を離したとき、白かった爪の色がピンクに戻るのに3秒以上かかれば、脱水症を起こしている可能性がある

④検査所見

　バイタルサインの徴候は、脈拍の増加、収縮期血圧の低下、あるいは起立性低血圧などを呈することが多いです。

　血液検査の異常としては、ヘマトクリット値（Ht）、血清総タンパク（TP）、血清尿酸値（UA）、尿素窒素（BUN）、BUN/クレアチニン比（BUN/Cr）、の上昇、またナトリウム（Na）などの電解質の異常、などがあります。

　血液検査で、BUN/Crが25以上、UAが7 mg/dL以上が診断に有用とされていますが、高齢者は、慢性的な基礎疾患を患っている場合もあり、普段からBUNがやや高値を示すことが比較的多いです。そのため、検査値だけで正確に、脱水を評価することは難しいことがあります。平常時の血液検査結果の推移や、臨床症状や普段の生活状況と総合して判断することが望ましいです。

脱水に対するケアの実際

　必要な水分量は、体重から算出する方法があります。一般的には体重1 kgあたり30〜40mL/日を基準[2]に、病態などにより増減していきます。そのうち、食事からの摂取や、体内でも水が多少つくられているため、飲み水としては、おおよそ1000〜1200mL程度の摂取が適量といわれています[3]。高齢者は、食事摂取量が減っていたり、心臓病などの基礎疾患があったりするため、個々の判断は必要です。

軽度	・水分を摂取するだけで改善することが多い ・日常生活での水分補給は、水やお茶でもかまわないが、脱水の症状があるときは、水分とミネラルを補う必要がある ・水分と塩分（電解質）の両方を効率よく摂取できる市販の経口補水液をうまく活用する方法があるが、経口補水液は自宅でつくることも可能 ・また、ナトリウムの補給には、味噌汁や梅干しなども有用
中等度	・中度の場合も、経口補水液を摂取するのが効果的 ・下痢の症状がある場合は、排泄するたびに水分を補う ・嘔吐したときは、吐いた量と同じくらいの経口補水液を摂取する
高度	・重症化した高度の脱水の場合は、口からの水分補給だけでは対処できない可能性が高い。点滴などの処置が必要となる場合があるため、病院を受診することを勧める ・意識がない、けいれんを起こしている場合は、命の危険もあるため、早めの対処が必要

高齢者の脱水予防

①こまめな水分補給

　喉が渇いていなくても、水分を定期的に飲むことの重要性を伝えていきます。喉が渇いている自覚がないことが多いので、家族などまわりの人が声をかけていくなどをして、水分摂取を意識的に行うことが必要です。また、水分やお茶、経口補水液のほかに、水を多く含むゼリーやアイス（氷）、フルーツなどで水分補給をするなどの工夫も取り入れるとよいです。塩味の飴などをじょうずに取り入れるのもよいでしょう。

②室内の湿度・温度管理

　冬場、部屋が乾燥している場合は、加湿器の使用や濡れたタオルを干すなどして湿度を上げます。夏の暑い日は、エアコンだけではなく、扇風機も活用して室内の温度を適温に保つことが重要です。

＼ ワンポイント ／

経口補水液を自分でつくる方法

　つくり方は簡単なので試してみてください。この経口補水液がおいしいと感じたときは、脱水の徴候が出ている可能性があります。

〈経口補水液のつくり方〉

水かぬるま湯1000mL、砂糖40g（大さじ4杯）、食塩3g（小さじ1/2杯）を水筒などに入れて、よくかき混ぜれば完成。

- ハチミツやレモン汁を少し加えると飲みやすくなります。麦茶に、少しの砂糖と塩を入れて飲むのも有用です。
- 経口補水液は日持ちしないので、つくったら冷蔵庫に入れてその日のうちに飲みきりましょう。

文献

1) 厚生労働省：年齢（5歳階級）別にみた熱中症による死亡数の年次推移（平成7年〜令和3年）〜人口動態統計（確定数）より
https://www.mhlw.go.jp/toukei/saikin/hw/jinkou/tokusyu/necchusho21/dl/nenrei.pdf（2023.7.25アクセス）
2) 日本臨床栄養代謝学会編：日本臨床栄養代謝学会JSPENテキストブック. 南江堂, 東京, 2021：212.
3) 環境省：水道対策「健康のため水を飲もう」推進運動.
https://www.env.go.jp/water/water_supply/nomou/index.html（2023.7.25アクセス）

フィジカルアセスメント

呼吸のアセスメント

川畑亜加里

　呼吸は生命の維持にかかわるため観察のポイントを知り、早期に異常を発見することが患者さんの命を守ります。肺炎による入院患者の在院日数は呼吸リハビリテーションの導入までの期間と入院前の日常生活動作に関連性があった[1]と報告があり、入院してから早期に呼吸リハビリテーションを日常の看護ケアに取り入れることや、入院前から呼吸機能とともに高い日常生活動作（ADL）を維持しておくことが自立した生活を維持するカギになります。

■ 加齢に伴う生理的変化

①呼吸筋の筋力低下
- 息を吐きだす作業が大変で、換気が不十分になりやすくなります。

②胸郭の硬化
- 肋軟骨が石灰化して硬くなり筋肉の弾力性も低下することから胸郭が十分に動かなくなり、さらに側弯・円背の場合は、胸腰椎関節可動域制限から胸郭の広がりが制限されます。

③肺弾性収縮力の低下
- 伸び縮みの能力が低下し、肺活量が減少します。
- 気管支粘膜の線毛運動の低下に伴い気管支分泌物の運搬能力の低下が起こります。

④残気量の増加と肺活量の減少
- 肺胞が拡張してくるため予備呼気量の減少が著明で残気量増加がみられ、結果として肺活量が減少します。

※動脈血酸素分圧（PaO_2）はやや低下しますが、PaO_2、pHは加齢による変化はありません。

■ 呼吸の観察ポイント

高齢者の呼吸は、呼吸回数とともに呼吸運動のフォームを観察します。
- 吸気・呼気における胸部と腹部の同調性
- 胸骨切痕部と剣状突起の動き
- 吸息に一致した肋間陥没の有無・部位・程度
- 呼吸補助筋（胸鎖乳突筋、斜角筋、腹筋群）収縮の有無・タイミング 図1
- 胸郭を絞り込む動きの有無
- 吸気と呼気の時間

図1　胸部の解剖

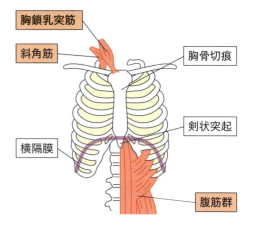

高齢者ケアなんでもQ&A

SpO_2が95％以上なら、呼吸状態は大丈夫と考えてよいの？

SpO_2だけではなく呼吸回数、呼吸パターンも含めて評価しましょう。

SpO_2（percutaneous arterial oxygen saturation：経皮的動脈血酸素飽和度）は、ヘモグロビンが酸素と結合している割合をパルスオキシメーターで測定しています。ヘモグロビン値が正常でも、低値であっても、すべてのヘモグロビンに酸素が結合していればSpO_2は100％です 図2 。

図2　SpO_2のモデル

ヘモグロビン正常値

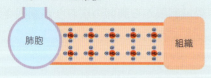

ヘモグロビン低値

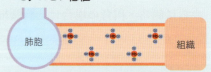

ヘモグロビンが低値の場合、組織に運ばれる酸素の量は少なくてもSpO_2は100％

ヘモグロビン値が正常に比較して、低値のときは、組織に運ばれる酸素の量は少ないため組織が低酸素となり臓器不全を生じる可能性があります。生体は、組織の低酸素による臓器不全を防ぐために、代償として呼吸回数を増やし、代償できなくなってから呼吸困難を自覚することがあります。高齢者は、呼吸回数、呼吸パターンを含めて呼吸の評価をすることが重要です。

呼吸の異常のアセスメント

　高齢者が呼吸困難を訴えた場合、重症肺炎、慢性閉塞性肺疾患（chronic obstructive pulmonary disease：COPD）増悪、急性心不全、気道異物、喘息発作、アレルギー反応を疑い、p.142の観察のポイントに合わせて呼吸音を聴取します。

①喘息やCOPD増悪の場合

● 低調性連続性副雑音（rhonchi）、高調性連続性副雑音（wheezes）が聴取され、呼気時間の短縮が生じます。

②心不全の増悪の場合

● 下肺野に粗い断続性副雑音（coarse crackles）や、高調性連続性副雑音（wheezes）が聴取され、外頸静脈の怒張や起座呼吸を認めます。

③アレルギー反応によるアナフィラキシーの場合

● 全身の紅斑や蕁麻疹、咽頭違和感、喘鳴、意識障害、嘔吐、下痢を生じることがあり、急ぎ治療を開始する必要あります。

　また、呼吸困難感を訴えられない、自覚がない場合もあり、低酸素が起因のせん妄が生じて、呼吸状態の悪化を発見することがあります。

　呼吸状態悪化の徴候であるチアノーゼは、酸素と結合していないヘモグロビンが5 g/dL以上になると生じます[2]。ヘモグロビン量が少ない貧血の場合は、チアノーゼが生じにくくなります。さらに高二酸化炭素血症を生じていると、血圧上昇、頻脈、頬の潮紅、発汗を生じ、顔色がよく見えることがあります。日ごろとの違和感があるときは全身状態を観察し、異常の早期発見に努めます。

高齢者ケアなんでもクイズ

65歳以上の不慮の事故による死因別死亡数で、窒息は何位？

答え　2位

令和3年に窒息が原因の死亡数は7,246人で 図3 、4位の交通事故が原因の死亡数に比較すると約3.4倍もいます[3]。

窒息時には、腹部突き上げ法 図4 で除去を試み、除去できずに意識がなくなった場合はBLS（basic life support：一次救命処置）を開始します。

窒息の原因物は食べ物が多く、餅、肉、おかゆなどで、要因は咳嗽の力が弱く詰まりを押し返せないこと、歯の喪失や咀嚼力が弱いことなどが挙げられます。高齢者は詰まりを解除できる咳の力をつけておくことが、いざというときに命を守るカギになります。

図3　65歳以上の不慮の事故による死因別死亡数（令和3年）

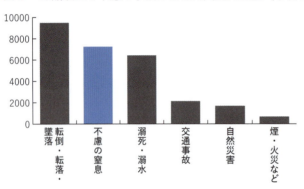

図4　腹部突き上げ法

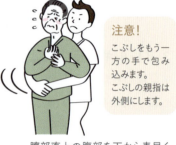

注意！
こぶしをもう一方の手で包み込みます。こぶしの親指は外側にします。

臍部直上の腹部を下から素早く突き上げます。

■ 呼吸ケア・アプローチ

　高齢者は、全身状態や倦怠感、モチベーションの低下から高負荷な運動療法は難しい場合があります。①コンディショニング 図5 、②早期離床（座位・立位）を組み合わせながら進めましょう。

①コンディショニング

　呼吸器疾患の患者さんは全身の筋肉や関節の柔軟性低下があるため、リハビリテーションの準備運動として行います。看護師でも支援しやすく、患者さんも自主トレーニングとして取り入れやすいアプローチです。

②早期離床（座位・立位）

　離床は循環動態の変動に大きな影響を与えるため、心拍数、血圧のモニタリングと不整脈の有無を観察しましょう。

図5　コンディショニングの例

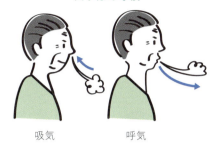

口すぼめ呼吸

吸気　　　呼気

吸気は鼻からゆっくり吸いこみ、呼気は口唇をすぼめながら細くゆっくりと吐き出す。

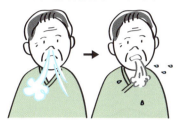

自己排痰練習（ハフィング）

吸い込む　　一気に吐き出す

何回か深呼吸したあと、鼻から大きく息を吸い込み、息を止めて口から「ハッ」と強く早く一気に息を吐き出す。

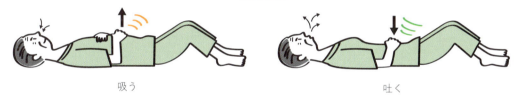

腹式呼吸

吸う　　　　　　　　吐く

吸気時に腹部を膨らませ、呼気時は腹部をへこませながら呼吸する。

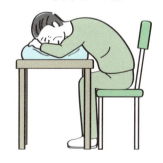

リラクセーション

テーブルにもたれかかるような前傾座位、ファーラー位など。姿勢保持に必要な筋群および呼吸補助筋の筋活動を抑制して不要な酸素消費を減少させる。

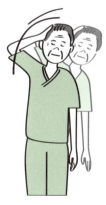
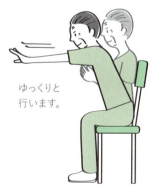

胸郭可動域練習

ゆっくりと行います。

胸郭の側屈　　　　背部過伸展

■ 体位ドレナージ

　排痰を目的とした体位ドレナージは、側臥位60度以上にする必要があります。前傾側臥位や完全側臥位にするとさらに排痰の効果が得られます。前傾側臥位や完全側臥位にするとき、体幹の下に上腕が入ってしまうと神経障害や循環障害の原因となるため、過伸展や過内旋を避ける目的に枕を利用します。下側の指にSpO_2モニターを装着しモニタリング状況を観察することで循環障害を早期発見できます 図6 。

図6　ドレナージのポイント

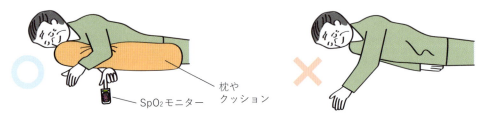

■ 日常的にできる誤嚥、咽頭貯留予防のケア

　積極的に体位ドレナージを実施することが難しいときもあります。頭部前屈、ヘッドアップすることで、喉頭蓋谷が広がり気道が狭まり、食道が広がるため誤嚥や、咽頭の分泌物貯留が予防できます 図7 。マンパワーが不足していても、頭部前屈、ヘッドアップをするだけでも、分泌物の誤嚥や咽頭貯留による窒息予防につながります。

図7　頭部前屈、ヘッドアップの効果

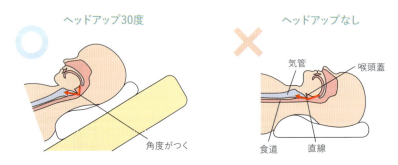

文献
1) 田村宏、玉木彰、荒木信人、他：日常生活動作の低下をきたした急性期高齢者肺炎患者における在院日数に関与する因子．日本呼吸ケア・リハビリテーション学会誌 2019；28（1）：126-129．
2) 山勢博彰：末梢循環系のアセスメント．医療情報科学研究所編，看護がみえるvol.3 フィジカルアセスメント，メディックメディア，東京，2021：163．
3) 消費者庁：高齢者の不慮の事故．消費安全課，2022．
https://www.caa.go.jp/policies/policy/consumer_safety/caution/caution_067/assets/consumer_safety_cms205_221227_05.pdf
（2023.7.29アクセス）

フィジカルアセスメント

循環のアセスメント

清水孝宏

■ 循環障害、循環不全の原因

　顔色が悪い、脈拍が弱く速い、血圧が下がっているなど、循環不全の徴候はさまざまです。循環の観察を系統立てて行い、何が原因で循環障害あるいは循環不全が起きているのかを理解することが重要です。

　循環障害、循環不全を理解するためには代表的なショックの分類を知る必要があります 表1 。それぞれのショックには異なった病態と原因があります。

表1　ショックの分類

分類	病態	原因
循環血液量減少性ショック	循環血液量減少	出血、脱水、熱傷　など
血液分布異常性ショック	血液分布異常 （血管抵抗の異常）	敗血症、脊髄損傷、アナフィラキシー　など
心原性ショック	心拍出量低下 （ポンプ機能異常）	心筋梗塞、弁膜症、心筋炎、心筋症　など
心外閉塞・拘束性ショック		心タンポナーデ、緊張性気胸　など

■ 血圧低下のアセスメントとショックへの治療や介入

　血圧は全血管抵抗と心拍出量に影響を受けます 図1 。心拍出量は1回拍出量と心拍数に、1回拍出量は前負荷、心収縮力、後負荷に影響を受けます。各因子が障害されることで血圧が低下します。障害を受けている因子をアセスメントすることで治療や介入に違いがあります。

　高齢者は体内水分量減少や口渇中枢の減退により容易に脱水に陥りやすい特徴があります。脱水に陥ると血圧低下や頻脈を認めます。　その一方で、加齢に伴う高血圧症により、多くの高齢者が降圧剤を服用しています。循環をアセスメントするうえで、服用している降圧剤の有無や種類にも目を向ける必要があります。

図1 血圧を構成する因子

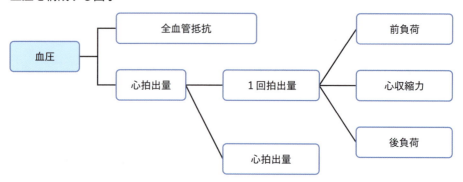

　ここで先述したショックの分類における病態と、血圧を構成する因子を照らし合わせ介入を考えてみます。それぞれの病態や原因により治療や介入が異なり、誤った治療や介入はショックを悪化させることもあります。

①循環血液量減少性ショック

　出血や脱水などで循環血液量が減少すると前負荷が低下します。前負荷が低下すると1回拍出量が減少するため心拍出量が減り、その結果血圧が低下します。治療や介入としては止血や蘇生輸液として輸血や、細胞外液を輸液します。

②血液分布異常性ショック

　敗血症を代表とする血液分布異常性ショックは、全血管抵抗が低下することから血圧が低下します。全血管抵抗を改善させるには末梢血管を収縮させるような薬剤、すなわちノルアドレナリンの投与を行います。

③心原性ショック／心外閉塞・拘束性ショック

　心拍出量低下は心収縮力の低下が原因です。心臓の収縮力を改善させるドブタミンやドーパミンなど心臓の収縮力を低下させている原因に対する治療が必要となります。

高齢者ケアなんでもQ&A

敗血症性ショックで血圧低下している場合、どのような昇圧剤を投与するの？

　敗血症では一酸化窒素（NO）やプロスタノイドの産生により全血管抵抗の低下した血流分布異常性ショックに陥ります。敗血症性ショックに対し、まずは細胞外液を大量に急速輸液します。この輸液に反応せず、血圧が上昇しなければすみやかに全血管抵抗を改善させるノルアドレナリンを開始します。全血管抵抗とは、いいかえれば末梢の血管抵抗であり、末梢の血管を収縮させることで血管抵抗が改善し血圧が上昇します。

ショックのフィジカルアセスメント

①ショックの5P

ショックとは重要臓器の血流が低下し、その結果全身の細胞の代謝が障害された状態です。ショック状態が遷延すると細胞の障害が進行し、不可逆的なダメージを与えることになります。つまりショックを予防すること、ショックを早期に回復させる治療やケアが重要になります。

ショックとは血圧低下を指標とすることが多い一方で、血圧低下を認めないショックもあります。代表的なショック徴候としてショックの5徴候（ショックの5P）があります 図2 。ショックの5Pは短時間に出現することが特徴です。

図2 ショックの5徴候（ショックの5P）

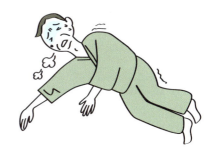

Pallor	顔面蒼白
Prostration	虚脱
Perspiration	冷汗
Pulselessness	脈拍触知不能
Pulmonary deficiency	呼吸不全

②尿量減少

循環障害の早期発見や治療効果の判定に欠かせないのが尿量の観察です。 表2 のような計算式で尿量が十分であるかどうかを判断します。

表2 尿量の指標
(例)体重50kg

	1時間	4時間	8時間	12時間	24時間
十分な尿量	50mL	200mL	400mL	600mL	1200mL
最低限必要な尿量	25mL	100mL	200mL	300mL	600mL

③毛細血管再充満時間

毛細血管再充満時間（capillary refilling time）は臨床ではCRTと略していいます。指先を5秒間圧迫し圧迫を解除し2〜3秒以内に赤みが戻れば正常と判断します 図3 。2〜3秒以内に赤みが戻らなければ末梢循環障害を疑います。

CRTは年齢、性別、外気温の影響を受けることを考慮して評価します。循環血液量減少性ショックで大量の輸液を開始した後の循環改善の指標にすることも可能です。

図3　毛細血管再充満時間　CRT（capillary refilling time）

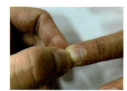
指先を5秒間圧迫する

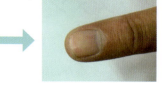
圧迫を解除し2～3秒以上赤みが戻らなければ末梢循環が悪いと判断する（写真は正常）

CRTは指先以外に、膝蓋骨上の皮膚でも確認できる。

④斑状皮疹

ショックによる循環障害により皮膚の血流は低下します。斑状皮疹は皮膚の血流障害により認められる症状で、膝の周囲で認めることがあります。膝周囲の斑状皮疹の範囲を1〜5でスコア化したのがMottlingスコア 図4 です。敗血症ショックに陥った重症患者さんでは、Mottlingスコアと血中乳酸値や尿量、重症度を判定するSOFA（Sequential Organ Failure Assessment）スコアに相関性[1]があります。

図4　斑状皮疹

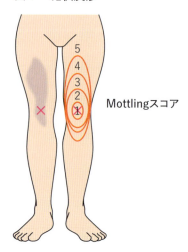

Mottlingスコア

高齢者ケアなんでもQ&A

体重60kgの男性の患者さん、膵頭十二指腸切除の術後で尿道留置カテーテルが挿入されている。発熱があり、心拍数が120回／分と頻脈で、8時間あたりの尿量は200mL。この尿量で経過観察するべき？

体重が60kgなので30mLが1時間に最低限必要な尿量になります。8時間であれば240mLになります。1℃正常体温よりも発熱があると不感蒸泄が約15％上昇し、約360mLの水分が失われます。頻脈もあることから前負荷が減少した循環血液量の不足がアセスメントできます。十分な尿量である1時間当たり60mLの尿が流出するように細胞外液を輸液する必要があります。

■ 循環動態に異常がある場合のケア

①安静保持と原因検索

　循環動態に異常がある場合は、仰臥位あるいは側臥位とし、脳への血流低下を防ぎます。それと同時に原因検索をすることになりますが、気管挿管など、いつ急変しても対応できる準備を整えておきます。

②蘇生輸液

　ショック時にまず行わなければならないのが末梢静脈路の確保です。血圧が安定するまで、細胞外液や血液製剤などを急速に投与します。

③循環作動薬の使用

　蘇生輸液に反応がない場合は、すみやかに循環作動薬を投与します。循環作動薬は血圧低下の原因により選択する薬剤が異なることに注意が必要です。

④その他

　循環障害や循環不全は呼吸器と連動していることを常に念頭に置き、ケアを行わなければなりません。つまり心臓が停止すると呼吸も停止します。循環を安定させるためには呼吸を安定させることにもつながります。呼吸の安定化には人工呼吸器を使用することも考慮します。

文献
1) Brunauer A, Koköfer A, Bataar O, et al. Changes in peripheral perfusion relate to visceral organ perfusion in early septic shock: a pilot study. *J Crit Care* 2016; 35: 105-109.
2) 道又元裕監修, 露木菜緒, 清水孝宏編：看護学生のための臨床判断に必要な臨床推論. ヴェクソン医療看護出版, 東京, 2023.

Part 2

睡眠

人間にとって、睡眠は健康増進・維持に不可欠な休養活動です。その休養活動が不足すると、記憶や気分調節、免疫機能など、さまざまな精神機能や身体機能に影響するといわれています。その睡眠は、加齢とともに変化し、睡眠時間が減り、睡眠深度も浅くなります。それらに身体的な要因や心理的要因、社会的要因などが関係し、睡眠障害を引き起こします。

睡眠障害は、倦怠感や頭重感だけでなく、記憶や集中力が低下し、せん妄や認知症の行動・心理症状が出現しやすくなります。

この章では、高齢者の睡眠障害の特徴とアセスメント、ケアについて考えていきたいと思います。

（高梨早苗）

睡眠

1 睡眠障害の評価

高梨早苗

睡眠障害の全体像

①睡眠障害とは

　何らかの理由で眠れない、あるいは眠りすぎることで苦痛に感じること、睡眠と覚醒が出現する時間帯がずれることで社会的な生活を営むことが困難になることや、睡眠に伴って起こる異常現象も含まれます[1]。

　睡眠障害は60種類以上からなる睡眠に関連した疾患群の総称です。国際的な診断指針では、病態上の特徴や症状の共通性から7疾患群に分類されます 表1 [2]。

　加齢に伴い、高齢者に多い筋力低下や運動系の障害による運動量の減少や外出できないことによる光受容の減少、社会的接触の減少や食事時間の不規則などは、生体リズムの同調因子である「光」「運動」「社会的接触」「食事の規則性」などの入力を低下あるいは消失させる原因となり、リズムの発現が弱く、生体リズムが乱れやすくなります 図1 。

表1　睡眠障害の分類

不眠症	慢性不眠障害、短期不眠障害など
睡眠関連呼吸障害群	閉塞性睡眠時無呼吸、中枢性睡眠時無呼吸症候群など
中枢性過眠症群	ナルコレプシー、特発性過眠症など
概日リズム睡眠・覚醒障害群	睡眠相後退型、交代勤務型など
睡眠時随伴症群	レム睡眠行動障害など
睡眠関連運動障害群	レストレスレッグス症候群など、周期性四肢運動障害
その他の睡眠障害	環境因性睡眠障害、薬剤副作用

宮原周三：睡眠障害. 荒井秀典, 佐竹昭介編著, 老年医療グリーンノート, 中外医学社, 東京, 2022：66. より引用

図1　高齢者の生体リズムの変化

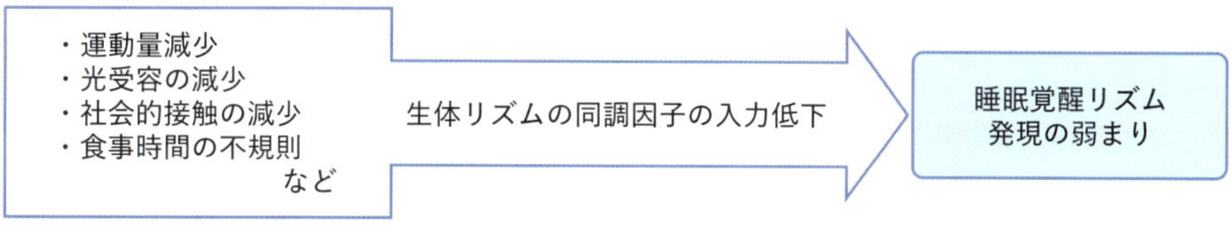

・運動量減少
・光受容の減少
・社会的接触の減少
・食事時間の不規則
　　　　　など

→ 生体リズムの同調因子の入力低下 →

睡眠覚醒リズム
発現の弱まり

②睡眠障害の原因

　高齢者は、加齢による生体リズムの機能低下と睡眠の機能低下が起こり、それらに身体的要因や心理的要因、社会的要因、睡眠環境要因、生理的要因が関係し、睡眠障害を引き起こします 図2[3]。身体的要因には、痛みやかゆみ、頻尿、咳、呼吸困難というような身体疾患による症状、認知症やうつ病など不眠の原因となる疾患の罹患などがあります。次に、心理的要因には、病気や健康上の心配、経済的問題や生活場所の確保など将来に対する不安、配偶者・友人との死別、子供の親離れによる孤独感などがあります。社会的要因として、退職による生活スタイルの変化や役割の変化などが挙げられます。

　このような原因により高齢者の睡眠の質は変化し、生活にも影響します。高齢者は、就床から入眠までの時間が延長し、深い眠りが減少することで、睡眠が浅く中途覚醒しやすくなり、中途覚醒後には再入眠できず早朝覚醒となります。

図2　高齢者における睡眠妨害の生理的背景と睡眠衛生に関連した妨害因子

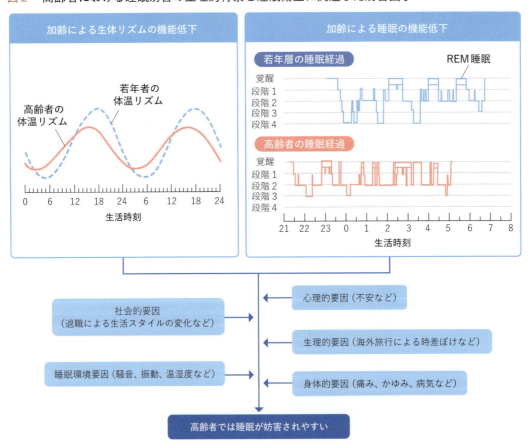

白川修一郎,田中秀樹,山本由華吏：高齢者の睡眠障害と心の健康.精神保健研究 1999；45：20. より引用

③認知症のある高齢者の睡眠障害

　認知症のある高齢者の睡眠障害は、高齢者の睡眠障害の特徴が強まった状態である[4]といわれています。夜間の不眠とともに昼寝が増え、昼夜逆転に陥りやすく、また、覚醒し

きれないことで、せん妄状態にもなりやすいです。さらに、夕方から就床の時間帯に落ち着かなくなる「夕暮れ症候群」も睡眠・覚醒リズムが関係しています 表2 。

表2 認知症の原因疾患別にみた睡眠障害

原因疾患	起こりやすい睡眠障害
アルツハイマー型認知症	・日常生活機能レベルが高いにもかかわらず、睡眠覚醒パターンの変化 ・疾患の進行とともに、中途覚醒の増加、夜間睡眠の分断化、昼間睡眠の増加 ・不規則型睡眠覚醒パターンへ変化 ・睡眠時無呼吸症候群 ・周期性四肢運動障害
血管性認知症	・夜間睡眠の分断化 ・睡眠時無呼吸症候群
レビー小体型認知症	・レム睡眠行動障害（疾患の発症に先行することが多い） ・むずむず脚症候群 ・睡眠の質の不良 ・日中の眠気
前頭側頭型認知症	・夜間睡眠の分断化 ・睡眠後退症候群による日中の活動性の低下 ・軽度の患者においても睡眠効率の低下、睡眠時間の減少

萩野悦子：睡眠の看護．高山成子編，認知症の人の生活行動を支える看護，医歯薬出版，東京，2014：66．より引用

不眠のタイプ

　不眠には、入眠障害（就床から入眠するまでの時間が延長する状態）、中途覚醒（眠りが浅く、翌朝起床するまでの間に何度も目が覚める状態）、早朝覚醒（普段より早朝に覚醒してしまい、その後入眠できない状態）、熟眠障害（睡眠時間は十分であるが、ぐっすり眠ったという感覚が得られない状態）の4つのタイプがあります。これらの症状が持続し、倦怠感や意欲低下などがあり、日常生活や仕事に支障をきたしている場合、不眠症と診断されます。

睡眠の観察とアセスメント

　高齢者が夜間の不眠や日中の眠気を訴えた場合、睡眠について観察します。

①問診
　入眠状況、睡眠の持続時間、1日の睡眠時間、中途覚醒の有無とその回数、中途覚醒の原因、早朝覚醒の有無、睡眠の満足感、朝の覚醒状況、夢を見るか、薬剤の服用の有無、どれくらい眠ったらいいと考えているか、「眠れない要因」の思い当たること、日常生活への影響、何か対処してきたかなどを質問します。

②生活リズムの観察

高齢者が不眠を訴えたり、夜間不眠状態にある場合、表を使って1週間ほど記録し、生活リズムを観察します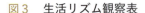。睡眠と覚醒の時間帯、薬剤の使用時間、食事、排泄、活動などを記録します。

図3 生活リズム観察表　　　　　　　　　　　　　　　　　　（観察表の記載例はp.160参照）

- 睡眠・覚醒欄に以下の状態を記載する　睡眠導入剤を使用した時間に薬剤名を記載する
  覚醒□　浅眠■　入眠■　大声・独語■
- 食事欄には食事量を記載する（例：0割、5割など）
- 排泄欄にはトイレでの排尿・排便、もしくはおむつ交換などを記載する
- 活動欄にリハビリや保清ケア、車椅子乗車などを記載する

入院中の不眠をアセスメントするポイント

①入院前の生活パターン、睡眠状況を把握する

もともとの就寝時刻が22～23時だった高齢者が、病院の消灯時刻（21時）に寝るのは容易ではないです。また、年齢を重ねるごとに実際に眠れる時間は短くなり[5]、高齢者の多くは睡眠時間が6時間前後なので、仮に消灯時刻に眠れても、夜中の3時に目が覚めてしまうのは仕方がないといえます。

そこで、入院前の日中の活動状況や睡眠状況などから生活パターン、就寝前の習慣を知ることが必要です。高齢者が答えられない場合、もしくは施設入所中、一人暮らしの場合、家族や施設職員、介護職などより情報を収集します。

②眠れない原因を探る

眠れない原因を多角的に探っていくことが必要です。痛みや苦しさなどの身体的な問題がないか、病気や将来などへの不安はないか、家族のことや経済的な問題はないか、また、日中どのように過ごしているのかといった生活リズムをみていくことで眠れない原因がみえてきます。このように看護師が問いかけることで、高齢者自身も「そういえば…」と、

眠れない原因に気づくことがあります。

また、入院中の何らかの治療や使用している薬剤が睡眠に影響を及ぼすことにも留意する必要があります。例えば、24時間の持続点滴による拘束感や頻回の排尿、看護師の点滴管理行動が高齢者の睡眠にどのように影響するのか、また、ステロイド製剤を代表とする睡眠に影響を及ぼす薬剤 表3 を使用する際には、睡眠状況が変化するのか、などを確認することが重要です。

③睡眠状況を確認する

「○○さんは"眠れない"と言っているけれど、夜間ラウンドしたときはいびきをかいて寝ていた」など、看護師の観察と高齢者の訴えが一致しないことがよくあります。その場合は、「生活リズム観察表」を用いて確認しましょう。

表3　睡眠への影響がある薬剤および化学物質

- ステロイド製剤
- 利尿剤
- ベンゾジアゼピン
- イソプロテレノール
- 抗コリン薬
- β遮断薬
- レボドパ
- 抗うつ薬
- アルコール
- ニコチン
- カフェイン
など

高齢者ケアなんでもQ&A

高齢者が早寝早起きなのはなぜ？

高齢者は、サーカディアンリズム（およそ24～25時間を1日とする体内時計）の位相が前進するため、深部体温がより早い時間に低下し、早く眠くなり、朝も早く目覚めるといわれています。

また、睡眠・覚醒リズムは、深部体温とメラトニンによりつくられています。体温は早朝から上がり始め、14～15時ごろにピークとなり、その後徐々に下がり、2～3時ごろに最も低くなります。体温が下がるタイミングで、人は眠気を感じますが、体温の下降に関係しているのがメラトニンです。昼間はまったく分泌せず、21時ごろから分泌しはじめ、2～3時ごろに最も多くなります。

また、メラトニンの原料であるセロトニンは太陽光を浴びることで分泌されます。脳内でセロトニンが発生した14～15時間ごろにメラトニンが分泌されます。高齢者は加齢に伴いメラトニンの分泌量が減るだけでなく、太陽光を浴びる機会が減ることもメラトニンの分泌に影響を与えています。

このように高齢者のメラトニン分泌量が減ることで体温の高低差も小さくなり、睡眠が浅くなり、「早起き」しやすくなります。

文献
1) 萩野悦子：睡眠障害. 山田律子, 萩野悦子, 井出訓編, 生活機能からみた老年看護過程 第2版, 医学書院, 東京, 2012：410-419.
2) 宮原周三：睡眠障害. 荒井秀典, 佐竹昭介編著, 老年医療グリーンノート, 中外医学社, 東京, 2022：66-68.
3) 白川修一郎, 田中秀樹, 山本由華吏：高齢者の睡眠障害と心の健康. 精神保健研究 1999；45：15-23.
4) 中村祐：認知症高齢者の睡眠障害. 日本認知症ケア学会誌 2007；6(1)：84-89.
5) 厚生労働省：高齢者の睡眠. e-ヘルスネット
　https://www.e-healthnet.mhlw.go.jp/information/heart/k-02-004.html（2023.9.27アクセス）

睡眠

2 睡眠障害のケア

高梨早苗

■ 非薬物療法的アプローチ

　高齢者の睡眠障害は、加齢による生体リズムと睡眠の機能低下にさまざまな要因が加わることで起こることが多いです。そのため、睡眠障害のケアには、生活リズムを整えることと要因へのアプローチがあります。また、睡眠時無呼吸症候群やレストレスレッグス症候群など睡眠障害をきたしている原因疾患がわかっている場合、まずその治療を行います。ここでは、生活リズムを整えることと環境調整を中心に見ていきましょう。

①生活リズムを整える

　高齢者は退職や行事の減少により、日時のメリハリがつけにくく、生活リズムを整えにくくなっていきます。そのため、睡眠障害へのケアには生活リズムを整えることが必要です。例えば、午前中に日光を浴びたり、就床・覚醒時刻や食事時刻を定時にしたり、また、決まった時刻に運動したり（就床前の4時間以降は避ける）などです。

図1　サーカディアンリズムを考慮した1日のケア

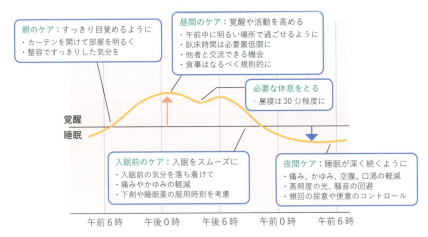

萩野悦子：睡眠障害．山田律子，萩野悦子，井出訓編，生活機能からみた老年看護過程＋病態・生活機能関連図 第2版，医学書院，東京，2012：414．より引用

高齢者が自ら運動しようと思えるために、どのような日課（例えばラジオ体操や散歩など）があったのか、どのようなテレビを見ていたのか、お風呂はどのように入っていたのか、など普段の生活でどのように活動していたのか把握することも大切です。

　また、サーカディアンリズムを考慮したケアは 図1 [1) に示します。

②環境調整

　睡眠障害は、部屋の温度や湿度、照度、音、寝具、嗜好品の摂取、日中の過ごし方など環境面が要因となることもあります。それらの要因を調整し、睡眠環境を整えることが基本となります 表1 。

表1　環境調整のポイント

- 朝、カーテンを開け、部屋を明るくする
- 必要時、昼寝をとる（15時までに、1回30分以内にとどめる）
- 就寝環境を整える
  - ・夕刻以降に過剰の水分を摂取しない
  - ・本人にとって最適な室温・照度・音・寝具
  - ・アルコール・カフェイン・ニコチンの摂取を避ける
  - ・就寝後、痛みやかゆみが出現する可能性がある場合、内服薬や外用薬の使用時間を調整する
  - ・認知症治療薬（コリンエステラーゼ阻害剤）の午後以降の服薬を避ける
  - ・入院中であれば、看護師のラウンドや医療処置により覚醒しないよう注意する

事例から考える

昼夜逆転している認知症高齢者への睡眠ケア

　Aさん、79歳　慢性閉塞性肺疾患（chronic obstructive pulmonary disease：COPD）と血管性認知症のため、自宅で全介助状態。呼吸状態が悪化し、入院となった。

　Aさんは入院前より昼夜逆転傾向で、入院初日の夜間、覚醒しており、ときどき大声を出していたため、入院中も昼夜逆転が持続すると、食事やリハビリテーションが十分行えず、COPDの治療にも影響を及ぼすと看護師は考え、睡眠リズムを整える介入を始めました。

【光環境の調整】

　起床時に病室のカーテンを開け光を取り入れ、午前中に日光浴をし、夜間に高照度の光を浴びない（夜間の体位変換や排泄介助時の点灯に気をつける）工夫を行いました。

【1日の過ごし方に注意する】

　検温や清潔ケア、リハビリテーションなど日課を一定にし、生活リズムを整えやすいよう、特にサーカディアンリズムの同調因子である食事を規則的に摂取できるよう整えました。また、1回の昼寝を30分とし、15時以降には入眠しないようかかわっていきました。

【昼間の活動度を高める】

　呼吸状態が安定し始めたころより、医師や理学療法士と相談しながら昼間の活動度（ギャッチ座位の時間を増やす→車椅子乗車）を上げていきました。

　以上のような介入を継続したことで、入院時昼夜逆転だったAさんは週単位で夜間の睡眠時間が増えていきました。

Aさんの入院2〜4日目の様子

		0時		6時		12時		18時		24時
入院2日目	睡眠・覚醒			光						
	食事		0		1		5			
	排泄		失	失 失	失		失	失		
	活動			清 リ WC		リ WC				
3日目	睡眠・覚醒			光						
	食事		0		3		5			
	排泄		失	失	失	失	失	失		
	活動			陰 リ WC		リ WC				
4日目	睡眠・覚醒			光						
	食事		0		7		7			
	排泄		失	失	失	失	失			
	活動			陰 リ WC		リ WC				

- 睡眠・覚醒欄　覚醒□　浅眠■　入眠■　大声・独語■　光：光療法
- 食事欄　摂取量
- 排泄欄　失：失禁のためおむつ交換
- 活動欄　清・陰：保清ケア　リ：リハビリテーション　WC：車椅子乗車

Aさんの入院3週間目の様子

		0時		6時		12時		18時		24時
入院3週間目①	睡眠・覚醒			光						
	食事		8		10		10			
	排泄		失	失	失		失	失		
	活動			リ シ	WC リ		WC TV			
②	睡眠・覚醒			光						
	食事		10		7		10			
	排泄		失	失		失	失			
	活動			陰 リ	WC リ		WC			
③	睡眠・覚醒			光				時々 薬		
	食事		10		10		4			
	排泄		失	失		失	失			
	活動			陰 リ TV	WC リ		TV WC			

- 睡眠・覚醒欄　覚醒□　浅眠■　入眠■　大声・独語■　光：光療法　薬：抗精神病薬使用
- 食事欄　摂取量
- 排泄欄　失：失禁のためおむつ交換
- 活動欄　シ・陰：保清ケア　リ：リハビリテーション　WC：車椅子乗車　TV：テレビ視聴

■ 薬物療法とモニタリング

　高齢者の睡眠障害には、まず非薬物療法的アプローチを行います。しかし、効果がなく、睡眠薬を使わないと眠れず、日中の生活に支障をきたす場合、本人と医師、薬剤師と睡眠

薬使用について話し合います 表2 。

　高齢者が睡眠薬を使用する際、加齢によって肝機能が低下しているため、薬物代謝に時間がかかり、副作用が強く出現することがあります。さらに、持ち越し効果による昼夜逆転も起こりやすくなります。また、ベンゾジアゼピン系薬剤は、高齢者では感受性が亢進し、過鎮静、ふらつき、転倒、一過性健忘、認知障害、呼吸抑制、せん妄、常用量依存などのリスクがあり、使用には慎重さが求められます[2]。睡眠薬は少量から始め、すぐに効果が現れなくても3〜4日様子をみながら量を調節していくことが望ましいです。

　看護師は、以上の内容をふまえ、睡眠薬使用時のモニタリングを行い、医師や薬剤師と連携を図っていくことが必要です。

表2　高齢者に使用されている睡眠薬の例

一般名	薬効分類	商品名
ロラゼパム	ベンゾジアゼピン系抗不安薬（中間型）	ワイパックス®
タンドスピロン	セロトニン1A部分作動薬	セディール®
ロルメタゼパム	ベンゾジアゼピン系睡眠薬（短時間型）	エバミール®
ゾルピデム	非ベンゾジアゼピン系睡眠薬（超短時間型）	マイスリー®
ラメルテオン	メラトニン受容体作動薬	ロゼレム®
スボレキサント	オレキシン受容体拮抗薬	ベルソムラ®
レンボレキサント	オレキシン受容体拮抗薬	デエビゴ®

高齢者ケアなんでもQ&A

**患者さんより「23時〜24時ごろに寝ても、朝早くに目が覚めてしまう。
昼間眠くなることがある」と相談があった。
高齢者にも光療法を勧めてもよいの？**

　早朝の光療法は睡眠リズムを前進させるため、避けたほうがいいです。

　まず、相談者である高齢者と「早朝に目が覚めてしまう理由」を一緒に考え、睡眠環境を確認しましょう。そして、「昼間眠くなることで何に困っているのか」を聴いてみましょう。昼寝は「15時ごろまで、30分以内であれば、夜間の睡眠への影響が少ない」ことを伝えるのもいいかもしれません。

文献
1）萩野悦子：睡眠障害. 山田律子, 萩野悦子, 井出訓編, 生活機能からみた老年看護過程＋病態・生活機能関連図 第2版, 医学書院, 東京, 2012：410-419.
2）日本老年医学会, 日本医療研究開発機構研究費・高齢者の薬物治療の安全性に関する研究研究班編：高齢者の安全な薬物療法ガイドライン2015. メジカルビュー社, 東京, 2015：44-46.

Part 3

排泄

日本では、65歳以上の高齢化率は28.9％であり、内閣府では2025年には認知症高齢者の有病率は25％になることを予測しています（内閣府，2022）。加齢による排泄障害は排泄機能、認知機能、運動機能障害が混在し排泄の自立が困難になるためさまざまな支援が必要となります。さらに、認知症患者さんにおいては、疾患による特徴を理解し、医療、看護、リハビリテーション、社会的資源の活用など多方面からの支援計画が重要です。

排泄障害は人間の尊厳と生活の質に影響するため、患者さんを全人的にアセスメントし羞恥心への配慮も重点を置くことが最優先とされます。そのためには、本人を中心とし多職種で連携することで効果的な支援が可能となります。

（小栁礼恵）

排泄

1 下部尿路機能障害の アセスメント

安江孝依、西井久枝、平間康子、野宮正範

■ 下部尿路機能障害とは

　膀胱や尿道などからなる下部尿路の機能とは、腎臓で産生された尿をいったん膀胱にため（蓄尿）、ある程度ためたら体外へ排出（排尿）することです。蓄尿期には、膀胱の弛緩と尿道括約筋の収縮が同時に起こり、これによって尿が漏出することなく膀胱にためることができます。

　一方、排尿期になると、膀胱が収縮し同時に尿道括約筋が弛緩するので、尿を排出することができます。このような下部尿路機能が障害されると円滑な蓄尿や排尿が行われなくなり、頻尿や尿失禁などの下部尿路症状が出現します 表1 [1]。下部尿路症状は蓄尿症状、尿排出症状、排尿後症状の3つに大別されます[2]。

■ 主な下部尿路機能障害の病態と疾患 [1-3]

①蓄尿機能障害

　過活動膀胱は尿意切迫感を必須症状とし、頻尿や切迫性尿失禁を伴う症候群のことをいいます。

　腹圧性尿失禁は、咳やくしゃみなど急激な腹圧上昇時に不随意に尿が漏れるものです。腹圧がかかるときには尿道括約筋が反射的に締まると同時に、膀胱頸部や近位尿道周囲へ腹圧が伝達されることによって受動的に圧が均衡となり、尿禁制が保たれますが、腹圧性尿失禁では、尿道抵抗が低下することにより、腹圧時の膀胱内圧上昇が尿道抵抗を上回り、膀胱収縮を伴わずに失禁してしまいます。尿道抵抗の低下は、尿道過可動と内因性括約筋不全の2つの病態が関与するといわれています。妊娠、出産、肥満、加齢などによって骨盤底筋や膀胱尿道周囲の靱帯が弛緩し、膀胱や尿道が骨盤内で不安定になり、この骨盤底の脆弱化によって、膀胱尿道過可動や尿道括約筋不全が生じます。尿道過可動になると、膀胱頸部は腹圧がかかったときに下行するので、腹圧伝達が減弱し、膀胱からの圧が尿道の圧より高くなって失禁してしまいます。また膀胱頸部・近位尿道が安静時でも開大する

163

表1　下部尿路症状[1, 2]

蓄尿症状	昼間頻尿	日中の排尿回数が多すぎるという患者の愁訴	
	夜間頻尿	夜間に排尿のために1回以上起きなければならないという愁訴。夜間頻尿の回数は、夜間睡眠中に記録された排尿回数であり、その排尿の前後には睡眠している	
	尿意切迫感	急に起こる、抑えられないような強い尿意で、がまんすることが困難なもの。徐々に強くなってきた結果の「強い尿意」ではなく、予測のできない唐突に起こってくる「急に起こる強い尿意」を意味する	
	尿失禁	尿が不随意に漏れるという愁訴。尿漏れは、汗や分泌物と鑑別が必要なこともある	
	腹圧性尿失禁	労作時または運動時、もしくはくしゃみまたは咳の際に、不随意に尿が漏れるという愁訴	
	切迫性尿失禁	尿意切迫感と同時または尿意切迫感の直後に、不随意に尿が漏れるという愁訴	
	混合性尿失禁	尿意切迫感だけではなく、運動・労作・くしゃみ・咳にも関連して、不随意に尿が漏れるという愁訴	
尿排出症状	尿勢低下	尿の勢いが弱いという愁訴。通常は、以前の状態あるいは他人との比較による	
	尿線分割・尿線散乱	尿線が排尿中に分割・散乱することがあるという愁訴	
	尿線途絶	尿線が排尿中に1回以上途切れるという愁訴	
	排尿遅延	排尿開始が困難で、排尿準備ができてから排尿開始までに時間がかかるという愁訴	
	腹圧排尿	排尿の開始、尿線の維持または改善のために、力を要するという愁訴	
	終末滴下	排尿の終了が延長し、尿が滴下する程度まで尿流が低下するという愁訴	
排尿後症状（排尿直後にみられる症状）	残尿感	排尿後に完全に膀胱が空になっていない感じがするという愁訴	
	排尿後尿滴下	排尿直後に不随意的に尿が出てくるという愁訴。この場合の直後とは、通常は、女性では立ち上がった後のことを意味する（男性では便器から離れた後）	

尿道括約筋不全になると、尿道の閉鎖圧が低くなり、腹圧がかかるときに、膀胱内圧が尿道内圧を上回ることによって失禁してしまいます。

②尿排出機能障害

　排尿期に排尿筋の収縮力が低下したり収縮が維持できない低活動膀胱や、排尿筋の収縮に同期して外尿道括約筋が弛緩せずに生じる排尿筋尿道括約筋協調不全、前立腺肥大症や尿道狭窄による尿路閉塞などが原因となります。

■ 下部尿路機能障害のアセスメント方法[1-3]

①症状の把握

　各種スケールを用いて蓄尿症状、尿排出症状、排尿後症状をもらさずに把握することが重要です 表2 。

表2　評価で用いられるツール

IPSS International Prostate Symptom Score	前立腺肥大症に伴う下部尿路症状に関する国際前立腺症状スコア
OABSS Overactive Bladder Symptom Score	過活動膀胱症状スコア
CLSS Core Lower Urinary Tract Symptoms Score	主要下部尿路症状質問票
ICIQ-SF International Consultation on Incontinence Questionnaire-Short Form	尿失禁に特異的な問診票

②排尿記録

　排尿時刻のみを記録する排尿時刻記録、排尿時刻と排尿量を記録する頻度・尿量記録、失禁の有無・失禁量・飲水量も記録する排尿日誌があります。患者さんや介護者の身体認知機能に応じた使い分けが望ましいです。これらの様式は、日本排尿機能学会のホームページからダウンロードが可能です（http://japanese-continence-society.kenkyuukai.jp/special/?id=15894）。

　昼間・夜間・24時間の排尿回数・尿量などから多尿や夜間多尿、1回排尿量などが明らかとなります。高齢者では計量カップの使用が難しいことがあるため、便座と便器の間に挟んで使用する便座設置式計量カップを用いたり、排尿前後の膀胱内尿量を超音波機器で測定し、排尿前後の膀胱内尿量の差を1回排尿量とする方法もあります。

③残尿測定

　残尿とは排尿直後に膀胱内に残存する尿のことを指します。残尿量と残尿感は必ずしも一致はしません。残尿測定は、排尿直後の残尿量を測定することをいい、カテーテルによる導尿、あるは超音波検査により行います。残尿測定専用の超音波機器も販売されています。

　残尿測定は、膀胱に尿を十分ためられない蓄尿障害と膀胱内の尿を十分出し切れない尿排出障害を鑑別するために必要です。蓄尿障害はQOL疾患ですが、尿排出障害は、尿路感染症や腎機能障害など、生命にかかわる合併症を伴う場合があります。

　泌尿器科専門医の診療を必要とする残尿のカットオフ値は100mL以上とされています。

④その他

　検尿所見、前立腺肥大症や骨盤臓器脱など泌尿器科合併症の有無、水腎症など上部尿路障害の有無、糖尿病や脊椎疾患・脳神経疾患合併症の有無、内服薬などを把握しておくことが大切です。

高齢者における下部尿路機能障害
アセスメントの留意点 [4]

　男性高齢者では下部尿路症状が重度になるに従いフレイル有症率は増加することが知られています。過活動膀胱高齢者は非過活動膀胱高齢者と比較してフレイルと診断される可能性が2.78倍高いと報告されています。尿失禁者は尿失禁のない者と比較してフレイルと分類される可能性が高いことも報告されています。

　認知症の早い段階から、下部尿路症状や排泄問題が出現することがあります。患者本人が下部尿路症状を自覚できず、失禁による身体・環境汚染を放置することで排泄管理が難しくなります。その結果、家族は患者本人の認知症の程度に応じて、異なる介護負担を抱えることがあります[5]。このように高齢者においては下部尿路機能障害のみならずフレイルやサルコペニア・認知症などの身体・認知機能の低下を合併することもあり、下部尿路機能障害以外の原因で下部尿路症状が出現することもあるため、下部尿路機能と下部尿路機能障害のアセスメントだけではなく、排泄動作能力、認知機能、自宅など普段生活している環境の情報を家族や療法士、ケア関係者と連携して、把握・情報共有しておくことも重要です。

高齢者ケアなんでもQ&A

残尿測定は何のために行うの？

　頻尿を訴え、1回排尿量が80mLの人でも、残尿量が50mLの場合と、450mLでは、対応方法が異なります。前者では蓄尿障害が疑われるため、膀胱訓練を行ったり、医師に相談して薬物療法を検討する必要があります。後者では、尿排出障害のため、効率の悪い排尿となっていることが考えられるため、頻尿を改善するためには、まず残尿をどのように減らすかを検討する必要があります。

排尿記録はどれくらいの期間必要？

　最低24時間、できれば3日間記録が望ましいです。

文献
1) 日本泌尿器科学会編：男性下部尿路症状・前立腺肥大症診療ガイドライン. リッチヒルメディカル, 東京, 2017：42-44.
2) 山口脩, 嘉村康邦, 宍戸啓一監修：図説　下部尿路機能障害. メディカルレビュー社, 東京, 2004：6.
3) 日本排尿機能学会, 日本泌尿器科学会編, 日本女性骨盤底医学会協力：女性下部尿路症状診療ガイドライン第2版. リッチヒルメディカル, 東京, 2019.
4) 日本サルコペニア・フレイル学会, 国立長寿医療研究センター編：フレイル高齢者・認知機能低下高齢者の下部尿路機能障害に対する診療ガイドライン2021. ライフサイエンス出版, 東京, 2021.
5) Kamiya M, Osawa A, Shinoda Y, et al. The current state of family caregiver burden and support of toilet problems for elderly with mild cognitive impairment and Alzheimer's disease. *Int J Urol* 2023; 30: 539-546.

自立・生活機能を維持するかかわり

排泄

下部尿路機能障害のケア

平間康子、西井久枝、安江孝依、野宮正範

　高齢者においては純粋な下部尿路機能障害だけではなく、フレイルやサルコペニア・認知症などの身体・認知機能の低下を合併することもあります。そのため、下部尿路機能障害の治癒が難しい場合も多く、頻尿や尿失禁などのケアでは、「現実的な目標」を患者さんと介護者が認識することが重要です。排尿ケア用品を使うなど自力で排尿管理が完結できること、つまり、排尿自立をめざすことが現実的な目標の1つとなります。
　また、排尿自立が難しい場合でも、合併症（例：症候性尿路感染症や皮膚障害）を防ぐためのケアを行い、看護や介護負担を軽減することも目標となります。

■ 生活指導

　適正な飲水量、バランスの取れた食生活、運動、便秘の改善、適正な塩分摂取、アルコール・カフェイン制限が生活指導として推奨されます[1-3]。

①飲水

　高齢者では発汗機能や体温調節機能が低下し、口渇を感じにくく水分を摂取しない傾向があるため、介護者が脱水を恐れ、過剰な水分を提供し、夜間多尿や頻尿、尿失禁を誘発する場合があります。
　夜間頻尿診療ガイドラインでは、夜間の飲水過多、アルコール・カフェイン摂取は夜間頻尿の原因であり、1日尿量が20〜25mL/kgとなるように飲水量を調節（1日飲水量として体重の2〜2.5%に相当）することが推奨されています。1日尿量を測定したうえで、体重をめやすに、個々の患者さんに適した水分量を摂取するよう指導します[3,4]。

②塩分摂取

　1日塩分摂取量が男性8g、女性7gを超えている夜間頻尿患者さんに対し塩分制限指導をしたところ、12週間後に夜間排尿回数、夜間尿量などが改善した報告があることから塩分制限が有効であるとされています。1日塩分摂取量の明確な基準はありませんが、『高血圧治療ガイドライン2019』によると、6g/日未満を目標とした減塩により有効な降

圧が得られ、脳心血管イベント抑制が期待できるため、減塩目標値として6g/日未満が推奨されています[3]。

③運動

　散歩、ダンベル運動、スクワットなどの運動療法を夕方あるいは夜間に行うことは、間質に貯留した水分を運動による筋肉ポンプ作用で血管内に戻し、また汗として体外に排出する作用のため有効とされています。また、ストレス解消など、睡眠障害に対しても効果があり、夜間頻尿に対する行動療法として推奨グレードBとされています[3]。

　これらの生活指導は、単一に行うのではなく統合的に行われ、理学療法と併用されていることが多いです。一方、減量は比較的若い男女において、下部尿路症状、特に尿失禁の改善に寄与すると報告されていますが、フレイル高齢者、認知機能が低下している高齢者においては厳密に評価した論文はないため、個々の患者さんの特性により減量の可否を検討することが必要です[4]。

④排泄

　排泄用具は日常生活能力に従って選択します。排尿ケア用品として尿失禁に対してパッドやおむつが使用されています。

　一般的には外側でパッドを抑えるもの（アウター）とその中に入るパッド（インナー）に分かれます。少量の尿失禁であればインナーのパッドのみ使用し、アウターを通常使用している下着で代用可能です。尿失禁量に応じてインナーのサイズを選択し、通常アウター1枚、インナー1枚で使用します。寝たきりの人にはテープタイプ、動ける人にはパンツタイプを選ぶことが多くあります[4]。

■ 膀胱訓練・排尿誘導

　膀胱訓練は、尿をがまんすることにより、蓄尿症状を改善させる方法です。広義の膀胱訓練として、定時排尿、習慣排尿法、排尿促進法とあわせて排尿誘導（計画療法）といいます。

- **定時排尿**　定まった間隔でトイレ排尿させるものです。
- **習慣排尿法**　排尿記録などで患者さんの失禁パターンや排尿パターンを把握したうえで、排尿習慣を再獲得させるものです。排尿と活動時間が重ならないようにし、トイレ誘導の時間の設定をしやすくする目的があります。認知機能が低下している高齢者で尿意を訴えられない場合には、"落ち着きがなくそわそわする""排尿したいような素振りを見せる""下着やおむつを外す"などの動作を察知しトイレに誘導したり、十分に蓄尿していないのに尿意を訴える場合には尿意や排尿を気にしない環境づくりを行います。
- **排尿促進法**　超音波機器を併用した個々の膀胱容量に応じた排尿促進法は、施設入所者のうち膀胱機能が良好な高齢者（1回の排尿量が100mL以上で、残尿が100mL以下）において、おむつやパッドのコストを19.5％減少させたことが報告されています[4]。

膀胱訓練は通常過活動膀胱や切迫性尿失禁に行われ、効果があり副作用の報告もなく、安全性は高いとして、推奨グレードAとされています[5]。

尿失禁に対する理学療法

最も一般的に行われている理学療法は骨盤底筋訓練です 図1 。腹圧性尿失禁治療の第一選択ですが、切迫性尿失禁（過活動膀胱）、混合性尿失禁にも有効とされています[1-3]。

図1　骨盤底筋機能獲得の過程と指導項目

過程	指導項目
骨盤底筋の機能を理解する	骨盤底筋の位置、機能の説明（イラスト・模型） 排尿障害における骨盤底筋障害の説明（生活習慣との関連など）
自身の骨盤底筋を確認する	座位・立位などの姿勢での骨盤底筋の位置を確認
骨盤底筋運動を体得する	内診、体表触診による骨盤底筋部位の自覚・体感 骨盤底筋収縮・弛緩時の深部感覚の自覚・体感
運動動作を自己制御する	5〜10秒の骨盤底筋収縮保持と同時間の弛緩の反復 排尿障害が起きる状況に即応した骨盤底筋収縮弛緩のコントロール
運動動作を反復継続する	骨盤底筋訓練プログラムを設定し、反復実施（記録等で実施の確認） 指導者による動機づけの継続、補助的機器などの導入

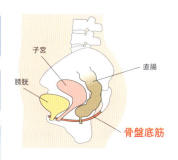
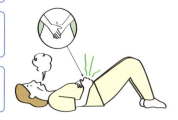

実際には、すばやい収縮（約2秒間）と弛緩の繰り返しと、ゆっくりとした強い収縮（3〜10秒持続）と弛緩の繰り返しを体得させ、特に後者を反復して行うよう指導します。外腹斜筋、腹直筋、股関節内転筋群、殿筋群による代償運動が生じないよう、また、呼吸を止めないよう注意が必要です。

また、骨盤底筋の弛緩が不十分なまま訓練を行うと十分に筋を収縮することができず収縮感覚が得られにくくなるため、骨盤底筋群の収縮のみならず弛緩についても十分指導を行う必要があります[6]。

カテーテルを用いた排尿ケア

まったく自排尿できない場合（完全尿閉）、排尿後に多量の残尿が認められる場合（不完全尿閉）は、膀胱内を低圧に保ち腎臓や尿管といった上部尿路を保護する目的でカテーテルを用いた排尿管理が必要であり、医師とその適応について相談を行います。

①尿道カテーテルによる排尿

　尿道カテーテルによる排尿とは、経尿道的に膀胱内へカテーテルを留置し、継続的に尿を体外へ排出させる方法です。長期間留置により膀胱機能が廃絶したり、尿路感染症、膀胱結石、尿道皮膚瘻などの合併症が生じるため、留置を決定する時点で、留置目的を明確にし、早期抜去を検討することが重要です。

　やむを得ず長期に留置する場合は、無菌操作で挿入し、カテーテルは男性では腹部、女性では大腿部に固定します 図2 。蓄尿袋は逆流を防ぐため膀胱より低い位置に保つように指導します。

図2　尿道カテーテルの固定方法の例

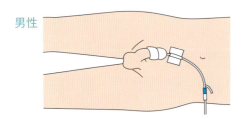
男性

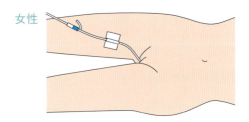
女性

②清潔間欠導尿（CIC）[6, 7]

　CIC（clean intermittent catheterization）は患者さんまたは家族が尿道口からカテーテルを挿入して、間欠的に尿を排出する方法です。尿道カテーテル留置より尿路感染が少なく、常時カテーテルを留置した生活を回避できることがメリットではありますが、カテーテル挿入に関して出血や疼痛、迷入といった合併症があること、時間的・空間的な制限があり、常に導尿用カテーテル物品の携帯が必要となるといったデメリットもあります。

【CICの実施回数や時間設定】
　個々によって異なります。

- ●尿意が正常で膀胱内が低圧の場合　尿意に応じてCICを行うよう指導します。
- ●尿意が不明瞭または不正確な場合　計画的にCICを実施します。
- ●膀胱内が高圧になる場合　個々の蓄尿機能に応じた1回導尿量を算出し、1日尿量を1回導尿量で割った回数を設定します。

　いずれの場合も、導尿量や時刻を記録し、患者さんの生活スケジュールを配慮しながら、継続が可能なCIC実施回数と時間設定を医師の指示に従い行います。適切な導尿間隔と回数を維持するには、膀胱の蓄尿機能に応じた水分摂取量の個別指導も必要です。

【CICに用いるカテーテル】

再利用型のタイプと使い捨てタイプのものがあります。

> ● **再利用型** 使用のたびに水洗いし専用の容器内に消毒液とともに保管し、1か月に1回交換します。
> ● **使い捨てタイプ** 潤滑剤がついている親水性カテーテルと、潤滑剤を自身で準備して塗布する非親水性カテーテルがあります。

最近では、CICカテーテルの選択肢も増え、コストも異なります。病院によっては収載されている場合とされていない場合があります。当該病院で処方可能なカテーテルか、必要な本数、そしてCICを行う場所（自宅、勤務先、学校、外出先など）に応じてCICカテーテルが選択されます。

原則的にCICは患者さん自身が行います。適切なCIC手技や実施回数や時間設定が遵守できるか、どの種類のカテーテルが適切か、カテーテルの把持が可能か、下肢が開脚できるかなどの身体機能、CIC実施環境は適切か、CICを行うことが患者さん自身（と介護者）の生活の質向上を導くか、などを含めて総合的に検討する必要があります。

高齢者ケアなんでもQ&A

認知症があり、頻回に尿失禁がある場合、どのようなケアが適切？

認知症などの精神機能障害により判断や認知力が低下している場合には、まずは排尿日誌を記載し排尿パターンを確認します。排尿回数と尿量、水分摂取量などをアセスメントし生活指導、排尿誘導を行います。トイレに行きたいサインを見つけ排尿を誘導します。トイレの表示を明確にし、介助者はゆっくり穏やかに話しかけ、安心して排尿ができる環境を整えましょう。残尿が多く溢流性尿失禁となっていることもあるため残尿測定も重要です。

認知機能が低下している患者さんでも骨盤底筋訓練の効果はあるの？

軽度認知障害ならびに軽度認知症高齢者に対して骨盤底筋訓練は尿失禁の回数を減少させる効果が期待でき、推奨されています[4]。

文献

1) 日本泌尿器科学会編：男性下部尿路症状・前立腺肥大症診療ガイドライン. リッチヒルメディカル, 東京, 2017.
2) 日本排尿機能学会, 日本泌尿器科学会編, 日本女性骨盤底医学会協力：女性下部尿路症状診療ガイドライン第2版. リッチヒルメディカル, 東京, 2019.
3) 日本排尿機能学会, 日本泌尿器学会編：夜間頻尿診療ガイドライン第2版. リッチヒルメディカル, 東京, 2020.
4) 日本サルコペニア・フレイル学会, 国立長寿医療研究センター編：フレイル高齢者・認知機能低下高齢者の下部尿路機能障害に対する診療ガイドライン2021. ライフサイエンス出版, 東京, 2021.
5) 日本排尿機能学会, 日本泌尿器学会編：過活動膀胱診療ガイドライン第3版. リッチヒルメディカル, 東京, 2022.
6) 後藤百万, 本間之夫, 前田耕太郎, 他編：排泄リハビリテーション 理論と臨床 改訂第2版. 中山書店, 東京, 2022.
7) 高橋良輔：尿路管理のポイント, 基礎から学ぶ下部尿路機能障害. 臨床泌尿器科 2019；73(3)：201-205.
8) 日本高血圧学会高血圧治療ガイドライン作成委員会編：高血圧治療ガイドライン2019. ライフサイエンス出版, 東京, 2019.

排泄

3 高齢者の便秘

小柳礼恵

　日本の65歳以上の高齢化率は28.9％であり高齢化が進んでいます[1]。高齢者の便秘有病率は33.5％であり在宅高齢者については56.9％と報告されています[2, 3]。高齢者における排便障害は、加齢に伴う腸蠕動運動の低下、ポリファーマシー（p.120）、または腸内細菌叢の組成の変化と関連しています。

　便秘の最も一般的な原因は、活動性の低下とそれに伴う消化管運動低下による結腸通過遅延型と、便が直腸内に貯留する便排泄遅延型です。また、認知症患者さんでは、加齢に伴う腸管蠕動運動の低下や、多数の薬剤の服用による副作用、精神神経系薬剤の併存が関連している可能性が指摘されています[4, 5]。加齢に伴い排便の意思疎通の低下があり医療者側の評価と対応の遅れが予測されます。そのため、客観的指標による多職種の情報共有とケア計画・実施が重要となります。

　本項では高齢者の便秘の原因、チーム医療によるケア介入方法について説明をします。

■ 便秘の定義

　便秘はRome Ⅳ基準では機能性便秘を「排便回数が少ないか排便困難や残便感が主な症状の機能性腸疾患」と定義しており「過敏性腸症候群の診断基準に該当してはならず、腹痛や腹部膨満感を有しても良いが、主な症状であってはならない」、としています。便秘の診断は排便回数の減少、排便困難、硬い便、不完全な排泄や腹痛なとの症状を観察しRome Ⅳ基準により診断されます[6] 表1 。

　便秘は原因により「器質性便秘」と「機能性便秘」に分かれます。「器質性便秘」は大腸がんや炎症性腸疾患に関するものであることが多く、狭窄性、非狭窄性に分類されます。ここで説明するのは「機能性便秘」 表2 で、排便回数減少型と排便困難型があります[7]。

■ 便秘のアセスメント方法

　便秘を診断し有効な治療・ケアを決定するためには、患者さんの主訴とともに客観的に

表1　Rome IV便秘基準

1．「便秘症」の診断基準
以下の6項目のうち2つ以上を満たす
　a. 排便の4分の1超の頻度で、強くいきむ必要がある
　b. 排便の4分の1超の頻度で、兎糞状または硬便（BSFSでタイプ1か2）である
　c. 排便の4分の1超の頻度で、残便感を感じる
　d. 排便の4分の1超の頻度で、直腸肛門の閉塞感や排便困難感がある
　e. 排便の4分の1超の頻度で、用手的な排便介助が必要である（摘便・会陰分圧迫など）
　f. 自発的な排便回数が、週に3回未満である

2．「慢性」の診断基準
6か月以上前から症状があり、最近3か月間は上記の基準を満たしていること

BSFS：ブリストル便形状スケール
日本消化器病学会関連研究会 慢性便秘の診断・治療研究会編：慢性便秘症診療ガイドライン2017. 南江堂, 東京, 2017：6. より引用

表2　機能性便秘の原因

排便回数減少型	代謝・内分泌疾患、精神疾患、神経・筋肉疾患、膠原病、便秘型過敏性腸症候群、薬剤性（向精神薬、睡眠導入剤、鉄剤、抗コリン薬、オピオイド系薬など）
排便困難型	硬便による排便困難、便秘型過敏性腸症候群による残便感など、骨盤底筋協調運動障害、腹圧低下、土石力低下、直腸感覚・収縮力低下など

アセスメントし、多職種で共有しかかわることが重要です。高齢者の場合、認知機能の状況によっては客観的なアセスメントや家族、医療者による観察が重要になります。

　便秘と認識していても、便秘のみ、便失禁を伴う場合があります。高齢者の背景にどのような疾患があり、投薬しているのか、認知機能の程度はどうなのか、などを把握したうえでの介入が必要となります。

①排便に関する情報収集

【主訴】

　前述のRome IVの診断基準にもある、患者さんに腹部膨満感、腹痛、排便困難、残便感の自覚症状を確認します。排便回数が週3日以上ある人でも症状がある患者さんはいるので、排便回数のほか患者さんの自覚症状を確認し診断につなげることが重要です。

【排便状況と関連する情報】

　便秘のアセスメントをする際は自覚症状とともに、現在の排便状況を客観的指標と合わせて情報収集する必要があります。特に高齢者の場合は記憶力の低下や認知機能の低下により明確な情報収集ができない場合があるので、排便状況を把握する際に必要な情報を多職種で共有します。問診票を作成し、表3の項目を記録します。必要な場合は家族・介護者を含めた情報収集をします。

表3　問診表で記録する排便に関する項目

【排便に関する項目】
- 排便回数（回数/日・週）、排便にかかる時間
- 便の量/回 表4
- 便の硬さ：ブリストル便性状スケール 図1
- 便意の有無
- 残便感の有無
- その他便の性状・色（血液、粘液の混入）
- 便失禁の有無と量：しみ状、すじ状、少量、多量

【その他】
- 栄養状態（食欲、食事摂取量、体重増減）
- 食事習慣（食事量、回数、内容、嚥下状況）
- 悪心・嘔吐（有無、回数、程度、吐物の量・性状）

表4　便の量　King's Stool Chart

	(1) 100g未満	(2) 100〜200g	(3) 200g以上
(A) 硬く、形がある ・硬い、またはしっかりとした質感 ・一定の形状を保持する（バナナ、葉巻、ビー玉状）	A1	A2	A3
(B) 軟らかく、形がある ・一般的な形状を保持する（ピーナッツバター様）	B1	B2	B3
(C) 緩く、形をなさない ・それ自身が形をなさない ・容易に広がる（粥状、濃いミルクセーキ状）	C1	C2	C3
(D) 液状 ・流れやすい（水様）	D1	D2	D3

【使用方法】
①まず、便について、チャートの(A)〜(D)の言葉による説明と写真の両方と比較しながら、どれに該当するかを検討する。
②次に、(1)〜(3)の写真と比較して重量を検討する。また、10cmのスケールを用いて便のサイズを測定し、写真中のスケールと比較してサイズを検討する。
③24時間の排便回数を記録する。
④便について、ほかに記録すべき重要な特徴があれば記載する（例：失禁、色など）。

※具体的な形状の写真、大きさについては以下原文を参照
King's Stool Chart ©2001 King's College London　www.kcl.ac.uk/stoolchart

図1　ブリストル便性状スケール（BS）

1：コロコロ便	2：硬い便	3：やや硬い便	4：普通便	5：ややわらかい便	6：泥状便	7：水様便
硬くてコロコロの兎糞状の便	ソーセージ状ではあるが硬い便	やや硬い便：表面にひび割れがあるソーセージ状の便	表面が滑らかでやわらかいソーセージ状、あるいは蛇のようなトグロを巻く便	はっきりとしたシワのあるやわらかい便	境界がほぐれて、ふにゃふにゃの不定形便の小片便、泥状便	水様で、固形物を含まない液状の便

【便秘に関する既往歴】

　排便障害に関連する既往歴、治療歴、治療中の場合は内服薬の確認をします。

　排便障害の原因となる1つとして外科的治療があります。外科的治療の場合は消化管自体の手術、骨盤内の臓器の手術、分娩に関するものであるかを確認します。また、治療中の疾患の内服薬による便秘も予測されるため、向精神薬、睡眠導入剤、鉄剤、抗コリン薬、オピオイド系薬などの使用の有無を確認します。

【排便に関する投与中の薬物】

　高齢者の場合は、すでに排便コントロール目的に定期内服、頓用内服、座薬、浣腸を使用していることが多いです。そのうえでの便秘状態であることを把握することが必要です。

　現在、高齢者に使用されている便秘治療薬は浸透圧性下剤、上皮機能変容薬、胆汁酸トランスポーター阻害剤、アントラキノン系下剤、塩類下剤、刺激性下剤、浣腸、座薬があります 表5。薬剤名と内服方法、頓用の場合は内服頻度を確認します。

表5　便秘治療薬の特徴

分類	おもな薬剤	特徴
1. 浸透圧性下剤	【塩類下剤】酸化マグネシウム	・安価、習慣性がない、容量調整が容易 ・高齢者、腎機能に問題がある場合は血清マグネシウムモニタリングを実施する
	【糖類下剤】ラクツロース	・プロバイオティクスであり、糖類であるが血糖上昇作用はない
2. 上皮機能変容薬	ルビプロストン	・小腸粘膜上皮のクロライドチャネルを活性化して水分分泌を促す作用がある ・効果と副作用は用量依存的であることを考慮して、初回投与量を決定し、用量調整を行う
3. 刺激性下剤	センナ、センノシド、ピコスルファートナトリウム	・他剤（定期薬等）の効果が不十分な場合に検討する。レスキュー的役割である
4. 胆汁酸トランスポーター阻害薬	エロビキシバット	・大腸への水分分泌及び消化管運動促進の2つの作用に有する薬剤である
5. 漢方薬	大黄甘草湯、桃核承気湯、麻子仁丸、小健中湯	・漢方性瀉下剤は腹痛下痢を起こすことがあるので注意が必要 ・甘草を含む場合は、高齢者では低カリウム血症、アルドステロン症に注意が必要

②フィジカルアセスメント

　便秘のアセスメント、診断をする際は、前述の「排便に関する情報収集」のほかに客観的アセスメントの1つとしてフィジカルアセスメントを実施します。実施する際には患者さんのプライバシーを確保し、安心できる静かな環境で実施します。

　以上より、異常所見と判断したら医師へ報告し診察を進めます。

- 視診：左右対称、不自然な凹凸、異常な膨隆、臍の位置・形状
- 聴診：腸蠕動音
- 打診：鼓音、濁音
- 触診：腹部膨満感、腹壁の硬さ

③可視的評価

　便秘の評価のために実施する可視的評価は腹部X線、CTなどによって実施されることが多かったと思います。それらは、放射線を使用すること、移動を伴うことにより高齢者には負担となることがあります。近年、携帯型エコー 図2・3 を用いた画像評価が実施されベッドサイドにおいて簡便に評価が可能となりました。エコーで直腸に音響陰影を伴う三日月型の高エコー所見がみられた患者さんの92.9%で3日以上排便がなく硬便（BS1-2

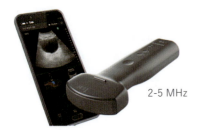

図2　携帯型エコーの例

ワイヤレス超音波画像診断装置 iVizair
(Portable 6.7 inch)
（画像提供：富士フイルムメディカル株式会社）

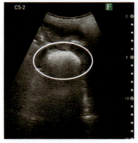

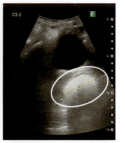

図3　便秘のエコー所見

三日月型高エコー像
（硬便貯留）

半月型高エコー像
（便貯留）

点）の便秘状態であったことが報告されています[8]。移動や被曝がなく評価が可能です。

■ 高齢者の便秘に関するチーム医療

　便秘の患者さんに対しては、多職種による医療チームとして、系統的な評価に基づいた集学的な治療・ケアを行う必要性があります。しかし、多職種の情報共有が不足している現状があり、各職域で排便状況を評価していることが多々あります。高齢者はコミュニケーションがうまくとれないことがあるため、患者さんの特性を考慮した治療、看護、リハビリテーションなど、患者さんを尊重した介入が必要です。ここでは、排便に関するチーム医療における各職種の役割と排便サポートチームアプローチの一例について説明します　表6　図4　。

　前述したアセスメント方法によって得られた情報を各職種で共有し、同じ情報から継続して患者さんの治療・ケア計画を立案し評価します。また、チームが介入することはもちろんですが、チームが介入し判断、計画したことを病棟担当医師、看護師が理解し実施することによりさらに効果的な治療・ケアの実施が可能になります。また、病棟医師・看護師からチームへの情報提供も非常に重要です。

　チームアプローチには、定期的な患者ラウンドと病棟との情報共有、協働が不可欠です。症状が改善、または転帰があるまで定期的なラウンドは必要となります。

表6　排便サポートチーム職種の役割

介入区分	職種		実施事項
治療	医師	排便サポートチーム医師（消化器内科）病棟診療科医師	便秘の診断　薬物療法の決定・調整
ケア	看護師	排便サポートチーム看護師　病棟看護師	認知機能評価と看護ケアの立案　診察時の患者サポート
			排便状態の評価と看護ケアの立案
	理学療法士　作業療法士		排便行動評価とリハビリテーション

図4 排便サポートチームの例

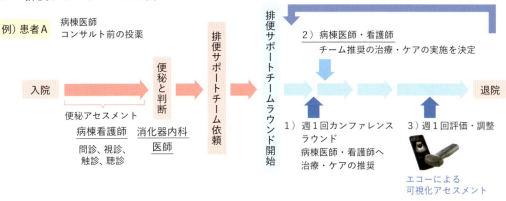

高齢者ケアなんでもQ&A

排便が3日以上ない場合は、便秘と判断して刺激性下剤を使用している。頓用で刺激性下剤を使用して3日に1回の排便を保てばよい？

　排便がない場合は、なぜ出ないのか？　観察してください。食事量が少ない場合もありますし、硬い便が直腸に停滞している場合や普通便で高齢者の場合は腹筋力の低下により排出することができない場合があります。そのような場合は刺激性下剤を使用することで患者さんの苦痛も伴いますし、肛門周囲の皮膚障害もきたすことがあります。刺激性下剤を習慣的に使用することにより耐性ができ効果が期待できなくなります。医師、看護師、リハビリテーション専門職と協議し定期薬の使用や習慣的排便を整えましょう。

【便秘治療薬を使用する際に考慮するべきこと】
1．排便習慣、食習慣、生活習慣を観察し改善する
2．1が困難な場合は下剤を検討する
3．「非刺激性下剤」「刺激性下剤」の利点、欠点を理解する
4．3を理解したうえで医師と薬剤の相談をする

文献

1) 内閣府：令和4年版高齢社会白書「第1節　高齢化の状況」．2022．
https://www8.cao.go.jp/kourei/whitepaper/w-2022/html/gaiyou/s1_1.html#:~:text（2024.7.25アクセス）
2) Bharucha AE, Pemberton JH, Locke GR 3rd. American Gastroenterological Association technical review on constipation. *Gastroenterology* 2013; 144: 218-238.
3) Komiya H, Umegaki H, Asai A, et al. Prevalence and risk factors of constipation and pollakisuria among older home-care patients. *Geriatrics Gerontology* 2019; 19: 277-281.
4) McCrea GL, Miaskowski C, Stotts NA, et al. A review of the literature on gender and age differences in the prevalence and characteristics of constipation in North America. *J Pain Symptom Manag* 2009; 37: 737-745.
5) Talley NJ, Jones M, Nuyts G, et al. Risk factors for chronic constipation based on a general practice sample. *Am J Gastroenterol* 2003; 98: 1107-1111.
6) Mearin F, Lacy BE, Chang L, et al. Bowel Disorders. *Gastroenterology* 2016; 150: 1393-1407.
7) 日本創傷・オストミー・失禁管理学会編著：新版 排泄ケアガイドブック．照林社，東京，2021：235-236．
8) Tanaka S, Yabunaka K, Matsumoto M, et al. Fecal distribution changes using colorectal ultrasonography in older people with physical and cognitive impairment living in long-term care facilities: a longitudinal observational study. *Healthcare (Basel)* 2018; 6: 55.
9) 慢性便秘症の診断と治療
https://www.kenei-pharm.com/cms/content/uploads/2018/04/shoudokukannrenn_05.pdf（2024.8.20アクセス）

排泄

4 認知症の人の排泄ケア

竹内さやか

認知症の人の排尿障害の特徴

認知症の人に多い排尿障害は、認知機能障害でトイレの場所や使い方がわからない、衣類の着脱の仕方がわからないなどのため失禁してしまうこと（機能性尿失禁 図1 ）があります。過活動膀胱は、脳血管性認知症、レビー小体型認知症の8割ほどにみられ、アルツハイマー型認知症でも4割ほどにみられるといわれています[1]。認知症の人の排尿障害には、認知機能低下によるものと、疾患や高齢者であるものと、その2つの原因が混在しているものがあります。すべてを認知症が原因と考えずに、まずは何が原因なのか評価する必要があります。

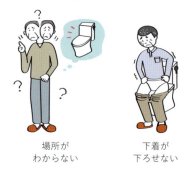

図1　機能性尿失禁のイメージ

場所がわからない　　下着が下ろせない

アセスメントのポイント

まず泌尿器症状の評価を行います。本人の訴えと合わせて、排尿間隔、尿性状、残尿測定など客観的に評価し、異常がある場合は泌尿器科に依頼しましょう。

次に認知機能障害に応じて、どこの排泄動作が障害されているか、どこの排泄動作は可能か評価をすることが大切です 表1 。認知機能障害に対してケアを行い、できる限り自立できるよう支援します。トイレ誘導だけでなく排泄行動が終了できているか注意しましょう。排泄後にトイレットペーパーの場所がわからない、手の巧緻性の低下によってトイレットペーパーがつかめない場合は、わかりやすい位置に置いたり必要なぶんのトイレットペーパーを手に渡して退室します。下着が汚れている場合はすぐに交換できるように、あらかじめ準備しておきましょう。

排泄ケアは、本人の羞恥心が伴います。特に入院前は自立していた方が、入院によりADL（日常生活動作）低下やトイレ環境の変化によりトイレ介助が必要になった場合、スタッフが介入することに戸惑いや混乱も大きくなります。普段から本人と信頼関係を築くことも大切になります。

自立・生活機能を維持するかかわり

表1 排泄のアセスメントの視点

必要な情報	分析の視点
尿・便をためる	□1回の排尿量、排便量はどのくらいか □介助のたびに下着への汚染がみられる □残尿感（量）はあるか
尿意・便意 ・尿意や便意の知覚および時間帯 ・尿意や便意の知らせ方	□尿意や便意の知覚の有無と、その確かさはどうか □尿意・便意を感じた際の特有の行動、身振りにどのようなものがあるか □ナースコールやその他の方法で、排泄の介助を求める
姿勢・排泄動作 ・トイレの場所の把握 ・排泄に伴う諸動作 ・排泄物の処理	□トイレの場所がわからずに、トイレ以外の場所で排泄することがあるか □立ち座り、衣類の上げ下ろし、排泄後の始末をする動作などできているか □排泄後に水を流す、手を洗うなどの動作ができるか
尿・便の排出 ・排尿・排便間隔	□1日にトイレに行く回数はどのくらいか □下剤がなくても、1〜2日に一度排便があるか □トイレに入ってから出るまでどのくらい時間がかかるか
尿・便の状態 ・排泄物の観察	□排泄物を観察できているか □排泄物に便秘や尿路感染の徴候が現れていないか □出血や痔の有無
自宅での習慣	□排尿姿勢（立位か座位か） □排泄動作、しぐさ、声掛けの方法など
その他	□薬剤の影響 □食事量、水分量など

亀山祐美, 北川公子：認知症. 山田律子, 内ケ島伸也編, 生活機能からみた老年看護過程+病態・生活機能関連図 第4版, 医学書院, 東京, 2020：65. より抜粋

認知症の人の排便障害の特徴

　認知症の排便障害には、便秘と機能性便失禁が多いとされます。認知症の人の便秘は、直腸内に便塊があり便意を感じてもうまく訴えることができない、もしくは訴えを見逃され、これが慢性化して便秘になる場合があります。レビー小体型認知症は、大腸の通過時間の延長や直腸肛門型便秘の合併が多くみられます。血管性認知症では、麻痺による歩行障害や運動量の低下による便秘が起こる場合があります。アルツハイマー型認知症であっても向精神薬や抗うつ薬など使用したことによる二次性便秘が発生する場合もあります。このように、認知症の場合、便秘が起こりやすい状況があります。

　認知症の人の機能性便失禁は認知機能低下によりトイレの場所がわからない、衣服の着脱がわからないために失禁してしまうことです。排尿のケアと同様に、認知機能に応じた排便誘導が必要になります 表1 。

アセスメントのポイント

　直腸内に便塊があることは、とても不快な状況です。しかしうまく便意を訴えることができないため、不快な感情が不眠や易怒性になることもあります。腹部症状の観察や排便状況、食事量など客観的な観察から便秘をアセスメントする必要があります。また適宜下剤も使用し排便コントロールをすることも必要です。

便失禁があっても、下着を交換せず汚染した下着を長時間履いている場合もあります。着替えが適切にできるか、後始末が行えるか評価が必要です。1日1回は陰部を洗浄し、陰部に発赤や真菌など発生はないか観察も行いましょう。

1日に何度もトイレに行く場合

認知症の人の中には、1日に何度もトイレに行く、頻回なときは5分ごとにトイレに行く場合があります。その場合は、忘れてしまうから何度もトイレに行くと考えずに、まずは排尿障害や便秘の評価をしましょう。認知症の頻尿の場合は、排尿症状（p.164）、便秘の評価（p.172）を行いましょう。頻尿だと思っていたら、便秘が改善したことで改善した事例もあります。他の原因として、多飲もあります。食事量や水分量も観察し、水分の過剰摂取になっていないか評価しましょう。

身体的な問題がない場合は、精神的・社会的問題が考えられます。1人でいると何をしたらいいかわからない不安からトイレを訴える人、以前に尿失禁をして怒られたため、怒られないために何度も行くことがあります。その場合は、一緒に過ごしたり、本人の好きなことを促したり、安心できる環境調整を行いましょう。いつでもトイレに行ける環境を整えることも重要です。トイレに近い部屋やポータブルトイレを置き、行きたいときに安全に行ける空間をつくりましょう。

車椅子の患者さんが「トイレに行きたい」と言うのですが、トイレは30分前に行ったばかりです。

トイレに何度も行く場合、「さっきも行きました」と言いたくなりますが、注意することで不安が増強し、ますますトイレが頻回になることもあります。その場では「トイレに行きましょう」とトイレ誘導を行いましょう。そして、トイレ誘導時に何が原因かアセスメントしましょう。1人のスタッフが続けて対応せずに、複数のスタッフが交代するなどチームプレイもよいでしょう。

トイレに行くことを拒否する場合

トイレに誘うと拒否される場合があります。まず難聴（p.37）の有無を確認しましょう。排泄拒否でよく遭遇する事例は、何をされるかわからない恐怖があります。補聴器がある場合は必ず活用しましょう。

認知症の人は何かに集中しているとき、別の行動に移すことが難しい場合があります。きっかけをつくることも大事です。例えば自室から食堂に向かうときに「食事に行く前にトイレに行きましょう」と自然にトイレに誘導しましょう。

言語障害があり、声かけが認識できていない場合は、トイレを見せることで本人の意思を引き出します。重度の認知症の人は、トイレに行ってもどのような行動に移したらいいのかわからないことがあります。その場合は、行動の1つ1つに声かけをしましょう。「手すりを持ちましょう」と手すりに誘導します。次に「立ちましょう」「下着を下ろします」と動作を細かく誘導しましょう。

　拒否が強い場合は、スタッフ2名でかかわり、1人が手を握って声をかけ、1人が下着の上げ下ろしをするなど役割分担を行い、安全に排泄できるようかかわりましょう。

> 独歩の患者さんに「トイレに行きましょうか」と声をかけると「行きたくない」と拒否されました。
>
> 　まずはいったん距離を置きましょう。そして、トイレの近くに来たときに、トイレを指さしながら「トイレに行きましょう」など誘導してみましょう。「○○しましょうか」と相手に確認する言葉かけは、時に返事に迷ってしまうことがあります。「○○しましょう」と声をかけることで、患者さんの行動を促すことにつながることがあります。
> 　それでも拒否する場合は、本人の排尿パターンや行動をよく観察し、他の声かけ方法や本人の行動に沿った誘導などいろいろ試してみましょう。

■ トイレと違う場所で排尿してしまう場合

　トイレがわからず廊下などで排尿することがあります。見当識障害や空間認知機能の低下など原因はさまざまです。放尿を発見したときは、本人の羞恥心や自尊心に配慮し怒ったり、間違ったことを指摘しないように注意しましょう。

　次に原因を検討します。トイレの場所がわからない場合は、目立つような表示にしましょう。文字が読める場合は文字で表示、文字が読めない場合はマークなど、本人が認識しやすい方法を使いましょう。放尿の時間帯が夜間に多い場合は、トイレだけ電気をつけておくことで目立つようにするなど工夫することも1つの方法です。

　本人がトイレを探している行動や排尿間隔を把握します。羞恥心や言語障害があるため尿意を訴えることができない場合もあります。そわそわしている、ズボンを触っているなどの行動がある場合は注意して早めにトイレ誘導を行いましょう。

> 朝5時に巡視をしていると、暗い廊下の隅で放尿している男性を見かけました。どう声をかけるとよい？
>
> 　急に大きな声をかけると、本人は驚きます。他の患者さんに見えない配慮を行いつつ、床を拭くものや着替えを準備しましょう。放尿の途中でトイレに誘導することは、混乱や易怒性につながります。間違っていることを指摘せずに、「服が濡れてしまったので着替えましょうか」と声をかけ着替えが必要な場合は誘導を行いましょう。

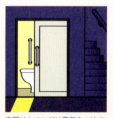

夜間はトイレだけ電気をつけておくことも方法の1つ

決まった場所での放尿がある場合は、他の患者さんや本人のプライバシーを配慮しつつ、そこにバケツを置いて簡易なトイレにするなど、本人の行動に合わせた対応も時には必要かもしれません。

おむつを外してしまう場合

トイレに行くことが難しい場合、おむつを使用することがありますが、訪室時に床におむつが落ちている場合があります。おむつを外す原因は、さまざまです。ここでは代表的な3つの例を挙げます。

---

①おむつ使用時の掻痒感や不快感があり外してしまう場合

陰部に発赤などないか観察を行います。そして、おむつが正しくあてられているか観察しましょう。特に男性の場合は放尿を心配して何枚も尿取りパットを重ねることで不快感を助長し外すことにつながることもあります。時にリハビリパンツと尿取りパットのほうが不快感なく患者さんに適する場合もあります。患者さんに合うおむつの選択をしましょう。

---

②おむつが濡れている不快感があり外してしまう場合

おむつをとってしまうタイミングを評価し、その前におむつ交換をしましょう。

---

③トイレに行こうと思って寝たままおむつを外してしまう場合

ADLが下がった場合や逆にADLが上がってきたことが考えられます。ADLが上がってきたときは、トイレ動作が可能であれば夜間声をかけてポータブルトイレに移動することも1つの手段です。ただし、本人と相談して、それを望むか確認し、寝かせてほしい場合は無理強いを避けましょう。

おむつを夜間何度も外すので、対策として拘束衣をつけました。

おむつ外しをするために、拘束衣やミトンを使用することは、患者さんの自由を奪う行為になります。おむつ外し予防のための身体拘束は拘束三原則（切迫性、非代替性、一時性）に適用されません。まずは、原因をアセスメントすることから始めましょう。さまざまな対策をしてもおむつを外してしまう場合もあります。必ずしもうまくいくことばかりではないので、スタッフ間で情報共有と改善を日々重ねていくことが大事です。

文献
1) 大岡均至：下部尿路障害. 認知症とその排泄障害（排尿・排便）について漢方は有効でしょうか. 榊原隆次, 関戸哲利, 西村かおる編著, 認知症の排泄ケア ベッドサイドマニュアル, 中外医学社, 東京, 2020：109.
2) 亀山祐美, 北川公子：認知症. 山田律子, 内ケ島伸也編, 生活機能からみた老年看護過程 第4版, 医学書院, 東京, 2020：65.
3) 榊原隆次, 関戸哲利, 西村かおる編著：認知症の排泄ケア ベッドサイドマニュアル. 中外医学社, 東京, 2020.
4) 西山みどり：排便障害の看護. 高山成子編著, 認知症の人の生活行動を支える看護, 医歯薬出版, 東京, 2014：42-47.
5) 津畑亜紀子：日常生活機能のアセスメントとケア ④排泄. 日本看護協会編, 認知症ケアガイドブック, 照林社, 東京, 2016：144-149.

Part 4

皮膚

高齢者の皮膚では、皮下脂肪の減少や毛細血管の脆弱化など
が進み、さらには、皮脂分泌の減少やセラミド、天然保湿因
子の減少でバリア機能が低下していくなど変化していきま
す。そのため、軽微な外力で表皮剥離が起こりやすくなり、
高齢者の脆弱な皮膚の状態に対して、健康な皮膚を維持する
ためのスキンケアが重要となります。また、高齢者の脆弱な
皮膚の予防には、予防的なスキンケアに加え、スキンケア用
品や皮膚保護剤、予防用具などの活用を行い、個々のケース
に合わせて、適切な場面で正しく活用することも重要と考え
ます。

（佐々木早苗）

皮膚

1 褥瘡の予防とケア

佐々木早苗

■ 体位変換とポジショニング

　日本褥瘡学会では、褥瘡は「身体に加わった外力は骨と皮膚表層の間の軟部組織の血流を低下、あるいは停止させ、この状況が一定時間持続されると組織は不可逆的な阻血性障害に陥り褥瘡となる」と定義されています。そのため、褥瘡予防には外力を軽減することが必要であり、体位変換やポジショニングにより体圧の調整を行います。

　寝たきりの高齢者や、るい瘦の患者さんでは、殿筋が萎縮しやすく 図1 、腸骨部や仙骨部に圧迫が加わる傾向にあるため、患者さんの状態に合わせ局所に圧が集中しないように体位保持を検討する必要があります。また、ポジショニングは、患者さんが安楽であることが重要であり、苦痛が最小限となることを考慮し体の広い面にフィットするクッションなどで体位を保持します 図2 。

図1　殿筋が萎縮している状態

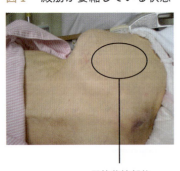

殿筋萎縮部位

図2　麻痺、拘縮のある患者の体位保持の例

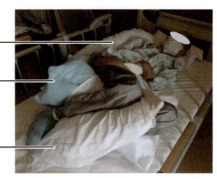

ブーメラン型クッションで背部を支える

ウエーブ型クッションを丸めて下肢に挿入し隙間をなくす

両下肢が当たらないようにクッションを挟む

■ 体圧分散寝具の選択

　体が沈み込み、マットレスとの接触面が広くなることで加わる圧力は小さくなります。体との接触面積を広くして圧力を減少させるためには、体圧分散寝具が必要です。また、

圧切替型のエアマットレスは、空気の動きで膨潤と収縮を繰り返すことで、持続的な圧迫時間を短縮します 図3 。

図3　圧切替型エアマットレスの例

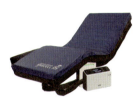

3層式のエアセルにより身体をしっかり支えて効果的に体圧を分散する。マイクロクライメイトの機能により、皮膚局所の温度と湿度の調整に役立つ。

マイクロクライメイト ビッグセル アイズ
（画像提供：株式会社ケープ）

　体圧分散寝具の種類は素材により異なり、エアー、ウォーター、ウレタンフォーム、ゲルまたはゴム、ハイブリットに分類されています。
　自力体位変換ができる場合は、体位変換時の安定性を優先しウレタンフォームを選択します。自立体位変換ができない場合は、体圧分散を優先しエアマットレスを選択します 図4 。

図4　体圧分散寝具の選択基準

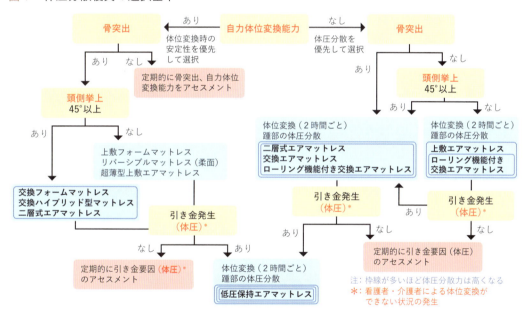

日本褥瘡学会編：在宅褥瘡予防・治療ガイドブック第3版. 照林社, 東京, 2015：58. より転載

スキンケア

①皮膚の生理機能

　皮膚の生理機能には角質バリア機能などがあり、菌・pH緩衝作用は皮膚障害の予防に重要な役割を担います。角質層には、水分喪失防止と外部からの刺激物の侵入を防止するバリア機能がありますが、皮膚が乾燥している場合は、外界からの刺激が侵入しやすく、体内の水分も蒸発しやすくなりバリア機能を低下させます 図5 。

図5　皮膚のバリア機能

潤いのある皮膚　　　　　　乾燥している皮膚

②高齢者の皮膚の特徴

　高齢者の皮膚は、毛包や皮脂腺の萎縮により汗や皮脂成分が減少し皮脂膜は形成されにくく、皮膚が乾燥に傾きます。皮膚の乾燥が進むと、角質水分量が減少し皮膚の表面がひび割れて角質層のバリア機能が破綻した状態であり、外界からの刺激が侵入しやすく皮膚にトラブルが生じやすくなります。

　また、高齢者の皮膚では、表皮と真皮の結びつきが弱く、真皮の弾力性も低下することから皮膚は剥離しやすく、外的刺激でずれを起こしやすくなります。そのため、皮膚の耐久性が低下し、褥瘡発生のリスクが高くなることにつながります 図6 。

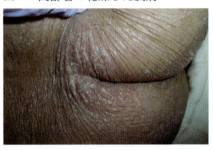

図6　高齢者の乾燥した皮膚

③皮膚の洗浄、保湿、保護

　皮膚の生理機能を保つためには、皮膚への刺激を取り除いて皮膚を守り、皮膚障害を予防、改善させることが重要とされ、皮膚の洗浄、保湿、保護が必要となります。

　皮膚が汚染された状態では、皮脂の分泌が妨げられて皮膚のバリア機能が低下するため、弱酸性の洗浄剤を使用して清潔を保つことが必要です。特に乾燥した皮膚の場合は、泡立てた石けんで皮膚をこすらずやさしく愛護的に洗浄します 図7 。皮膚の洗浄後は皮脂量が低下するためすみやかに保湿剤を使用すると効果的です 図8 。

図7　液体洗浄剤から泡をつくる方法

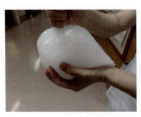

ビニール袋に少量の液体石けんと水を入れて空気を含めて振る

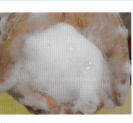

泡石けん

［使用物品の例］

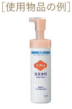

ソフティ 泡洗浄料
（画像提供：花王プロフェッショナル・サービス株式会社）

リモイス® 泡クレンズ
（画像提供：アルケア株式会社）

図8 洗浄後の保湿

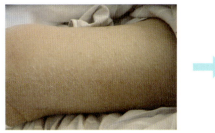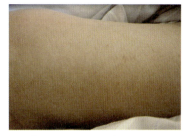

保湿前の乾燥した皮膚　　　　　　　　　保湿後の潤いのある皮膚

褥瘡の評価

　褥瘡の管理には、褥瘡の状態を正確に評価し、個々の褥瘡の状態に応じたケアを選択することが重要[1]となります。褥瘡の経過を評価するツールとしては、DESIGN-R®2020 表1 が新しく作成されました。DESIGN-R®2020では、「急性期褥瘡で深部組織の損傷が疑われる病態を深部損傷褥瘡（DTI）疑いとみなして」判断することとし、深さ（D）に「U」と区別する「DTI」[2]が追加されました。また、炎症・感染等の変化に気づかず、治癒遅延に至ることから、臨界的定着疑いと気づく、あるいは注意する指標として明示することが重要[2]であり、「臨界的定着疑い」と意識化できるよう追加となりました。

DESIGN-R®2020による深さの評価方法

- 深さは、創内の一番深い部分で評価していきます 図9 図10 。
- 創底が壊死組織で覆われ、深さの判定が不能な場合は「DU」と判定[3]します。
- 深部損傷褥瘡（DTI）疑いの判定は、触診で得られた「硬結」や「皮膚温の変化」を超音波診断法によって検証することで、より正確なアセスメントを行える[4]といわれています 図11 。

図9 深さの採点

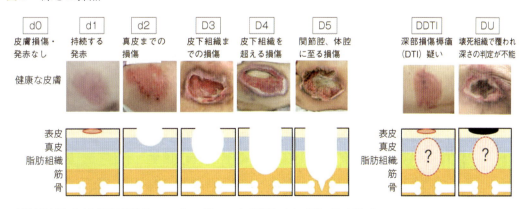

日本褥瘡学会編：改定DESIGN-R®2020コンセンサス・ドキュメント, 照林社, 東京, 2020：13. より転載

表1　DESIGN-R®2020　褥瘡経過評価用

| | | | | | | カルテ番号（　　　　　）
患者氏名　（　　　　　） | 月日 | / | / | / | / | / | / |

Depth*1 深さ　創内の一番深い部分で評価し、改善に伴い創底が浅くなった場合、これと相応の深さとして評価する													
d	0	皮膚損傷・発赤なし	D	3	皮下組織までの損傷								
	1	持続する発赤		4	皮下組織を超える損傷								
				5	関節腔、体腔に至る損傷								
				DTI	深部損傷褥瘡（DTI）疑い*2								
	2	真皮までの損傷		U	壊死組織で覆われ深さの判定が不能								

Exudate　滲出液													
e	0	なし	E	6	多量：1日2回以上のドレッシング交換を要する								
	1	少量：毎日のドレッシング交換を要しない											
	3	中等量：1日1回のドレッシング交換を要する											

Size 大きさ　皮膚損傷範囲を測定：[長径（cm）×短径*3（cm）]*4													
S	0	皮膚損傷なし	S	15	100以上								
	3	4未満											
	6	4以上　　16未満											
	8	16以上　36未満											
	9	36以上　64未満											
	12	64以上　100未満											

Inflammation/Infection　炎症/感染													
i	0	局所の炎症徴候なし	I	3C*5	臨界的定着疑い（創面にぬめりがあり、滲出液が多い。肉芽があれば、浮腫性で脆弱など）								
	1	局所の炎症徴候あり（創周囲の発赤・腫脹・熱感・疼痛）		3*5	局所の明らかな感染徴候あり（炎症徴候、膿、悪臭など）								
				9	全身的影響あり（発熱など）								

Granulation　肉芽組織													
g	0	創が治癒した場合、創の浅い場合、深部損傷褥瘡（DTI）疑いの場合	G	4	良性肉芽が創面の10％以上50％未満を占める								
	1	良性肉芽が創面の90％以上を占める		5	良性肉芽が創面の10％未満を占める								
	3	良性肉芽が創面の50％以上90％未満を占める		6	良性肉芽が全く形成されていない								

Necrotic tissue　壊死組織　混在している場合は全体的に多い病態をもって評価する													
n	0	壊死組織なし	N	3	柔らかい壊死組織あり								
				6	硬く厚い密着した壊死組織あり								

Pocket　ポケット　毎回同じ体位で、ポケット全周（潰瘍面も含め）[長径（cm）×短径*3（cm）]から潰瘍の大きさを差し引いたもの													
p	0	ポケットなし	P	6	4未満								
				9	4以上16未満								
				12	16以上36未満								
				24	36以上								

部位 [仙骨部、坐骨部、大転子部、踵骨部、その他（　　）]　　　　合計*1

©日本褥瘡学会
https://jspu.org/medical/design-r/docs/design-r2020.pdf（2024.8.10アクセス）

*1　深さ（Depth：d/D）の点数は合計には加えない
*2　深部損傷褥瘡（DTI）疑いは、視診・触診、補助データ（発生経緯、血液検査、画像診断等）から判断する
*3　"短径"とは"長径と直交する最大径"である
*4　持続する発赤の場合も皮膚損傷に準じて評価する
*5　「3C」あるいは「3」のいずれかを記載する。いずれの場合も点数は3点とする

図10 発赤の見方、消退しない発赤

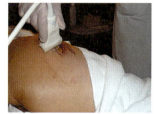

図11 超音波診断装置による所見

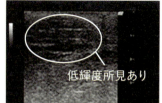

透明プラスチック板で発赤部位を3秒間圧迫し発赤が消退しないことを確認する。

①真皮までの損傷に至る褥瘡の採点とケア

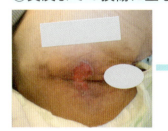

d2e3s4i0g0n0：7点

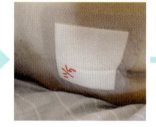

シリコンソフトドレッシング材で保護する。

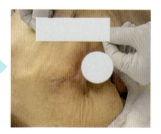

治癒

②皮下組織を超える褥瘡の採点とケア

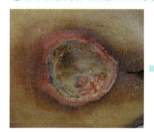

D4-e3s8i0G6N3p0：20点

やわらかい壊死組織が創面に付着し良性の肉芽が形成されていない。

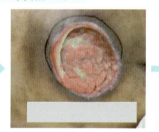

D3-e3s8i0G6N3P6：26点

肉芽は盛り上がってきたが、顆粒状、浮腫状で肉芽形成が不十分な状態である。

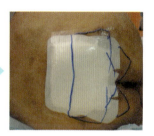

ポピドンヨード軟膏を使用して1日1回の交換を行う。ガーゼ保護をするが、便の潜り込み防止のため、尾側部にポリウレタンフィルム材を交差して貼付する。

③ポケットを有する褥瘡の採点とケア

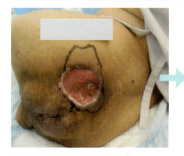

D3E6s8i0G4N3P12：33点

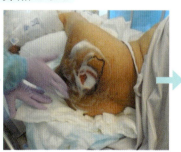

泡立てた石けんで創周囲皮膚を洗浄する。

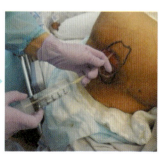

ネラトンカテーテルを使用してポケット内の洗浄を行う。

失禁関連皮膚炎（IAD）の予防とケア

　失禁と皮膚機能の低下が複合して紅斑・浮腫・びらんなどの皮膚障害を呈する病態として失禁関連皮膚炎（incontinence associated dermatitis：IAD）があります 図12 。IADの定義は、「尿または便（あるいは両方）が皮膚に接触することにより生じる皮膚炎である」[5]とされています。

　失禁により尿が皮膚に付着した状態が持続する場合は、尿素が細菌によって分解されてアルカリ化に傾くため、皮膚のpHが上昇して細菌に対する防御機能が低下します。また、便が皮膚に付着した状態が持続する場合は、便に含まれる消化酵素により角質細胞のバリア機能が破綻し、刺激物が角質層を通過し皮膚に炎症を招きIADが生じます。症状としては、紅斑、浮腫、びらん、重症になると潰瘍を形成することもあります。

　EPUAP（ヨーロッパ褥瘡諮問委員会）では、2005年にIADと褥瘡を鑑別するための指針を提言し、両者を区別するための評価項目を提示しています[6] 表2 。

図12　IAD症例

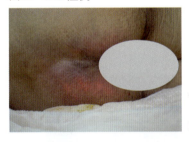

便失禁があり、皮膚障害は骨突出部位に一致していない。創部の境界は不明瞭である。

表2　IADと褥瘡の評価項目

	IAD	褥瘡
発生要因	主に尿便失禁による皮膚の湿潤	主に圧迫やずれ
発生部位	骨突出部を超えることが多い	骨突出部に一致することが多い
形状	びまん性または複数の病変	1か所に限局する病変
深さ	表在性の欠損（皮膚の部分欠損）	皮膚の部分欠損または全層欠損
壊死組織	通常、壊死組織は伴わない	骨突出部の黒色壊死組織（Stage3、4）
辺縁	境界が不明瞭であることが多い 浸軟を伴うことが多い	境界が明瞭であることが多い
紅斑の性状	圧迫で消退するものとしないものがある	圧迫で消退しない（Stage1）

倉繁祐太：失禁関連皮膚炎（IAD）と褥瘡．特集 高齢者の皮膚特性を考慮した褥瘡診断・ケアのポイント．WOC Nursing 2020；8（5）：19. より引用

　失禁により皮膚が湿潤環境の状態や化学刺激などが加わることで皮膚の状態が悪化し、そこに圧迫やずれなど機械的刺激が起こることで皮膚の耐久性が低下します。さらに、褥瘡発生リスクが高まることから適切な失禁ケアを行うことも重要となります 図13 。

図13 失禁ケアの方法

撥水性皮膚保護剤

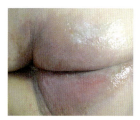

撥水効果があり殿部の皮膚を保護できる。

【使用物品の例】

ソフティ 保護オイル
(画像提供：花王プロフェッショナル・サービス株式会社)

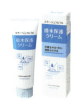
コラージュフルフル撥水保護クリーム
(画像提供：持田ヘルスケア株式会社)

リモイス®バリア
(画像提供：アルケア株式会社)

ポリエステル繊維綿

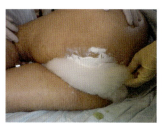

肛門周囲から会陰部にかけての皮膚とおむつとの隙間を埋める。水様便が拡散せずパッドへ誘導され皮膚への付着を軽減させる。

【使用物品の例】

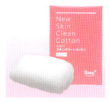
ニュースキンクリーンコットン
(画像提供：ベーテル・プラス株式会社)

軟便専用パッド

【使用物品の例】

水様便の場合は軟便安心パッドを使用することで便の皮膚への拡散を防ぐ。

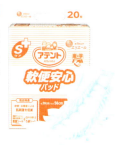
アテントSケア軟便安心パッド
(画像提供：大王製紙株式会社)

持続性難治性下痢便ドレナージ

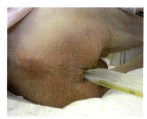

感染性の下痢で持続する場合は、持続的難治性下痢便ドレナージが有効。

【使用物品の例】

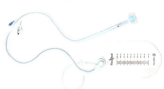
フレキシシール®SIGNAL
(画像提供：コンバテック ジャパン株式会社)

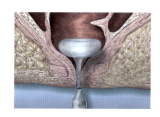

粉状皮膚保護剤

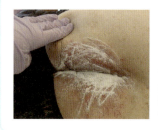

びらんがある場合はストーマ用品の粉状皮膚保護剤を散布する。

【使用物品の例】

バリケア®パウダー
(画像提供：コンバテックジャパン株式会社)

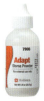
アダプトストーマパウダー28.3g
(画像提供：株式会社ホリスター)

医療関連機器褥瘡（MDRPU）の予防とケア

医療関連機器褥瘡（medical device related pressure ulcer：MDRPU）は、医療関連機器による圧迫で生じる皮膚ないし下床の組織損傷です。厳密には従来の褥瘡すなわち自重関連褥瘡（self load related pressure ulcer）と区別されますが、ともに圧迫創傷であり広い意味では褥瘡の範疇に属します。なお、尿道、消化管、気道等の粘膜に発生する創傷は含めない[7]と定義されています。MDRPUの発生要因には、機器要因、個体要因、ケア要因の3つの要因があります 図14 。

MDRPUの予防と管理に必要なこととしては、装着中の管理が求められ、外力を低減するために創傷ドレッシング材などを使用した工夫が必要です 図15 。

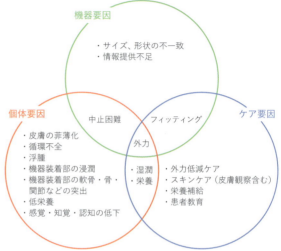

図14　MDRPU発生概念図

日本褥瘡学会編：MDRPUベストプラクティス医療関連機器圧迫創傷の予防と管理．照林社，東京，2016：16．より引用

図15　医療関連機器装着中の管理方法

頸椎固定具による顎下のMDRPU

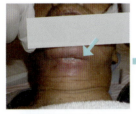
頸椎固定具が顎下に当たり圧迫されていたためMDRPUが発生する。

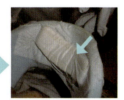
ハイドロサイトプラスを圧迫が加わる部位に挟み、装具と皮膚との接触を防止する。

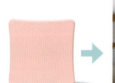
ハイドロサイト®プラス
（画像提供：スミス・アンド・ネフュー株式会社）

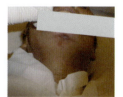
治癒

膀胱留置カテーテルによるMDRPU

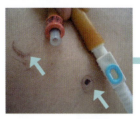
圧迫されて発生した皮膚損傷

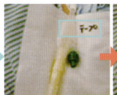

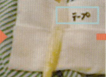
不織布ガーゼ類で包む

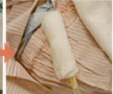

酸素チューブ固定によるMDRPU

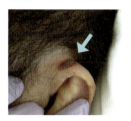

固定用ゴムに圧迫されて発生

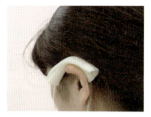

アドプロテープ®・クッションを使用して皮膚接触部位を保護した例

高齢者ケアなんでもQ&A

骨突出がある部位で皮膚の発赤があった場合はd1（持続する発赤）としてよい？ d1の判断はどうする？

骨突出部位に一致して発赤が見られた場合は、消退する発赤か持続する発赤（消退しない発赤）かを判断する必要があります。確認する方法には、透明ガラス板（プラスチック板）で3秒間圧迫する方法があります[8]（図10）。

便失禁が持続する場合は皮膚が便で汚れるので、おむつ交換ごとに皮膚洗浄剤（石けん）できれいに洗い流したほうがよい？

皮膚洗浄剤を使用し何度も洗浄することにより、皮膚が受ける化学的刺激は大きくなるため、1日の排便回数が多い場合も皮膚洗浄剤の使用は1日1回[9]とします。

医療関連機器を装着中のスキンケアは、洗浄または清拭や保湿を行うのみでよい？

最低2回/日の頻度で装着部位およびその周囲皮膚を観察することが必要とされています。また、機器装着部およびその周囲における痛み、不快の有無を確認する[10]ことも大切であり、患者さんとのコミュニケーションが可能な場合は痛みについても配慮しましょう。

文献

1) 日本褥瘡学会編：褥瘡ガイドブック第3版．照林社，東京，2023：22．
2) 日本褥瘡学会編：改定DESIGN-R®2020コンセンサス・ドキュメント．照林社，東京，2020：7．
3) 日本褥瘡学会編：改定DESIGN-R®2020コンセンサス・ドキュメント．照林社，東京，2020：13．
4) 日本褥瘡学会編：褥瘡ガイドブック第3版．照林社，東京，2023：174．
5) 日本創傷・オストミー・失禁管理学会編：IADベストプラクティス．照林社，東京，2019：6．
6) 倉繁祐太：失禁関連皮膚炎（IAD）と褥瘡．特集 高齢者の皮膚特性を考慮した褥瘡診断・ケアのポイント．WOC Nursing 2020；8（5）：19．
7) 日本褥瘡学会編：MDRPUベストプラクティス医療関連機器圧迫創傷の予防と管理．日本褥瘡学会，東京，2016：6．
8) 真田弘美，須釜淳子編：改訂版 実践に基づく最新褥瘡看護技術．照林社，東京，2009：70．
9) 日本創傷・オストミー・失禁管理学会編：IADベストプラクティス．照林社，東京，2019：23．
10) 日本褥瘡学会編：MDRPUベストプラクティス医療関連機器圧迫創傷の予防と管理．日本褥瘡学会，東京，2016：21．

皮膚

スキン-テアの予防とケア

佐々木多恵子

■ スキン-テアとは

　スキン-テア（skin tear：皮膚裂傷）とは、「摩擦・ずれによって、皮膚が裂けて生じる真皮深層までの損傷（部分層損傷）」で、主に高齢者に多く発生します。
　なお、外力が関係する天疱瘡、類天疱瘡、先天性表皮水疱症の創傷については、疾患に由来するものか判断しにくいため含めます 表1 [1]。

表1　スキン-テアが発生する状況の具体例と除外例

具体例	・四肢がベッド柵に擦れて皮膚が裂けた（ずれ） ・絆創膏を剥がすときに皮膚が裂けた（摩擦） ・車椅子等の移動介助時にフレーム等に擦れて皮膚が裂けた（ずれ） ・医療用リストバンドが擦れて皮膚が裂けた（摩擦） ・リハビリ訓練時に身体を支持していたら皮膚が裂けた（ずれ） ・体位変換時に身体を支持していたら皮膚が裂けた（ずれ） ・更衣時に衣服が擦れて皮膚が裂けた（摩擦・ずれ） ・転倒したときに皮膚が裂けた（ずれ） ・ベッドから転落したときに皮膚が裂けた（ずれ）
除外例	持続する圧迫やずれで生じた創傷と、失禁によって起こる創傷は除外する。 ・寝具や車椅子などによる持続した圧迫やずれで皮膚が剥がれた（褥瘡） ・医療機器による持続した圧迫やずれで皮膚が剥がれた（MDRPU：医療関連機器褥瘡） ・失禁患者のオムツ内の皮膚が炎症により剥がれた（IAD：失禁関連皮膚障害）

日本創傷・オストミー・失禁管理学会編：ベストプラクティス スキン-テア（皮膚裂傷）の予防と管理．照林社，東京，2015：6．より引用

■ スキン-テアのリスクアセスメント

　スキン-テアのリスクアセスメントは、スキン-テアの既往歴の有無、個体要因、外力発生要因の3つの視点から行います[2] 表2 。

表2　個体要因と外力発生要因によるリスクアセスメント

個体要因のリスクアセスメント	
全身状態	皮膚状態
☐ 加齢（75歳以上） ☐ 治療（長期ステロイド薬使用、抗凝固薬使用） ☐ 低活動性 ☐ 過度な日光曝露歴（屋外作業・レジャー歴） ☐ 抗がん剤・分子標的薬治療歴 ☐ 放射線治療歴 ☐ 透析治療歴 ☐ 低栄養状態（脱水含む） ☐ 認知機能低下	☐ 乾燥・鱗屑 ☐ 紫斑 ☐ 浮腫 ☐ 水疱 ☐ ティッシュペーパー様（皮膚が白くカサカサして薄い状態）

1つでも該当すれば、次の「外力発生要因のリスクアセスメント」に進む

外力発生要因のリスクアセスメント	
患者行動：患者本人の行動によって摩擦・ずれが生じる場合	管理状況：ケアによって摩擦・ずれが生じる場合
☐ 痙攣・不随意運動 ☐ 不穏行動 ☐ 物にぶつかる（ベッド柵、車椅子など）	☐ 体位変換・移動介助（車椅子、ストレッチャーなど） ☐ 入浴・清拭等の清潔ケアの介助 ☐ 更衣の介助 ☐ 医療用テープの貼付 ☐ 器具（抑制具、医療用リストバンドなど）の使用 ☐ リハビリテーションの実施

外力発生要因の該当項目数が1個以上該当するか
☐ はい：スキン-テアの発生と再発の予防ケア実施要
☐ いいえ

日本創傷・オストミー・失禁管理学会：スキン-テアのリスクアセスメント用紙. ベストプラクティス スキン-テア（皮膚裂傷）の予防と管理. 照林社, 東京, 2015：34. より一部抜粋して転載

スキン-テアの予防

①栄養管理

　低栄養状態はないか、脱水の状態がないかの評価をします。管理栄養士やNST（栄養サポートチーム）に相談し、介入を行います。

②外力からの保護

ベッド環境の調整

● ベッド柵などに皮膚が接触し損傷しないようにベッド柵カバーなどを使用し、保護することが必要です 図1 。

車椅子環境の調整

● 車椅子移乗、車椅子乗車時には、アームレストなどに皮膚が接触し、こすれて皮膚が損傷しないようになるべく皮膚が露出しないように工夫することが必要です。

● 浮腫がある人の皮膚は脆弱のため、少ない刺激でも皮膚の破綻が生じる可能性があるため、常時皮膚を保護することが大切です 図2 。

- 車椅子乗車時はやわらかい素材のクッションなどを使用し、個人に合った安全な車椅子シーティングを行います 図3 。

図1　ベッド環境

ベッド柵カバー

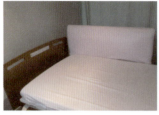

ベッド柵へ直接皮膚が接触しずれた場合、損傷するリスクが高いため、接触時の外力を緩衝するために用いる。

緩衝吸収マット

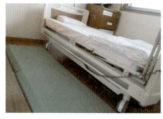

転倒した場合の衝撃を緩衝する。

家具の緩衝材カバー

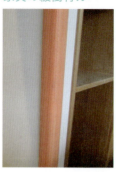

家具や、壁の角を緩衝材で覆う。

図2　浮腫がある下肢の保護の例

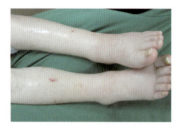

アームカバーやレッグカバーを使用し、外力から皮膚を守る。

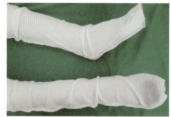

【使用物品の例】
まもりたい
（パラマウントベッド株式会社）

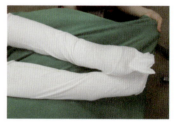

【使用物品の例】
チュビファースト®
（メンリッケヘルスケア株式会社）

図3　車椅子乗車時の保護の例

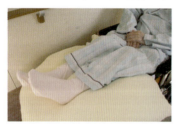

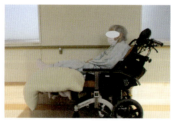

クッションなどを使用し、直接、車椅子のアームに下肢が触れないようにする。

医療用リストバンド

- リストバンドはソフトな素材を選択する、あるいは皮膚保護をして装着します 図4 。

図4　医療用リストバンド装着時の保護の例

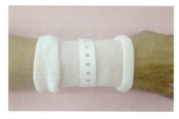

筒状包帯

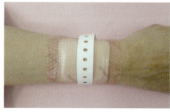

ドレッシング材貼付

体位変換

- 体位変換時には、皮膚にこすれや摩擦が生じないような工夫が必要です。補助具（スライディングシート 図5 、スライドボード、スライディンググローブ 図6 ）を積極的に使用して摩擦やずれを予防します。無理に1人での上方移乗や、体位変換をすることは避け、身体を引きずらない、持ち上げないようにし、2人以上で実施することが望ましいです。
- 体重が重い人や、拘縮が強い人の車椅子への移乗の際は、ずれや摩擦を軽減できるように、移乗用リフト 図7 を使用し安全に移乗できるようにします。

図5　スライディングシート

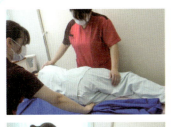
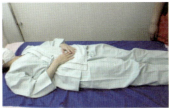
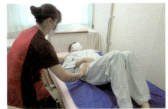
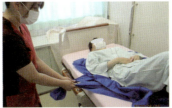

【使用物品の例】
スマイルシート®
（株式会社タイカ）

図6　スライディンググローブ

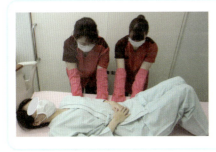

【使用物品の例】

ケープ介助グローブ
（画像提供：株式会社ケープ）

マルチグローブ
（画像提供：パラマウントベッド株式会社）

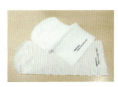
ディスポグローブ
（画像提供：パラマウントベッド株式会社）

図7　移乗用リフト

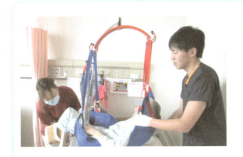

【使用機器の例】

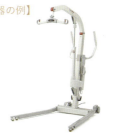
床走行式電動介護リフト
（画像提供：パラマウントベッド株式会社）

固定方法 図8 図9

- 医療用テープはなるべく使用せず、医療用テープ以外の固定方法を検討します。医療用テープでの固定が必要な場合は、角層刺激の少ない低刺激性の粘着剤（シリコン系）を選択するとよいでしょう。
- テープを使用する場合は、皮膚被膜剤を使用してからテープを貼用します。貼付部の皮膚に緊張が加わらないように、テープの中心から外側に向かって貼付します。

図8　医療用テープの貼り方・はがし方

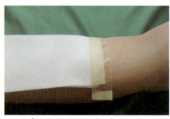
テープの先端を折り曲げておき、つまみをつくっておくとはがしやすい。

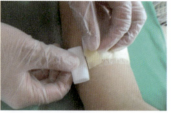
はがすときは剥離剤を用いるか、テープの種類によって剥離刺激が少ない方法ではがす。

図9　前脛骨部、肘部などにスキン-テアの発生を繰り返す場合

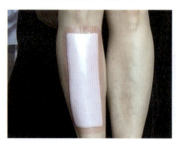
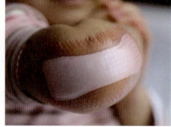

ウレタンフォームや創傷被覆材などを当てて保護するとよい。

【使用物品の例】
ハイドロ ジェントルエイド
（スミス・アンド・ネフュー株式会社）

③スキンケア

皮膚の洗浄 図10

- 皮膚に刺激の少ない弱酸性の洗浄剤を選択します。
- 皮膚の乾燥が強い場合は洗浄剤による洗浄を避けましょう。
- 洗浄成分が残らないよう十分すすぎをします。

図10　皮膚の洗浄時のポイント

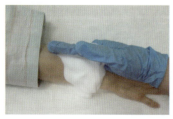
洗浄剤はやさしく手のひらで泡を包むように洗浄する。

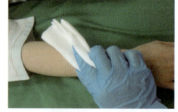
水分を拭く際は、こすらず抑え拭きをする。

皮膚の保湿 図11

- 皮膚の保湿を保ち、外界からの刺激から皮膚を守る必要があります。

- 保湿剤の種類は、低刺激性でローションタイプなど伸びのよい保湿剤を選択します。
- ドライスキンや乾燥が著明な場合は、1日2回以上塗ることをお勧めします。
- 保湿入浴剤、保湿成分入りの上がり湯を使用することで入浴しながら皮膚が保湿されます。

図11 保湿剤の塗り方

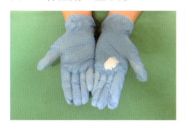
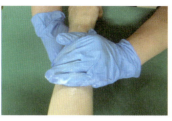

保湿剤は強くこすらず毛の流れにそってやさしく、抑えるように塗布する。

④寝具の選択

- シーツや、寝衣の素材にも注意をし、身体に加わる摩擦が小さい素材のシーツを使用（例・パラマウントベッド株式会社、ノビレなど）します。
- 表面の摩擦が小さいので、体位変換したときやベッドで身体を起こしたときの皮膚に生じるずれ力を低減します。
- 寝衣は、肌ざわりがよく着やすく伸縮性とクッション性を兼ね備えた脱ぎやすい素材を選択します。
- ファスナー・ボタン、縫いしろなど皮膚にこすれないデザインの寝衣の選択をします。

⑤医療者教育 図12

- スキン-テアの概要、ケア方法について教育します。
- スキン-テアハイリスク患者さんの情報は多職種で共有します。

図12 予防ケアの例

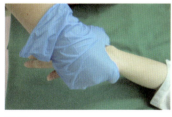
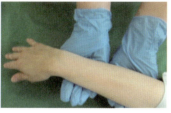

四肢を挙上する際は、皮膚をつかまないようにするよう教育する。

✕ 悪い例　　〇 よい例

⑥患者・家族教育

- 患者さんが退院する際は、自宅でもスキン-テアが予防できるように、スキン-テア発生の原因、皮膚の観察、予防ケアについて説明をします。
- スキン-テアが発生したら、まず、ずれた皮膚が残っているかを確認し、初期処置として白色ワセリンと非固着性のガーゼを用い、包帯などで固定するよう説明します。医療用テープは使用しないように説明します。

スキン-テアのケア

①創傷と周囲皮膚の観察 図13

図13 日本語版STARスキン-テア分類システム

1．出血のコントロールおよび創洗浄を行う
2．（可能であれば）皮膚または皮弁を元の位置に戻す
3．組織欠損の程度および皮膚または皮弁の色をSTAR分類システムを用いて評価する
4．周囲皮膚の脆弱性、腫脹、変色または打撲傷について状況を評価する
5．個人、創傷、およびその治癒環境について評価する
6．皮膚または皮弁の色が蒼白、薄黒い、または黒ずんでいる場合は、24から48時間以内または最初のドレッシング交換時に再評価する

[STAR分類システム]

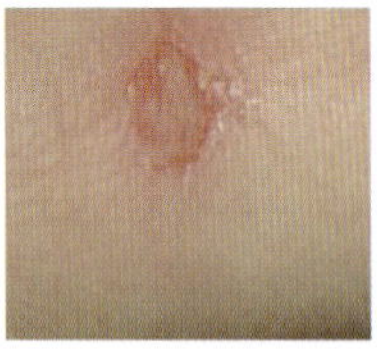

カテゴリー1a	カテゴリー1b	カテゴリー2a	カテゴリー2b	カテゴリー3
創縁を（過度に伸展させることなく）正常な解剖学的位置に戻すことができ、皮膚または皮弁の色が蒼白でない、薄黒くない、または黒ずんでいないスキンテア。	創縁を（過度に伸展させることなく）正常な解剖学的位置に戻すことができ、皮膚または皮弁の色が蒼白、薄黒い、または黒ずんでいるスキンテア。	創縁を正常な解剖学的位置に戻すことができず、皮膚または皮弁の色が蒼白でない、薄黒くない、または黒ずんでいないスキンテア。	創縁を正常な解剖学的位置に戻すことができず、皮膚または皮弁の色が蒼白、薄黒い、または黒ずんでいるスキンテア。	皮弁が完全に欠損しているスキンテア。

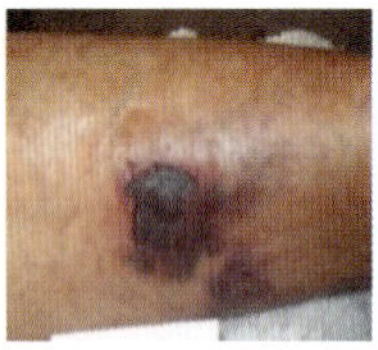

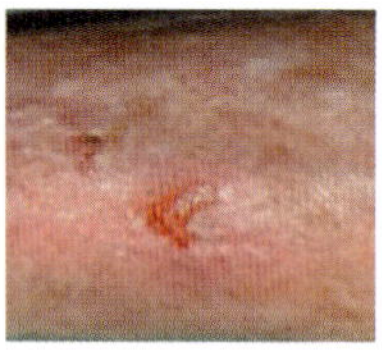

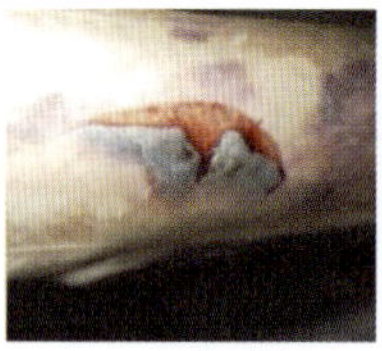

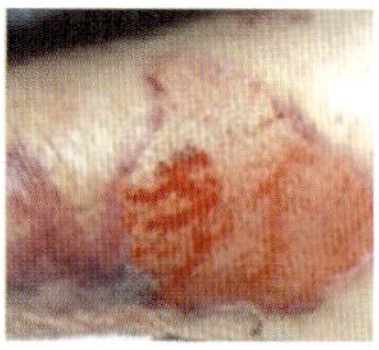

日本創傷・オストミー・失禁管理学会編：ベストプラクティス スキン-テア（皮膚裂傷）の予防と管理．照林社，東京，2015：7．より転載

②創傷の管理手順[1)]

❶ **止血する**

❷ **洗浄する**

❸ **皮弁を元の位置に戻す** 図14

- 皮弁がある場合には湿らせた綿棒、手袋をした指、無鉤鑷子を使用し皮弁をゆっくりと元の位置に戻します。ただし、この処置により創治癒の促進は図れますが、疼痛を伴うことがあることを説明した後に実施します。
- 皮弁を元の位置に戻すのが難しいときは、生理食塩水で湿らせたガーゼを5～10分貼付して再度試みます。

- カテゴリーが1a、1bで、放置すると皮弁がずれて創面が露出する場合には、シリコーンゲルメッシュドレッシング、多孔性シリコーンゲルシート、ポリウレタンフォーム/ソフトシリコーン、皮膚接合用テープによる固定をします。

図14 皮弁固定に皮膚接合用テープを使用するとき

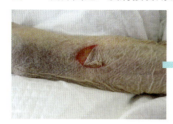 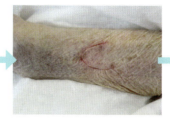 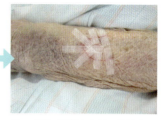

テープ間の隙間をあけて貼付する。ただし、紫斑部位の貼付は避ける。

- 皮膚接合テープを貼付後は、非固着性のガーゼを当て、包帯で固定し、固定テープで直接皮膚に固定することは避けます。

❹ 皮弁がずれず、創周囲に固着しないような創傷被覆材を選択する
- 皮膚欠損がある場合（カテゴリー3）には創傷被覆材にて湿潤環境を保ちます。

❺ 創傷部の疼痛を確認する

高齢者ケアなんでもQ&A

スキン-テアは高齢者特有のものなので、小児や成人に発生した場合はスキン-テアに含めない？

摩擦単独、あるいは摩擦・ずれによって発生した皮膚損傷をスキン-テアと判断するので年齢は問いません。

写真のスキン-テアはSTAR分類システムでカテゴリー3と判断される？

カテゴリー2bです。創縁を正常な解剖学的位置に戻すことができず、皮膚、または皮弁の色が蒼白、薄黒い、または黒ずんでいるスキン-テアです。

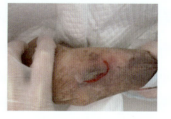

文献
1) 日本創傷・オストミー・失禁管理学会編：ベストプラクティス スキン-テア（皮膚裂傷）の予防と管理．照林社，東京，2015：6，7，29．
2) 日本・創傷・オストミー・失禁管理学会編：スキンケアガイドブック．照林社，東京，2017：219．

皮膚

3 フットケア

サブレ森田さゆり

■ フットケアはなぜ必要か

　大切な足を守ることは、患者さんが毎日の生活や生活の質（quality of life：QOL）を維持するためにとても重要なことです。自分の足で外出していた人が、歩くことができない、自由に外出できなくなればQOLは低下し、心や体も衰えてフレイルに陥ります。足は、単に移動手段に使用するだけでなくその人らしく生きるために欠かせないものです。

　足には、加齢の変化や慢性疾患が伴い、さまざまな問題に直面します。痛みやしびれ、変形などにより歩行が困難であり、足病変の悪化により下肢切断する人もいます。医療者（特に看護師や介護士）が行うフットケアはトラブルを防ぐ予防的介入が必要です。足を清潔にして、血流障害・神経障害、胼胝や爪の異常、創傷の徴候を早期に発見・治療を行うことで、元気な足で生活をすることができます。

　足を守ることは、フレイルや介護予防にも直結し、患者本人や家族の負担を大きく軽減することができます。

■ 高齢者におけるフットケアの重要性

　高齢者は加齢の変化によって、足の粘弾性や保湿力が低下して、乾燥しやすくなります。また、皮膚は脆弱で傷つきやすくなります。長年の足の変形や乾燥などによって、胼胝や角質肥厚、爪の異常は、臨床でも多くの人に見られることです。加齢に伴って、足にも体や心と同様にさまざまな変化が見られます 図1 。複数の疾患や併存疾患を併せもち、感覚も鈍くなり、目も見えにくくなります。足の異変にも気づきにくく、悪化させてしまうケースもたくさんあります。

自立・生活機能を維持するかかわり

202

図1 高齢者の身体的特徴

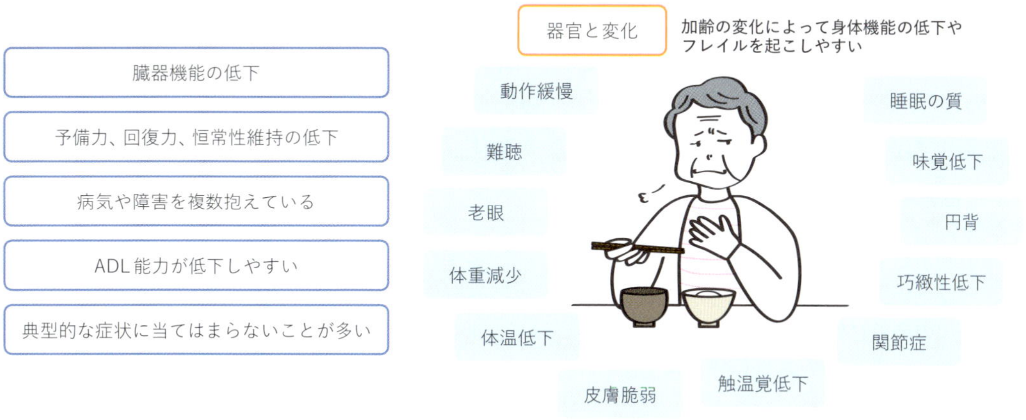

器官と変化　加齢の変化によって身体機能の低下やフレイルを起こしやすい

臓器機能の低下

予備力、回復力、恒常性維持の低下

病気や障害を複数抱えている

ADL能力が低下しやすい

典型的な症状に当てはまらないことが多い

動作緩慢
難聴
老眼
体重減少
体温低下
皮膚脆弱
触温覚低下
睡眠の質
味覚低下
円背
巧緻性低下
関節症

高齢者には足のトラブルが多い

①加齢による筋肉や骨の衰え

　年を重ねると筋肉や骨が衰えます。走ったり、蹴ったり、飛んだりなどの動作が鈍くなります。また、骨を支える筋肉も衰えてくるため骨が変形したり、圧迫されたりして姿勢が悪くなります。高齢者といえば腰を曲げた円背の人も多いです。これは前足に重心がかかって前傾姿勢になるため、転倒が多くなります。注意が必要です。

②加齢による神経細胞の減少

　高齢になると脳の指令を伝達する神経細胞と神経伝達物質が減少します。その結果、神経伝達速度が低下し、視覚や聴覚、触覚などさまざまな感覚が鈍くなります。認知機能も低下し、平衡感覚も不安定になるため、めまいを起こしやすく、瞬間的な運動が難しくなります。できる運動やストレッチを勧めると効果的です。

③加齢による皮膚の変化

　年齢とともに皮膚にハリを与えるコラーゲンが減少してきます。足には足底腱膜と呼ばれるコラーゲンが綱状構造となったものがありますが、これが減少してくるため歩くのが難しくなってしまいます。

④加齢による動脈や静脈の劣化

　動脈が肥厚して動脈硬化を起こすと、下肢の血流が減少するため、小さな傷から足の壊死や壊疽を起こす可能性が高くなります。またリンパ系の機能が低下しむくみやすくなります。観察が必要です。また、むくみに対する対症療法も実践すると患者さんは楽になります。

⑤慢性疾患の影響

高齢者はさまざまな持病を抱えており、慢性疾患は足病変の原因になることも少なくありません 表1 。特に、糖尿病や心疾患、関節リウマチは合併症を併発しやすいため、小さなケガに気づきにくくなったりします。慢性疾患は、多くの高齢者が抱えていますので、ほとんどの高齢者にフットケアが必要になります。

表1　高齢者にみられる足病変の要因

- 長年の物理的刺激による皮膚の角質化に伴う硬化や乾燥
- 筋肉の萎縮に伴う関節屈曲や重心の変化
- 筋肉や脂肪組織の減少に伴う足のクッション性の低下
- 神経細胞の減少に伴う知覚異常・鈍化
- 活動性の低下に伴う老人性・廃用性浮腫
- 動脈硬化に伴う血流異常
- 高血糖に伴う神経障害や創傷治癒遅延
- 加齢による巧緻性の低下
- 認知機能低下やさまざまな理由によるセルフケア不足

多様な、複数の要因によって高齢者は足病変が生じやすくなります。足病変は、歩行障害や転倒に直結し、QOLの低下から寝たきりになる恐れがあります。フットケアを行うことで、フレイルや介護予防にもつながります。高齢者やその家族が、フットケアができるような支援や医療者のフットケアが必要です。

＼ ワンポイント ／

高齢者に行うフットケアの具体的な方法

高齢者の皮膚は脆弱です。爪と指の間の皮膚に注意が必要です。入浴、保温した後に、爪を切るのがお勧めです。一度に切ろうとすると、ヒビが入りやすいので、少しずつていねいに切ります。

パチンパチンと切らずに端から少しずつ、期間を空けずに、こまめに切ることもポイントです。足の爪は、手に比較して厚みがあるため、割れやすいです。最も安全な方法はヤスリで削ることです。足の爪の形に合った爪切りを使うことも必要です。刃先が直線やアーチのようなもの、ニッパー型やハサミ型の爪切りもあります。ニッパー型は、厚い爪も切りやすく、親指などに適しています。

足趾の間の皮膚も確認します。洗えていなかったりすることもあります。細菌が繁殖しやすく、感染のリスクもあります。冒頭に話したように高齢者の皮膚は、脆弱です。フレイルスキンを予防するためにも保湿をすることが必要です。

高齢者ケアなんでもQ&A

高齢者の足はどうしてトラブルが多いの？

長い年月をかけて足が変形し、少しずつ変化することで、異常であると指摘されないと気づかないことが多いのです。小さな変化は見逃してしまいます。年を重ねると神経細胞が減少し、神経伝達速度が低下してしまうため、さまざまな感覚が鈍くなってしまいます。小さな痛みにも気づかないので、放置して悪化してしまいます。

糖尿病足潰瘍の背景

足潰瘍は、糖尿病の主要な合併症であり、罹患率、死亡率、および資源利用率が高くなります[1-3]。年間発生率は約2％と推定され、生涯発生率は19％から34％です[4]。これらの足潰瘍の治療は多因子性の病因であり、患者さん、医療システム、および社会に大きな負担をかけます[5]。潰瘍が正常に治癒した場合でも、再発のリスクは高く、最初の再発率は40％と報告されています。したがって、足潰瘍の予防は最も重要であり、糖尿病性足病変に関する国際ワーキンググループ（International Working Group on the Diabetic Foot：IWGDF）によって長い間優先事項として認識されてきました。

糖尿病のすべての患者さんが足の潰瘍のリスクがあるわけではありません。主な危険因子には、感覚の喪失（LOPS）、足の奇形、末梢動脈疾患（PAD）、または足潰瘍の病歴、あらゆるレベルの下肢切断が含まれます[4, 6]。一般に、これらのリスクのない患者要因は潰瘍の危険性がないと見なされます。

足のリスク分類とフットケア

足病変のリスクはさまざまです。前向き調査で、有効性が確認されているリスク分類としては、IWGDFによるリスク分類があります。

足病変のリスクが高い患者さんを診るときは、足の違和感や痛みや腓腸の痛みの有無を問診し、アキレス腱反射やモノフィラメントを用いて神経障害の程度や変化を確認します。足と足趾の診察では、足の乾燥や角化、足趾の変形や胼胝の有無、白癬菌症の有無、血流障害の確認を行います。知覚低下やアキレス腱反射消失、皮膚の変化や足趾の変形や胼胝を認めた場合は、予防的なフットケアを指導すると同時に、継続して足や足趾の診察を行うべきです。また、高齢者では、加齢の変化をふまえたリスク分類表を使用しています 表2 。

事例から考える

● Aさん　75歳　女性

糖尿病歴15年、セルフケアは、お風呂に入った後に足を拭く程度。足底の皮めくれがひどく、爪も肥厚しています。親指の先にしびれがあり、外反母趾があると家族から相談されました。

Aさんには複数の症状、自覚症状があり、足のリスク分類はリスク2となります。通常、糖尿病歴5年以上で、神経障害がではじめます。アキレス腱反射が低下していることも考えられます。

まずは、観察しアセスメントします。セルフケアやセルフモニタリングは指導や家族に依頼すればできそうです。必要なら、糖尿病外来の医師・看護師・皮膚科へつなげていきます。また、足の管理が必要な場合は、社会的ツールや地域につなげていきます。

リスク分類は４段階で構成されます。高齢者用に必要な内容を加え、特にセルフケアがまったくできない人はリスク３としています。

表2　足のリスク分類とフットケア

分類	神経障害	血管障害	その他	フットケア内容	介入頻度
risk0	【検査】 □SWM値＜4.31 □アキレス腱反射正常 神経障害・変形・末梢血流障害なし	【検査】 □足背・後脛骨動脈触知可	□自覚症状なし	□糖尿病性足病変に関する情報提供 □足の自己観察 □清潔指導 □保湿指導 □足の足趾間をよく拭く □爪切り方法指導 □履物の選び方 □デモンストレーションを見せながらFCを提供	1年ごと
risk1	【検査】 □4.31＜SWM値＜4.56 【皮膚】 □乾燥 【関節】 □軽度変形があるが感覚低下なし 神経障害あり、 変形・末梢血流障害なし		□白癬・爪白癬 □胼胝・鶏眼 □靴擦れ □陥入爪 □軽度の自覚症状	上記＋ □足の洗い方 □靴下交換 □靴・インソール指導	6か月
risk2	【検査】 □4.56＜SWM値＜5.07 □アキレス腱反射低下 【皮膚】 □亀裂 【関節】 □軽・中等度変形（ハンマートゥ・外反母趾・扁平足など） □関節可動域低下 神経障害あり、 変形または末梢血流障害あり	【検査】 □足背・後脛骨動脈触知微弱	□発赤 □軽度浮腫 □靴変形 □自覚症状複数 □自己管理不可 □自覚症状複数	上記＋ □足の自己観察 □靴指導 □家でも素足で歩かない □必要時他科コンサルト	3、4か月
risk3	【検査】 □4.56＜SWM値＜5.07 □アキレス腱反射低下 【皮膚】 □亀裂 【関節】 □中・強度変形（シャルコー関節など） 【自覚症状】 □手足で温度感覚が違う □しびれ □感覚異常 □感覚鈍麻 潰瘍または、足切断の既往あり	【検査】 □足背・後脛骨動脈触知不可 □ABI 0.45以下 【皮膚】 □光沢・脱毛 □暗紫色 □全体に赤みがある □蒼白 □足潰瘍 【自覚症状】 □間欠性跛行 □疼痛	□爪切り不可 □視力障害（独居） □足潰瘍既往 □下肢切断既往 □不全麻痺 □手が足に届かない（独居） セルフケア不可	上記＋ □爪切りは自分でしない □胼胝などの処置は自分でしない □温度を確認して入浴 □歩行しすぎない □調整した靴を履く □歩行時に白い靴下を履く □定期的に他科コンサルト	1、2か月

Bus SA, Lavery LA, Monteiro-Soares M, et al; International Working Group on the Diabetic Foot. Guidelines on the prevention of foot ulcers in persons with diabetes (IWGDF 2019 update). *Diabetes Metab Res Rev* 2020; 36 (Suppl 1): e3269. より一部改変して転載

高齢糖尿病患者のフットセルフケア

　糖尿病患者さんは、増加の一途をたどっており、高齢糖尿病患者さんも増加しています。糖尿病性足病変は、セルフケアによって予防できることから、フットケアの自己管理行動（セルフケア行動）を評価することが重要です。そのため、高齢糖尿病患者さんのフットセルフケア尺度（foot care score for older diabetes：FCS-OD）の開発をして、信頼性と妥当性の検討をしました 表3 表4 [7]。

- 米国で作成され、日本語に修正されたJFCCS尺度と高齢者に必要な項目を検討しました。糖尿病専門家、老人専門家らによって内容を検討後、FCS-ODの30項目を決定しました。その後、フットケア外来に通院する高齢糖尿病患者さん200名の対象者に尺度の妥当性と信頼性を評価しました。

- その結果、因子分析で4因子9項目が抽出されました。第1因子は3項目で構成されており、「皮膚の状態」としました。第2因子は2項目で構成され、「爪切り」因子と命名しました。3の因子は2項目で構成され、「傷への配慮」因子と命名しました。第4の因子は2項目で構成され、「他者のかかわり」因子と命名しました。9項目FCS-ODの内的一貫性について各因子と9項目全体でCronbach α係数を算出しました。第1因子は0.852、第2因子は0.900、第3因子は0.820、第4因子は0.571でした。全体では0.797と高い一貫性を示しました。Spearmanの相関係数は、第1因子0.843、第2因子0.656、第3因子0.692、第4因子0.469、尺度総得点で高い安定性がみられました。

表3　FCS-OD：ショートバージョン [7]

毎日を基本に考えてみてください	5	4	3	2	1	
毎日自分の肌に触れて確認する	毎日	週に5、6日	週に3、4日	週に1、2日	週に0日	皮膚の状態
痛みや違和感なくても毎日足を見て切り傷やひっかき傷、みずぶくれ、赤み、あるいはかさつきがないかチェックできる	毎日	週に5、6日	週に3、4日	週に1、2日	週に0日	
足を洗った後に、趾（足の指）の間の水分を拭き取って乾かすことができる	毎日	週に5、6日	週に3、4日	週に1、2日	週に0日	
足の爪を自分でまっすぐにきりそろえることができる	必ずできる	だいたいできる	どちらともいえない	あまりできない	できない	爪切り
足の向き、態勢を調整して爪切りができる	できる	ややできる	どちらともいえない	あまりできない	できない	
特に傷を作らないように気をつけている	そうである	ややそうである	どちらともいえない	あまりそうではない	そうではない	傷への配慮
糖尿病のため、どんな小さな傷でも手当てをしている	そうである	ややそうである	どちらともいえない	あまりそうではない	そうではない	
自分にできないことを代わりに行ってくれる人がいる	近くにいつもいる	だれかいる	どちらともいえない	あまりいない	いない	他者のかかわり
家族との交流が毎日ある	毎日	週に5日	週に3日	週に1日	週に0日	

★スクリーニングに使用

FCS-OD、FCS-ODLは国立長寿医療研究センターのホームページからダウンロードが可能
https://www.ncgg.go.jp/hospital/iryokankei/documents/FCS.pdf（2024.8.1アクセス）

表4　FCS-ODL：Long バージョン[7]

この質問は、ご本人と共におられるご家族様へおたずねします。以下の質問を読んでもっともあてはまるところに○を付けてください。

	毎日を基本に考えてみてください	5	4	3	2	1	
1	足を洗った後に、趾（足の指）の間の水分を拭き取って乾かすことができる	毎日	週に5、6日	週に3、4日	週に1、2日	週に0日	皮膚の状態
2	足のマッサージの方法を知っている	毎日	週に5、6日	週に3、4日	週に1、2日	週に0日	
3	毎日自分の肌に触れて確認する	そうである	ややそうである	どちらともいえない	あまりそうではない	そうではない	
4	痛みや違和感なくても毎日足を見て切り傷やひっかき傷、みずぶくれ、赤み、あるいはかさつきがないかチェックできる	知っている	少し知っている	どちらともいえない	あまり知らない	知らない	
5	低刺激な洗剤や保湿剤を使用している	よく見る	見る	なんとなく見る	ついていたら見る	見ない	
6	1日1回は指の間、足のチェックを毎日している	毎日	週に5、6日	週に3、4日	週に1、2日	週に0日	
7	生活の一部として足のケアができる	そうである	ややそうである	どちらともいえない	あまりそうではない	そうではない	
8	指示があれば、足にローションを指示どおりに継続してぬることができる	必ずできる	だいたいできる	どちらともいえない	あまりできない	できない	
9	足をテーマにしたテレビがあればみる	近くにいつもいる	だれかいる	どちらともいえない	あまりいない	いない	
10	足の爪を自分でまっすぐにきりそろえることができる	そうである	ややそうである	どちらともいえない	あまりそうではない	そうではない	爪切り
11	足の向き、態勢を調整して爪切りができる	そうである	ややそうである	どちらともいえない	あまりそうではない	そうではない	
12	足のうおのめやたこがどのような状態になったら、目の細いやすりで削ったらよいかわかる	そうではない	あまりそうではない	どちらともいえない	ややそうである	そうである	
13	関節などの痛みへの調整ができる	そうである	ややそうである	どちらともいえない	あまりそうではない	そうではない	
14	足の爪がどのような状態になったら爪切りを医療者（医師・看護師）などに頼んだらよいか自分で判断できる	そうである	ややそうである	どちらともいえない	あまりそうではない	そうではない	
15	特に傷を作らないように気をつけている	毎日	週に5、6日	週に3、4日	週に1、2日	週に0日	傷への配慮
16	糖尿病のため、どんな小さな傷でも手当てをしている	そうである	ややそうである	どちらともいえない	あまりそうではない	そうではない	
17	指示されれば（室内を含み）歩く前に必ず靴下と靴（室内ならルームシューズ）をはくことができる	できる	ややできる	どちらともいえない	あまりできない	できない	足への配慮
18	入浴の際、湯船に足を入れる前に、お湯の温度が確認できる	できる	ややできる	どちらともいえない	あまりできない	できない	
19	家族との交流が毎日ある	毎日	週に5日	週に3日	週に1日	週に0日	他者の関わり
20	自分にできないことを代わりに行ってくれる人がいる	毎日	週に5日	週に3日	週に1日	週に0日	
21	周りの人からの支援はストレスに感じる	毎日	週に5、6日	週に3、4日	週に1、2日	週に0日	自己効力感
22	糖尿病のために必要な自己管理をする気持ちの余裕がある	毎日	週に5、6日	週に3、4日	週に1、2日	週に0日	

自立・生活機能を維持するかかわり

FCS-ODLおよびFCS-ODは少ない項目数で記入に時間がかからず、65歳以上の糖尿病患者さんにフットセルフケアを指導する際、患者さんの状態を知るために活用することが可能です。どのようなときにフットセルフケア行動が変化するのかという患者さんの個別的で基本的な情報を知り得るだけでなく、フットセルフケア行動に対する実行を予測することもできます。

　得点が高いほどケアがよくできていると考え、得点が低い場合は、その項目を中心に患者さんが自信をもてるように支援を計画します。反対に得点が高いにもかかわらず、フットセルフケアが実行できていないのは、実行に時間的な制限がある場合などが考えられます。どのような場合にも、患者さんのフットセルフケア行動が長く持続できることが好ましく、そのために、FCS-ODを定期的に測定することが重要です。

高齢者ケアなんでもQ&A

足潰瘍のリスクがある糖尿病の人では、フットセルフケアは、
セルフケアがない場合と比較して、糖尿病性足潰瘍の予防に役立つの？

　2つの研究が見つかりました[8, 9]。1週間に1回、4週間の90〜120分の足の教育セッションを受けた神経障害患者さん318人の非管理研究です。3年間追跡され、教育セッションで教えられたフットケアの習慣を順守している人は、潰瘍の割合が有意に低かったです（順守3.1％対非順守31.6％）[8]。別の非管理研究には、糖尿病性足病変とその合併症について、教育を受けた糖尿病性神経障害患者さんの3,245人が参加しました。18か月のフォローアップで、潰瘍または足の感染症（潰瘍の有無にかかわらず）の複合発生率は5.8％でした。週に少なくとも5日間アドバイスを遵守した人は、そうでなかった人よりも発生率が低かったです（遵守5％対非遵守26％）[9]。

文献

1) Schaper NC, Van Netten JJ, Apelqvist J, et al. Prevention and management of foot problems in diabetes: a Summary Guidance for Daily Practice 2015, based on the IWGDF Guidance Documents. *Diabetes Metab Res Rev* 2016; 32 (Suppl 1): 7-15.
2) Kerr M, Rayman G, Jeffcoate WJ. Cost of diabetic foot disease to the National Health Service in England. *Diabet Med* 2014; 31: 1498-1504.
3) Prompers L, Huijberts M, Apelqvist J, et al. High prevalence of ischaemia, infection and serious comorbidity in patients with diabetic foot disease in Europe. Baseline results from the Eurodiale study. *Diabetologia* 2007; 50: 18-25.
4) Pound N, Chipchase S, Treece K, et al. Ulcer-free survival following management of foot ulcers in diabetes. *Diabet Med* 2005; 22: 1306-1309.
5) Bus SA, Waaijman R, Arts M, et al. Effect of custom-made footwear on foot ulcer recurrence in diabetes: a multicenter randomized controlled trial. *Diabetes Care* 2013; 36: 4109-4116.
6) Lavery LA, Armstrong DG, Vela SA, et al. Practical criteria for screening patients at high risk for diabetic foot ulceration. *Arch Intern Med* 1998; 158: 157-162.
7) Sable-Morita S, Arai Y, Takanashi S, et al. Development and Testing of the Foot Care Scale for Older Japanese Diabetic Patients. *Int J Low Extrem Wounds* 2024; 23: 140-147.
8) Cisneros LL. Evaluation of a neuro-pathic ulcers prevention program forpatients with diabetes. *Rev Bras Fisioter* 2010; 14: 31-37.
9) Abbas ZG, Lutale JK, Bakker K, et al. The 'Step by Step' Diabetic Foot Project in Tanzania: a model for improving patient outcomes in less-developed countries. *Int Wound J* 2011; 8: 169-175.

皮膚

ストーマのケア

石井光子

　ストーマとは「消化管や尿路を人為的に対外に誘導して造設した開放口」[1]です。
　ストーマには禁制機能は存在しないため、ストーマ装具の使用が必須となります。ストーマケアとは、排泄ケアであり、QOL（quality of life）にかかわる大切なケアです。ストーマを保有することによって肉体的、精神的、社会的にどのような障害が起きるかを予測して、術前より対処しながらリハビリテーションを行っていきます。高齢者には特にその特徴を理解したうえで、個別性の高いストーマケアを行うことが求められます。
　ここでは「術前のケア」「術後のケア」「退院後のケア」の3つの時期に分けてストーマケアについて述べていきます。

■ 術前のケア

①術前オリエンテーション

　患者さん・家族は医師から病名の告知を受け、手術を受けるという不安や体にメスを入れる恐怖など、生命を脅かす危機に直面します。その後ストーマ造設に関する説明を受けます。病名の告知によって頭がいっぱいになっている場合もあり、ストーマ造設の話を理解できていないことがあります。そのため、医師の説明後に改めてストーマ造設についてのオリエンテーションを行いましょう 表1 。

表1　術前オリエンテーションの内容

- ストーマとは何か
- 術後にストーマケアが必要であること
- ストーマケアとは何か
- 術後の一般的な経過とセルフケア確立に向けての練習を実施すること
- ストーマ造設後の日常生活について（食事、服装、入浴など）
- ストーマサイトマーキングの必要性について
- 経済的負担について
- 装具購入方法について
- 社会福祉制度について（身体障がい者制度）

高齢者は意思決定をするにあたり、迷いや家族からの強い希望があることで、最終的な判断を下せなくなる場合があります。ストーマ造設はリハビリテーションを行い、新たな生活を確立していく必要があるため、意思決定をした本人・家族が後悔することのないように、継続してサポートしていく必要があります。そのためにも、術前よりそれぞれの理解度に合わせた方法でオリエンテーションを実施していきましょう。

②ストーマサイトマーキング

　ストーマサイトマーキングの意義は、術後のストーマの合併症を予防し、ストーマ装具が安定的に装着できる部位を選ぶことです。ストーマが適した位置に造設されることで、装具の定期的な交換が可能となり、排泄物の漏れやそれに伴う皮膚障害を予防することができます。また、セルフケアの確立をスムーズにさせ、日常生活への復帰を早めることができます。さらには、患者個々の体型や腹壁の状況、身体機能や社会背景、日常生活上の活動性などに配慮されたストーマが造設されることは、社会生活を送るうえでの安全性の担保にもつながります。

　ストーマサイトマーキングは、患者さんがストーマを受容していく過程の1つとしてとても重要です。術前から医療者とのコミュニケーションの場にもなります。医療者は患者さんのこれからの人生を左右する重要な処置であることを認識して実施していきましょう 表2 表3 。術後のセルフケア指導や退院調整に必要な情報になるため、ストーマサイトマーキングを実施しながら詳細に情報を収集していきましょう。

　高齢者は体型の変化、円背により装具を安定して貼付できる場所が少ない場合があります。そのなかで、本人や家族がセルフケアしやすい場所を一緒に決定していきましょう。 図1 のようにしわが多く入る場合でも、可能な限り平面を確保でき、本人が見える位置を選択してきます。

表2　ストーマサイトマーキング前の確認事項

①患者（家族）がストーマ造設について医師から説明を受けている
②患者（家族）はストーマ造設の必要性を理解し納得している
③看護師からストーマとストーマケアに関してのオリエンテーションを受け、術後にストーマ装具を使用した排泄管理が必要になることを理解し納得している
④ストーマサイトマーキングの必要性を理解し、納得している
⑤患者の背景、ライフスタイルを把握している
⑥医師から術式、切除範囲、造設部位、病期などについて事前に情報を得る
⑦医師は看護師がマーキングをすることに同意している
⑧ストーマサイトマーキングを実施する際に医師に同席してもらう、または実施後にマーキングした位置を確認してもらう体制ができている

表3 手術前までに得たい情報

項目	内容
理解度・認知度	・医師からの説明を理解できているか ・ストーマ造設後の一連のケアについて理解できるか ・ストーマを造設したことを認知できるか
手先の巧緻性・身体運動能力	・ストーマケアを行うための手先の器用さがあるか ・ストーマケアを行う姿勢を一定時間保持できるか
本人を取り巻く環境	・ストーマケアを行ううえでのサポート体制の有無（必要性も含め）
日常生活や社会性	・日常生活でとる姿勢（座位姿勢が多いなど）や仕事の状況 ・（車の運転、畑仕事など）趣味やスポーツ、普段の服装など
金銭的問題	・ストーマケアに使用する物品の購入が可能か

図1 しわが多く入る場合のストーマサイトマーキング

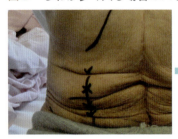
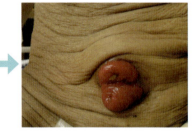

術前　　　　　　　　　　　　術後

高齢者ケアなんでもQ&A

緊急手術の場合、オリエンテーションやストーマサイトマーキングはどのように行うとよい？

緊急手術の場合は、命の危険性が第一優先となり、また本人の体調不良からストーマ造設についての説明が不十分になりやすいです。高齢者は安定した装具を貼付する場所の確保が難しい場合があるため、できるだけストーマサイトマーキングは実施しましょう。オリエンテーションについては、状況に合わせ内容を縮小し、術後に改めて行う時間を設けます。必ず説明を行ってからセルフケア指導を開始していきましょう。緊急手術の場合は、精神的なダメージも大きくなりやすいため、患者さん・家族の心身の準備性の状況をアセスメントしていくことが大切です。

術後のケア

①ストーマ・ストーマ周囲皮膚の観察

ストーマ造設後はストーマ・周囲皮膚の観察のもと、異常の早期発見と確実な排泄管理が重要となります 表4 。観察については「ストーマ自体の粘膜部」「ストーマ粘膜皮膚

接合部」「ストーマ周囲皮膚」の領域別に行います 図2 。

　ストーマ周囲の皮膚は、排泄物の刺激や、皮膚保護剤の粘着による刺激を受けます。高齢者は皮膚が菲薄化しており、ドライスキンであるため、このような刺激に弱く障害になりやすいです。また皮膚障害により安定して装具を貼付できないことにより、排泄物の漏れが起こり、さらに皮膚が刺激を受けて障害が悪化するという、負のサイクルに陥る可能性があります。また皮膚の再生力の低下から、障害が治りにくく問題が長期化します。適切な装具選択と、愛護的な交換を行い、皮膚障害を予防していきましょう。ストーマ合併症は原疾患の進行状況、疾患の特性、腹腔内の状況など患者個々の状態により回避できないものもあります。日々の観察を行い、合併症の早期発見、悪化防止に努めていきましょう。

表4　ストーマ造設の時期別合併症

早期合併症	ストーマ粘膜	● 壊死　● 浮腫
	ストーマ粘膜皮膚接合部	● 出血　● ストーマ創感染　● 粘膜皮膚接合部離開
晩期合併症		● 皮膚障害　● 陥没　● 狭窄　● 脱出 ● 傍ストーマヘルニア　● 炎症性肉芽 ● 粘膜移植　● ストーマ静脈瘤 ● PEH*(偽上皮腫性肥厚)　● 出血　など

＊　PEH：pseudoepitheliomatous hyperplasia
石井光子：ストーマ管理のギモンPart2ストーマの観察．エキスパートナース 2022；38(8)：22．より引用

図2　ストーマ・ストーマ周囲皮膚の観察

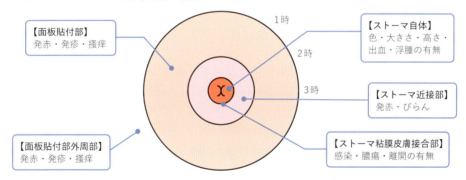

石井光子：ストーマ管理のギモンPart 2 ストーマの観察．エキスパートナース 2022；38(8)：23．より引用

②装具選択、交換方法の決定

　①造設されたストーマの種類、②排泄物の性状、③腹壁の状態に合った装具を選択します。漏れない排泄ケアの提供のために、適切な装具選択が求められます。

　術直後はストーマの観察がしやすい透明の袋のもの、装具交換時に皮膚保護剤の粘着剤の強度によって痛みを伴わないものを使用します。現在は入院期間が短いため、多くの装具を試す時間がない場合があります。入院中はストーマの浮腫や、腹壁の状態も変動しやすいため、退院後に装具を変更する必要性があります。まずは漏れないケアを提供できる装具を選択し、徐々に個別性を取り入れていきましょう。

前述の3つの項目に加え、装具交換を主に実施する人の巧緻性や視力を考慮した装具選択も重要になります。ストーマ装具は各メーカーにより、面板の皮膚保護剤の種類、形状、袋の大きさ、排出口の形状、接続管などが異なります。患者自身に選択してもらうことも必要ですが、装具交換自体に慣れていない段階で、前述の違いを比べ選択できる余裕があるか、どの部分は自己決定をしたいと思っているかなども少しずつ情報を集めながら決定していきましょう。入院中に得た情報を外来へ申し送り、その後の変更や観察の参考にしていくといいでしょう。

③ストーマセルフケア指導

ストーマセルフケアは、ストーマからの排泄物の管理を行うことです。尿意、便意を自覚したのち、トイレへ行って排泄し、その後衣服を整えるまでのこれまでの排泄行動と何が違うでしょうか。

- 尿意、便意がなく、袋の膨らみや重みで排泄物がたまったことを自覚する
- 排泄物をためるための装具を装着する必要がある
- ストーマ装具の排出口からたまった排泄物を出し、排出口をきれいにする
- 定期的にストーマ装具を交換する

これまでの排泄行動との違いを理解し、排泄管理を行うために必要な行動がわかるように説明していきましょう。そして1つ1つの行動をいつ、誰が、どこで、どのように行うのかを具体的に考えていくことが大切です。高齢者のこれまで培ってきた人生観や生活を尊重しながら、セルフケアを確立していけるよう、個別的な指導を考えていきましょう 表5 表6 。入院中に決めたストーマ装具やケア方法は、退院後の状況に合わせて変

表5　老年看護実践の目標におけるストーマケア・ストーマセルフケア指導計画立案時に考慮する内容

老年看護実践の目標	ストーマケア・ストーマセルフケア指導計画立案時の内容
① 高齢者の尊厳を支える	・排泄ケアのため、プライバシーの確保と臭気対策をする ・理解できないと決めつけず、少しでも伝わる言い方、内容を考える
② その人らしい生活の可能性を生み出す	入院前の生活、排泄様式を参考に、いつ、誰が、どこで、どのように行うのか具体的に行動できるように一緒に考える
③ 高齢者の自律を支える	・②についての決定を最終的には患者本人ができるように促す。看護師が本人の意向や決定を考慮せずに代行しない ・ストーマに対する受け入れ、体調をみながら、患者本人の主体性の割合を変化させていく
④ 衰退や死の中での統合を支援する	患者のできている部分、前向きな姿勢を評価する。可能性を引き出せるような声かけ、統一したかかわりができるように申し送りを行う
⑤ 老いのプロセスを支える	入院中の病院のルールに合わせた生活ではなく、その人の生活の継続性を支えられるような視点でかかわる。継続問題を外来へ引き継ぐ
⑥ 家族を支える	・患者・家族それぞれの考えや実状を正確にとらえながら指導内容を決める ・家族への負担を考え、介護保険制度等のサービスを活用しながら、継続性のあるサポート体制を構築していく
⑦ 関連職種とのチームアプローチで支える	入院中、退院後にストーマケアが継続されるように、多職種と連携・協同していく

水谷信子：第2章 世界における日本の老年看護, B 老年看護の定義と役割. 最新老年看護学第3版 2021年版, 水谷信子監修, 日本看護協会出版会, 東京, 2021：38-41. を参考に作成

表6　ストーマセルフケア内容

項目	確認事項・指導内容
1　装具選択、交換方法の決定	・ストーマの種類 ・腹壁の状態 ・利用者の視力 ・交換する場所 ・自宅での状況や行動レベル ・排泄物の性状 ・利用者の巧緻性 ・ストーマ装具・ケア用品の決定と使用方法
2　家族指導	・一連の装具交換方法を見学 ・トイレや浴室の使用方法 ・においへの対策 ・ゴミの処理方法など
3　継続的なフォロー	・ストーマの相談ができる外来の受診手配 ・相談窓口の明確化 ・誰でもわかる内容の情報提供（訪問看護や介護による介入がある場合） ・遠隔でのコンサルテーションの有無など
4　パンフレットや教育コンテンツの活用	・病院での指導内容を確認できるパンフレット ・装具メーカーなどの教育コンテンツ
5　装具管理	・装具を購入する方法の説明（使用している装具の名前、アクセサリー、その他のストーマケアに必要な物品すべて） ・外出時の装具の準備 ・災害に備えての装具の準備

石井光子：ストーマ管理のギモンPart6 在宅でのストーマ管理. エキスパートナース 2022；38（8）：47. を一部改変して引用

更できることをあらかじめ説明しておくことで、変更への抵抗感をやわらげます。

　患者さん・家族ははじめての経験をしています。退院後の生活を安心して送れるよう、サポート体制の構築と、入院中のケアの継続、そして不足分を補えるような継続看護の提供の方法を考えていきましょう。

退院後のケア

　退院後はストーマ専門外来を定期的に受診できる環境が望ましいですが、通院そのものが難しい場合もあります。退院されたオストメイト（ストーマ保有者）にかかわる看護師が中心となり、継続的な支援を行っていきましょう。

①ストーマセルフケア状況の確認

　入院時にできなかったセルフケア項目も、何度も繰り返し行うことでできるようになる場合や、ストーマに対する受け入れが進むことで、できることが増えることがあります。

　反対に、時間の経過とともにセルフケア能力が低下していき、介助量が増えることもあります。そのつど変化に対応していくためにも、定期的に観察することが大切です。

②ストーマ・ストーマ周囲の皮膚、腹壁の観察

　セルフケアがしっかり行えても、安定して装具を貼付できなければ排泄ケアができているとはいえません。退院後の体重変化によって腹壁やストーマ自体の大きさが変化することがあります。排泄物の漏れが多くなったときはその兆候かもしれません。どのような変化が起きているのか、漏れの原因をアセスメントしていきます。その場合、現在使用している装具を変更、または追加のケアが必要になる場合があります。高齢者はせっかく慣れたストーマケアの変更に不安を抱きやすいです。必要性をきちんと説明し、受け入れやすい方法の検討をしていきましょう。

　ストーマケアは排泄ケアであることを忘れず、1人1人の尊厳を最期まで守れるよう大切に行っていきましょう。オストメイトやその家族がけっして孤独にならないよう継続した支援が求められます。

高齢者ケアなんでもQ&A

ストーマ造設術から1年、食欲が改善し、体重の増加とともにおなかが出てきた。面板をはがすと便が潜り込んでいる。どうして？

　晩期合併症の傍ストーマヘルニアの可能性があります。

　ストーマ造設の際に腸管を引き出すために腹壁に作成した孔から、腹腔内の小腸や大網などが脱出した状態をいいます。原因はストーマ造設方法によるもの、腹壁が脆弱、腹圧を上昇させる肥満、腹水貯留です。

　ヘルニアベルトをして腹壁の膨隆を抑えることができますが、ベルト装着にはかなりの力を必要とするため、高齢者には難しいでしょう。写真のように腹壁にしっかり沿うような大きさややわらかい面板を貼付し、ストーマ袋が排泄物の貯留で引っ張られたときに面板への負担にならないように、ストーマベルトを装着することをお勧めします。腹痛、便秘の症状がある場合は、医療機関の受診が必要です。

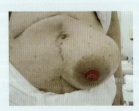 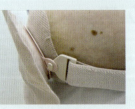

文献
1) 日本ストーマリハビリテーション学会編：ストーマリハビリテーション学用語集．第4版．金原出版，東京，2020：34．
2) 石井光子：ストーマ管理のギモン Part2 ストーマの観察．エキスパートナース 2022；38(8)：23．
3) 石井光子：ストーマ管理のギモン Part2 ストーマの観察．エキスパートナース 2022；38(8)：22．
4) 水谷信子監修：最新老年看護学第3版．日本看護協会出版会，東京，2021：39-41．
5) 石井光子：ストーマ管理のギモン Part6 在宅でのストーマ管理．エキスパートナース 2022；38(8)：47．

皮膚

5 胃瘻のケア

山田圭子

　胃瘻は、何らかの障害で口から食事が摂取できなくなった人の栄養管理の手段です。高齢化社会の中で、胃瘻に対するさまざまな考えがありますが、胃瘻は造設して終わりではなく、胃瘻をうまく使うことで、胃瘻患者さんの予後やQOL（quality of life）向上につながります。胃瘻の患者さんにかかわるすべての医療、介護職が胃瘻の構造を理解し、基本ケアを毎日続けていくことが大切です。

■ 胃瘻のスキンケアを始める前におさえておきたい必要な情報

①患者情報
- 病名・基礎疾患
- 意思疎通の有無・認知症の有無
- 麻痺や拘縮、変形や亀背の有無
- 人工呼吸器管理の有無
- 嚥下機能
- 胃食道逆流の有無
- 体重・栄養状態の把握
- 経口摂取の有無とその内容
- 栄養剤の形態（液体・半固形）
- 投与カロリーの把握

②胃瘻情報
- 造設日・最終胃瘻交換日
- 現在のカテーテルの種類と規格
- 瘻孔長とシャフト長

■ 胃瘻のスキンケアの基本

①造設直後のスキンケア
　瘻孔部の消毒は造設翌日まで行い、抜糸までは微温湯にて洗浄を行います。洗浄後は水分をしっかり拭き取ります。抜糸後はシャワーが許可され、瘻孔が完成される2週間後には入浴が許可されます。

②毎日のスキンケア
　消化液や栄養剤の漏れからくるスキントラブルを予防するために、一番望ましいスキンケアはシャワーと入浴です。その際には瘻孔部にガーゼや保護テープは使用しません。

瘻孔部を弱酸性の泡石けんで洗い、微温湯で洗浄します 図1 。洗浄後は十分に水分を拭き取り、自然乾燥させます。

入浴ができないときでも、1日1回は微温湯＋弱酸性泡石けんでの洗浄が望ましいです。最も簡単に行えるのは、注入後に濡らしたタオル（濡れティッシュ）での拭き取りやドレッシングボトルを使用しての洗浄です。

③瘻孔部の清潔保持

スキンケア後、瘻孔からの分泌物や少量の漏れに対して、外部ストッパーと体表の間に"Yパフ"を挟みます。注入ごとに交換するだけで、ほどよく分泌物や漏れを吸収し、瘻孔部の清潔を保てます。

ティッシュこよりを巻く場合は、二重三重にしないほうがいいです。二重三重と巻くことでカテーテルの無理な引っ張り状態をつくり肉芽形成を引き起こすことがあります。Yパフはティッシュこよりにする手間や作成時の清潔さに欠ける点から考え出したものです 図2 。

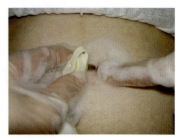

図1 瘻孔部の洗浄

瘻孔周囲（チューブと体表の境）を弱酸性の泡石けんで洗う。

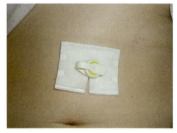

図2 Yパフ

使い捨ての化粧用パフにハサミでY字に切り込みを入れて使用する。

■ カテーテルと瘻孔の関係によるスキントラブル

カテーテルは、外部ストッパーと体表の間に10～15mm程度のあそびがあり、自由に上下可動・回転ができ、腹壁に対して垂直であることが理想的です 図3 図4 。

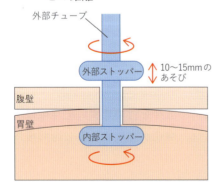

図3 理想的なカテーテルと体表との距離

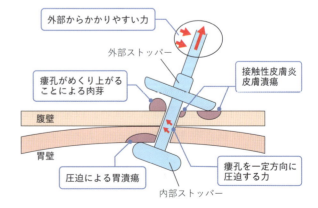

図4 構造から考えるスキントラブル

①発赤・びらん・潰瘍

胃瘻が斜めに造設されていたり、接続チューブなどでカテーテルが腹壁に対して斜めになっている場合は、皮膚に外部ストッパーが接触し、接触性皮膚炎による発赤やびらん・皮膚潰瘍を引き起こします 図5 。

図5 びらん・潰瘍の例
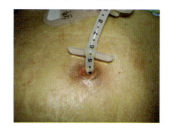

②肉芽

外部ストッパーと体表の間に余裕がない場合や一定方向にカテーテルの無理な引っ張りが続くと、引っ張られていた反対方向の瘻孔がめくれ上がり、肉芽形成につながります 図6 。

図6 肉芽の例
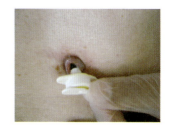

③バンパー埋没症候群

カテーテルが上下可動や回転をせず、栄養剤が注入できなくなったら、バンパー埋没症候群を疑います 図7 。カテーテルの内部ストッパーが、長時間にわたり胃粘膜を圧迫し壊死を起こした後、胃壁内に埋没する状態です。

図7 バンパー埋没症候群のイメージ
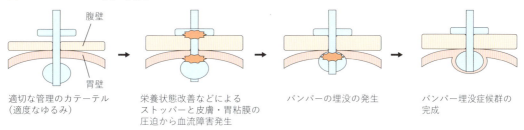

適切な管理のカテーテル（適度なゆるみ） → 栄養状態改善などによるストッパーと皮膚・胃粘膜の圧迫から血流障害発生 → バンパーの埋没の発生 → バンパー埋没症候群の完成

④ボールバルブ症候群

チューブ・バルーン型カテーテルでは、バルーン型カテーテルの先端バルーンが、胃蠕動により幽門から十二指腸に排出され、十二指腸球部に嵌頓してしまう状態です 図8 。栄養剤は小腸へ注入できますが、胃液の流出が妨げられるため、瘻孔からの漏れで発見されるばかりではなく、大量の嘔吐で発見することもあり注意が必要です。

図8 ボールバルブ症候群のイメージ
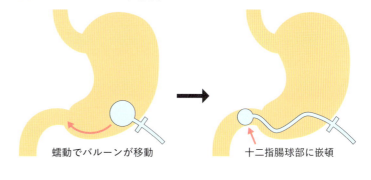

蠕動でバルーンが移動　　十二指腸球部に嵌頓

高齢者ケアなんでもQ&A

認知症者の胃瘻ケアはどうするとうまくいくの?

　アルツハイマー型認知症の患者さんに対して、注入やスキンケアで困ることが多いです。ケアを始めるときは本人にわかりやすい言葉で伝え協力を得ますが、すぐに忘れてしまうことも多いです。なかには手や足で抵抗する人もいます。そんなときは、テーブルを利用します。テーブルの上で家族が患者さんの対応をしている間に、もう1人がテーブルの下にもぐって胃瘻から注入や、ケアを行います。足で蹴られないように注意しながら、一度試してみてください。

■ 胃瘻のトラブルシューティング

①漏れ

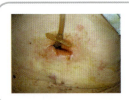

- 漏れの性状を確認する。漏れてくるのが栄養剤なのか消化液なのかによって対策が変わる
- 栄養剤であれば、注入量やスピードの調整が必要になる。胃液であれば胃酸分泌抑制剤や消化管運動促進剤の投与が有用

	原因	対策
体位による漏れ	大弯造設である 亀背・側弯・拘縮があり姿勢保持が困難である	・ベッドの30度以上のギャッチアップは避ける ・腹圧がかからないように体位の工夫(起こしすぎない) ・注入前の減圧 ・半固形栄養剤にて短時間投与
腹圧上昇による漏れ	便秘	・排便コントロール ・水分の増量、水溶性食物繊維やオリゴ糖飲料の投与、緩下剤投与 ・腹部マッサージ
	人工呼吸器管理中	・バッキングを防ぐための人工呼吸器の設定確認 ・注入前の減圧、消化管運動促進薬の投与と付加水注入後30分あけて栄養剤の投与
瘻孔部の圧迫虚血による漏れ	外部ストッパーと体表の間に余裕がない	・外部ストッパーと体表の距離を15mmに保つ ・こよりやガーゼを挟みすぎて瘻孔を締めすぎない
	カテーテルが引っ張られている(特にチューブ型)	・外部ストッパーを押し込み、外部ストッパーをテープ固定する ・カテーテルが腹壁に対し垂直になるようにスポンジを利用する ・カテーテルに張力がかからないように1か所をテープ固定する
瘻孔開大による漏れ	栄養状態、全身状態の悪化	・栄養評価を行い注入中止の検討 ・皮膚保護剤を使用して瘻孔を縮小させる ・持続的に減圧を行う ・ウロストミーバッグによるケアを行う

②発赤

	原因	対策
チューブによる発赤 	チューブの接触による刺激	・チューブと瘻孔の関係を垂直に保つ ・洗浄後拭き取り、Yパフを挟む ・皮膚が乾燥している場合はプロペト軟膏塗布
外部ストッパーによる発赤 	外部ストッパーの接触による刺激 外部ストッパーの締めすぎ	・外部ストッパーと体表の距離を15mmに保つ ・ウエハー状皮膚保護剤の貼付 ・ベタメタゾン塗布（ゲンタシンが含有されていないもの）
漏れによる発赤 	消化液、栄養剤の漏れ	・漏れの対策（p.220）を参照 ・スキンケアを行う ❶ 洗浄後拭き取り、Yパフを挟む（皮膚が乾燥している場合はプロペト軟膏塗布） ❷ 注入ごとにYパフが濡れている場合は、洗浄後拭き取りウエハー状皮膚保護剤の貼付 ❸ ウエハー状皮膚保護剤を頻回に交換する必要がある場合は、薬剤塗布（亜鉛華単軟膏）
硬結に伴う発赤 	瘻孔感染	・医師へのコンサルト ・穿刺・切開排膿、抗生剤投与

③びらん・潰瘍

	原因	対策
チューブによるびらん・潰瘍 	チューブによる刺激	・チューブと瘻孔の関係を垂直に保つ ・びらん時は洗浄後、ウエハー状皮膚保護剤の貼付、粉状皮膚保護剤 ・潰瘍時は洗浄後、薬剤塗布（ブクラデシンナトリウム軟膏）
外部ストッパーによるびらん・潰瘍 	外部ストッパーによる刺激	・外部ストッパーと体表の距離を確認 ・腹部緊満、腹痛があれば医師に報告 ・カテーテルの可動性が不可の場合は医師に報告 ・チューブ型の場合：外部ストッパーの位置を調整（15mmに保つ） ・ボタン型の場合：胃瘻交換時にシャフト長の変更 ・栄養評価、体重コントロール
漏れによるびらん・潰瘍 	消化液、栄養剤の漏れ	・漏れの対策（p.220）を参照 ・びらん時は洗浄後、ウエハー状皮膚保護剤の貼付と粉状皮膚保護剤を組み合わせる、薬剤塗布（亜鉛華単軟膏） ・潰瘍時は、薬剤塗布（ブクラデシンナトリウム軟膏）

4

皮膚

胃瘻のケア

④肉芽

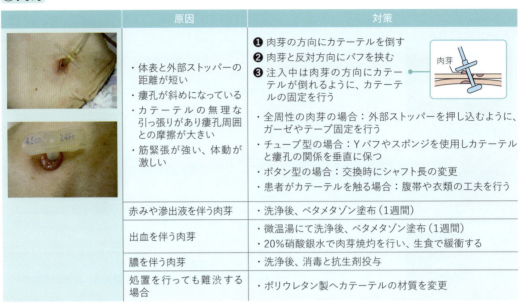

原因	対策
・体表と外部ストッパーの距離が短い ・瘻孔が斜めになっている ・カテーテルの無理な引っ張りがあり瘻孔周囲との摩擦が大きい ・筋緊張が強い、体動が激しい	❶ 肉芽の方向にカテーテルを倒す ❷ 肉芽と反対方向にパフを挟む ❸ 注入中は肉芽の方向にカテーテルが倒れるように、カテーテルの固定を行う ・全周性の肉芽の場合：外部ストッパーを押し込むように、ガーゼやテープ固定を行う ・チューブ型の場合：Yパフやスポンジを使用しカテーテルと瘻孔の関係を垂直に保つ ・ボタン型の場合：交換時にシャフト長の変更 ・患者がカテーテルを触る場合：腹帯や衣類の工夫を行う
赤みや滲出液を伴う肉芽	・洗浄後、ベタメタゾン塗布（1週間）
出血を伴う肉芽	・微温湯にて洗浄後、ベタメタゾン塗布（1週間） ・20%硝酸銀水で肉芽焼灼を行い、生食で緩衝する
膿を伴う肉芽	・洗浄後、消毒と抗生剤投与
処置を行っても難渋する場合	・ポリウレタン製へカテーテルの材質を変更

⑤硬結

原因	対策
・胃瘻周囲を触れると硬いものが触れる ・膿瘍がある	・医師へのコンサルト ・膿瘍に対しての処置 ・穿刺・切開排膿、抗生剤投与

> **注意！**
> **胃瘻カテーテルの自己抜去**
> 　自己抜去は造設2週間以内の瘻孔形成前に発生する早期自己抜去と、瘻孔形成後に発生する自己抜去に分けられます。早期自己抜去は、胃壁と腹壁の癒着が十分ではなく、胃穿孔と同じ状態と考えられ、その場合は緊急を要するため造設医に連絡をします。
> 　胃瘻の瘻孔は、数時間で縮小し24時間程度で閉鎖されるといわれているため、できるだけ早く瘻孔を確保することが必要です。抜去を確認した場合、抜去されたカテーテルや接続チューブの先端をカットして挿入します。ただし、抜去時に瘻孔を損傷している可能性があり、挿入時は愛護的に行い、抵抗がある場合は無理をしないことが重要です。

Part 5

食事

高齢者にとって「食事」とは、生命活動に必要な栄養摂取としてだけでなく、楽しみや充実感、人と人との交流といった社会活動の維持など、生活上において重要な意味をもちます。

この章では、高齢者1人1人の安全・安楽な経口摂取を実現するための、多角的・包括的な視点での摂食嚥下機能と食事環境の評価方法や、食事介助技術について紹介します。また、疾患や治療、器質的な問題により一時的に経口摂取が困難である場合は、経鼻胃管による栄養投与を選択することもあります。経鼻胃管留置中に必要となる、誤嚥予防と今後の経口摂取を見据えたケア技術についてもこの章で紹介します。

（三浦由佳）

食事

1 摂食嚥下障害の原因とスクリーニング

三浦由佳

■ 摂食嚥下障害の原因

　摂食嚥下とは、食物を認知して口腔内に取り込み、咽頭、食道を通過して胃に至るまでの過程を指します。摂食嚥下障害とは、この一連の過程のいずれかに生活上の問題となる障害が生じている状態を指します。そして、生活上の問題とは検査所見上の問題だけでなく、食べることの楽しみの喪失や食べることへの負担感、といったことも含みます。また、摂食嚥下障害は肺炎や脱水、低栄養といった生命の危機に直結する問題も引き起こします。

　摂食嚥下ケアを行ううえでは、どのような問題が生じているかをとらえるとともに、なぜそのような問題が生じているか、推察することが重要です。なぜならば、問題の原因がわかることで、安全に楽しく口から食べるためのアプローチのヒントがみえてくるからです。ここではまず、摂食嚥下障害を理解するために臨床でよく用いられる、先行期（認知期）、準備期（咀嚼期）、口腔期、咽頭期、食道期からなる5期モデルに沿って 図1 、高齢者でよくみられる摂食嚥下障害と考えられる原因についてみていきましょう。

図1　摂食嚥下の5期モデル

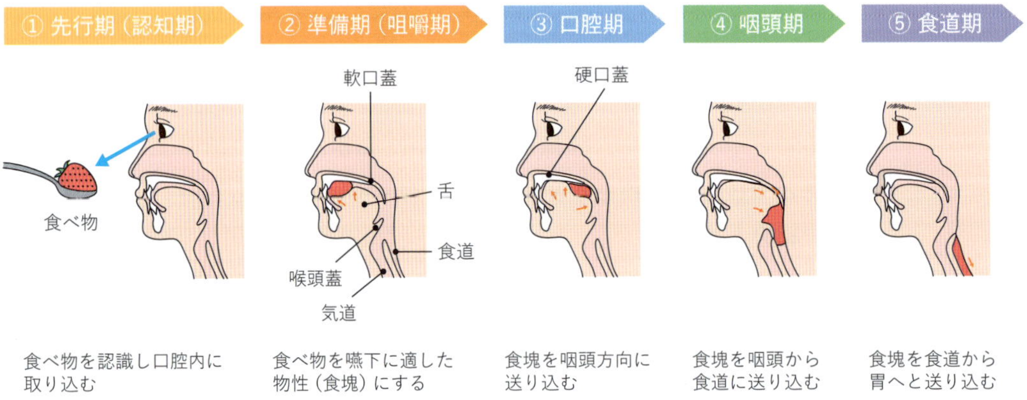

① 先行期（認知期）　② 準備期（咀嚼期）　③ 口腔期　④ 咽頭期　⑤ 食道期

食べ物

軟口蓋　硬口蓋
舌
食道
喉頭蓋
気道

食べ物を認識し口腔内に取り込む
食べ物を嚥下に適した物性（食塊）にする
食塊を咽頭方向に送り込む
食塊を咽頭から食道に送り込む
食塊を食道から胃へと送り込む

①先行期（認知期）

ここでは、食べ物を食べ物であると認識し、口腔内へ取り込みます。私たちは視覚や触覚、嗅覚などとこれまでの経験を照らし合わせて、食べ物であるという判断を行い、口に運ぶかどうかを決めます。

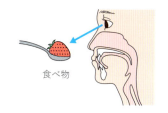

摂食嚥下障害があると…
高齢者では認知機能の低下、視力や嗅覚の低下により、食べ物を食べ物である、と認識することが難しくなる場合があります。

②準備期（咀嚼期）

食物を口腔内に取り込んだ後は、舌を使って左右の臼歯上に運びます。そして、食物を歯で噛み砕くとともに舌と頬の動きですりつぶします。舌は食物と唾液を混ぜ合わせ、食塊といった嚥下に適した物性である塊を形成します 図2 。

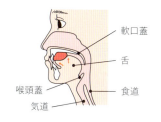

摂食嚥下障害があると…
舌や頬の動きの低下、残存歯数の減少や咬合力の低下があると、すりつぶしが不十分となります。唾液分泌量の低下があると、十分にまとまりをつくることができずに、食物のかたまり（食塊）の形成が不十分となります。すりつぶしや食塊形成が不十分であると、嚥下に適さない状態で食物が咽頭へ送り込まれてしまうので、「むせ」の原因にもなります。

図2 口腔内で食塊が形成される様子

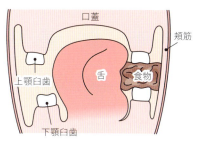

舌や頬の動きの低下、咬合力の低下、唾液分泌の低下⇒食塊形成が不十分となる

③口腔期

食塊は舌背に集められると、舌の随意運動で咽頭方向に送り込まれます。このとき、舌の辺縁をしっかりと硬口蓋に押し付けることで、口腔の内圧を高めます。口腔の内圧が高まると、咽頭から食道へ食塊を送り込む動作が促されます。

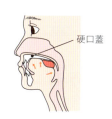

摂食嚥下障害があると…
加齢の影響で筋力が低下し舌運動が不十分な場合や、脳血管疾患の影響で舌の効果的な動きができないと、嚥下反射を誘発できない、または誘発するまでに時間がかかります。このため、食事に時間を要し、食事時の疲労が強くなることがあります。

④咽頭期

ここでは、食塊が咽頭から食道へ送り込まれます。食塊が咽頭方向へ舌運動で押し出されると、喉頭が挙上します。そして、喉頭が挙上すると喉頭蓋が倒れ込み、気管への食塊の流入、つまり誤嚥を防ぎます。

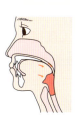

摂食嚥下障害があると…
　加齢により喉頭を支えている筋肉が減少し、喉頭の位置が下降することがあります 図3 。喉頭が十分に挙上せず、喉頭蓋の倒れ込みも不十分となり、この結果、誤嚥しやすくなります。また、脳血管疾患などの影響で嚥下反射や咳反射が低下していると、誤嚥していても「むせ」を生じない不顕性誤嚥を生じやすくなります。
　嚥下関連筋の筋力が低下すると嚥下圧が低下し、嚥下後に喉頭蓋谷や梨状窩などの咽頭内に食塊が残留します 図4 。このような場合、残留物を飲み込もうとして反復嚥下となりやすく、食事の際の疲労感を生じやすくなります。

図3　加齢による喉頭の下垂

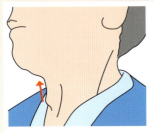

喉頭挙上が不十分で誤嚥しやすくなる

図4　喉頭蓋谷と梨状窩に残留した食物

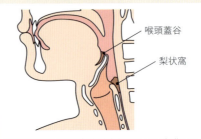

喉頭蓋谷
梨状窩

嚥下後に咽頭内に食塊が残留すると反復嚥下になりやすい⇒食事の疲労感につながる

⑤食道期

食塊が下方に押し出されるとともに、上部食道括約筋が弛緩して食道入口部が開きます。そして、食道の蠕動運動によって食塊はさらに胃へと送り込まれていきます。

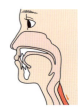

摂食嚥下障害があると…
　食道入口部が開きづらいと食塊を食道へとなかなか送り込めず、誤嚥しやすくなります。食道入口部には括約筋がありますが、この筋肉は食塊が食道から咽頭へと逆流することを防ぐ役割も担っています。そのため、括約筋のはたらきが低下していると食物の逆流が起こりやすくなります。

■ スクリーニング検査の方法

　摂食嚥下障害のスクリーニング検査とは、自覚症状あるいは摂食嚥下の機能を指標として、摂食嚥下障害のリスクのある人を見つけることをいいます。ここでは、特別な機器などを用いずベッドサイドで簡便に実践できる、摂食嚥下の機能を指標とするスクリーニング検査の方法を中心に紹介します。

①反復唾液嚥下テスト

　姿勢は誤嚥をふせぐために頸部をやや前屈させた座位姿勢で行います。喉頭隆起に第3指、舌骨部に第2指の指腹を当て 図5 、唾液を連続して嚥下するよう、「私が合図をしたら、ゴックン、ゴックンと確実に続けて飲み込んでください。私が"止め"の合図をする

まで続けてください」といった指示をします。

　30秒間に、舌骨が嚥下運動に伴い第2指の指腹を乗り越えて上前方に移動した回数を数えます。3回未満の場合は、摂食嚥下障害のリスクありと評価します。

図5　反復唾液嚥下テストの評価方法

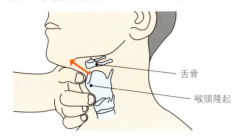

　水分や食物を用いず実施できるので、誤嚥や誤嚥に伴う肺炎のリスクが低いテストといえるでしょう。ただし、意識障害や重度の認知機能障害がある場合は適用が難しくなります。また、口腔乾燥が強い場合も正しく判定を行うことが難しいといえます。

②改訂水飲みテスト

　一口に水飲みテストといっても、飲む水の量や飲む回数についてさまざまなバリエーションがあります。改訂水飲みテストはそのなかでも臨床で広く行われており、かつ異常のある・なしを高い感度・特異度で判定できる、とされている方法です。

　まず、冷水3mLをシリンジで口腔底に注ぎ、嚥下をするよう指示します 図6 。嚥下がない場合や、不顕性誤嚥が疑われる場合は、すぐに終了します。嚥下があり、呼吸が良好であれば、飲み込んだ後の"アー"の声が湿性嗄声であるかどうかを確認します。

　湿性嗄声がある場合は、ただちに終了し、3点と評価します。湿性嗄声がない場合は、"飲み込んでください"と合図し嚥下を促します。30秒以内に2回嚥下できる場合は5点、できない場合は4点と評価します。3点以下の場合は誤嚥のリスクが高いと判定します。

図6　改訂水飲みテストの評価方法

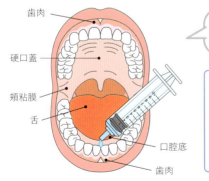

③フードテスト

　ティースプーンを用いて嚥下訓練用のゼリー約4gを舌背前方に置き、嚥下をするよう指示します 図7 。検査の実施方法や判定方法は改訂水飲みテストと同じです。

　フードテストでは、口腔内残留の評価も行います。嚥下後に舌背や口腔内に中等度の残留があれば3点と評価します。むせずに飲み込むことができ、口腔内残留がほぼなければ4点以上と評価します。4点以上の場合は2回行い、低いほうの点数で判定します。3点以下の場合は誤嚥のリスクが高いと判定します。

　フードテストは口腔内の残留も評価するので、誤嚥の有無だけでなく食塊の形成や食塊の送り込みが正常に行われているか、口腔期の状態もスクリーニングする検査ととらえてよいでしょう。

図7　フードテストの評価方法

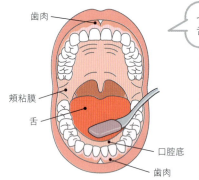

評価基準
1. 嚥下なし、むせる and/or 呼吸切迫
2. 嚥下なし、呼吸切迫（不顕性誤嚥の疑い）
   　→ ただちに終了
3. 嚥下あり、呼吸良好、むせる and/or 湿性嗄声
   口腔内残留中等度　あればただちに終了
4. 嚥下あり、呼吸良好、むせない
   口腔内残留ほぼなし
5. 4に加え、30秒以内に反復嚥下が2回可能
   　→ 4回以上で2回繰り返す

高齢者ケアなんでもQ&A

さまざまなスクリーニング検査があるけれど、どのように選択したらよいの？

　スクリーニング検査は高齢者の状態（十分に覚醒しており液体嚥下や食物嚥下が安全にできそうか、など）や、認知機能（決められた時間に繰り返し嚥下をしてください、という指示が理解可能か、など）をもとに選択するとよいでしょう。

画像を用いた検査方法

　ここでは、臨床で一般的に行われる画像を用いた摂食嚥下障害の検査の方法を紹介します。これらの検査は専門的なスキル、機器が必要ですが、スクリーニング検査ではとらえることの難しい内部の状態を可視化し、摂食嚥下障害の病態の把握ができる、といった点が強みといえます。

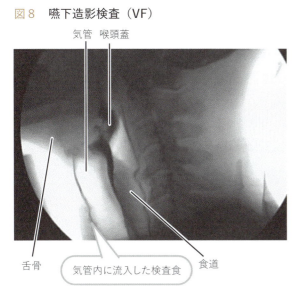

図8　嚥下造影検査（VF）
気管　喉頭蓋
舌骨　気管内に流入した検査食　食道

図9　嚥下内視鏡検査（VE）
気管　左の梨状窩
喉頭蓋谷の残留物　喉頭蓋
喉頭蓋谷

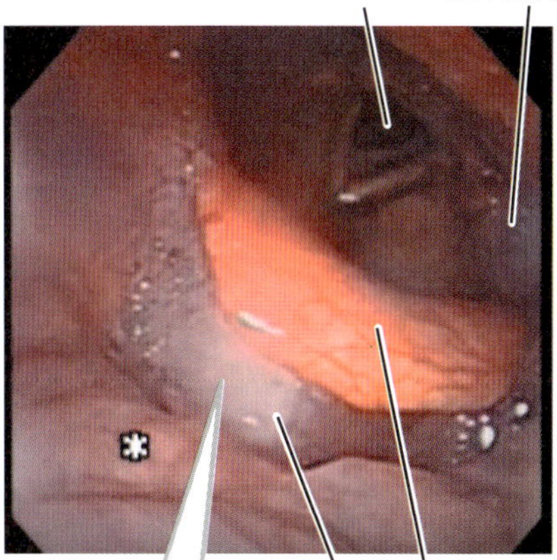

①嚥下造影検査
（video fluoroscopic examination of swallowing：VF）

　X線透視下で造影剤を含んだ検査食を摂取してもらい、口腔や咽頭、食道の動き、形態や構造を評価する検査です。検査中、食塊は黒い影（陰影）として観察されます 図8 。

②嚥下内視鏡検査
（videoendoscopic examination of swallowing：VE）

　鼻腔からファイバースコープを挿入した状態で検査食を摂取してもらいます。評価をしやすくするために、検査食を着色することはありますが、造影剤は用いずふだん食べているものを用います。咽頭の動きや形態、構造を評価することが可能です 図9 。

文献
1）才藤栄一，植田耕一郎監修：摂食嚥下リハビリテーション第3版．医歯薬出版，東京，2016．
2）日本看護科学学会監修：看護ケアのための摂食嚥下時の誤嚥・咽頭残留アセスメントに関する診療ガイドライン．南江堂，東京，2021．

食事

2 摂食嚥下障害の評価（食事場面）

三浦由佳

　スクリーニング検査や画像を用いた検査で摂食嚥下機能を評価するとともに、日々の食事場面の観察から摂食嚥下障害から生じている問題を推察することも重要です。さまざまな疾患を抱えながら生活する高齢者の摂食嚥下の状態は全身状態や意欲、飲食する内容によっても変化します。だからこそ、ふだんの食事介助にかかわる看護・介護職が高齢者の食べる楽しみの維持と安全の確保に果たす役割は非常に大きいといえます。

■ 食事場面を観察しながら評価する

　ここでは、ふだんの食事場面で摂食嚥下障害を評価するポイントを、先行期（認知期）、準備期（咀嚼期）、口腔期、咽頭期、食道期からなる5期モデル（p.224）に沿ってみていきます。

①先行期（認知期）

　まず、食事を始めるにあたって、十分覚醒ができていて食べ物を認識できる状態にあるか、評価することが重要です。呼びかけに反応するか、自ら食べようとする行動がみられるか、介助が必要な人であれば、口元に近づけていった際に開口するか、といったことをみていきます。自身で食べられる人に関しては、口に運ぶ量やスピードが適切であるか、ということもみていきます 図1 。

図1　先行期（認知期）の主な観察ポイント

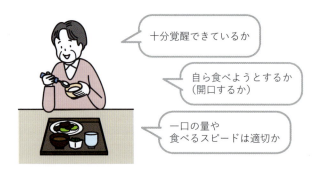

- 十分覚醒できているか
- 自ら食べようとするか（開口するか）
- 一口の量や食べるスピードは適切か

②準備期（咀嚼期）

食物を自身で口に運んだ後、あるいは介助で口に運び入れた後は、咀嚼によって十分な食塊形成ができる状態にあるか、ということをみていきます。

ここでは食物を嚥下に適した物性になるまですりつぶすことが必要です。このとき、頬の筋肉や舌で食物をしっかりと保持できていないと、うまくすりつぶしができません。顎の上下の動きとともに、口元が左右に動いているか、といった点もみていきましょう。また、口唇から唾液が垂れていないか、食物がポロポロとこぼれていないか、といった点も十分な食塊形成ができているかどうかの判断材料となります 図2 。

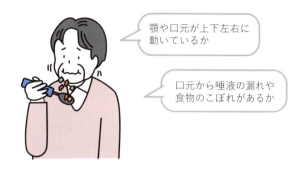

図2　準備期（咀嚼期）の主な観察ポイント

③口腔期

口腔内の内圧を高め、咽頭から食道へ食塊を送り込むことができているかをみていきます。送り込み時に直接口腔内を観察することは難しいですが、嚥下後に口腔内の残渣物がある場所を観察することで、問題を推察することができます。

嚥下後、舌の上や頬および唇の粘膜の内側と歯の間に残渣物がある場合、送り込みの障害があるといえます 図3 。また、飲み込む前にむせてしまう、ということは舌で食塊を保持できていないことを疑います。

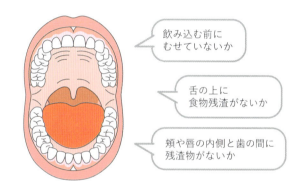

図3　口腔期の主な観察ポイント

④咽頭期・食道期

食物をなかなか飲み込むことができない、飲み込むときにむせる、といった症状がある場合は咽頭期の障害を疑います。どのような食形態で、どのような姿勢で飲み込んだときにむせているのかを観察することが、誤嚥のリスクを減らす方法を探索するはじめの一歩になります。飲み込んだ後にむせている場合は、咽頭に残留した食物や液体が気管内に流入し誤嚥している可能性があります。食事の中での会話中や食事の後にガラガラした声に変わる、といった場合も咽頭残留が生じている可能性があります 図4 。

食道期の問題は本人からの訴えをもとに判断することが中心となりますが、胸やけや食べ物が胸につかえる感じ、酸っぱい液や食物が喉に戻ってくる感じがある場合、胃食道逆流の可能性があります。

図4　咽頭期の主な観察ポイント

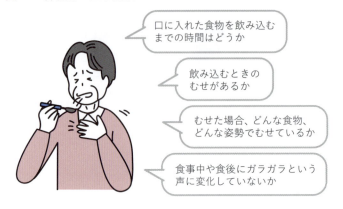

- 口に入れた食物を飲み込むまでの時間はどうか
- 飲み込むときのむせがあるか
- むせた場合、どんな食物、どんな姿勢でむせているか
- 食事中や食後にガラガラという声に変化していないか

高齢者ケアなんでもQ&A

現在経口摂取をしていない場合、日常生活の中で嚥下機能について評価できる方法は？

経口摂取をしていなくても、日常生活の中から現在の嚥下機能についてヒントを得ることが可能です。例えば、口腔ケア時に湿らせたスポンジブラシなどが触れたときの唇や舌の動き、唾液の飲み込みがみられるか、唾液でむせていないか、といった状態を観察することで、十分な送り込みができるか、誤嚥のリスクがありそうか、といったことを推察できます。

食事場面において体内を聴いて評価する

主に咽頭期の嚥下障害を評価するために、聴診器を用いることがあります。食塊を嚥下する際に咽頭部で生じる嚥下音とともに、嚥下前後の呼吸音を、超音波を喉元に当てて聴診します 図5 。

図5　頸部聴診法

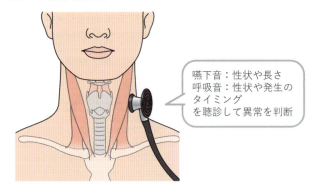

嚥下音：性状や長さ
呼吸音：性状や発生のタイミング
を聴診して異常を判断

嚥下音の性状や長さ、呼吸音の性状や発生するタイミングから、異常があるかどうかを判断します。例えば、嚥下の合間に呼吸音が聞かれるときは誤嚥を疑います。正常な嚥下であれば、呼吸が一瞬停止してから嚥下、呼吸再開、という呼吸と嚥下のパターンを繰り返しますが、このパターンが崩れているということを呼吸音のタイミングから推察します。また、嚥下後に湿った声やうがいをするときに生じるようなガラガラという声、液体が振動するブルブルという音が聞かれる場合は、咽頭残留や誤嚥を疑います。

■ 食事場面において体内を見て評価する

　口腔内に食物や液体を取り込んでからは、その後食物や液体が気管内を通過していないか、咽頭内に貯留していないか、直接見て確かめることは難しくなります。ここで、ふだんの食事場面で気管内や咽頭内を見て評価できる方法として、超音波画像診断装置（エコー）を用いる方法を紹介します 図6 。

　エコーでは特別な検査食を用いずに、プローブという超音波を発する機械を喉の部分に当てることで、誤嚥や咽頭残留の観察が可能です。ただし、超音波は空気を通さないため観察のときには専用のゼリーを頸部に塗る必要があります。ゼリーを冷たく感じることもあるので、観察前には伝えておくとよいでしょう。

　エコーで観察を行うには咽頭や喉頭の解剖を頭の中でイメージしながら、プローブを動かし、画像を観察する必要があります。ここでは梨状窩と喉頭蓋谷の咽頭残留の見方について紹介します。エコーを当てるタイミングは食事を妨げないよう、誤嚥や咽頭残留を疑ったときに絞るのがよいでしょう。また、プローブを強く押し当てて飲み込みを妨げないように注意しましょう。

図6　エコーでの食事場面の観察

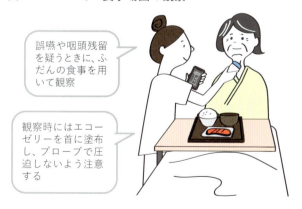

誤嚥や咽頭残留を疑うときに、ふだんの食事を用いて観察

観察時にはエコーゼリーを首に塗布し、プローブで圧迫しないよう注意する

①梨状窩の咽頭残留の観察

梨状窩は左右にそれぞれ存在します。そこでエコーでの観察でも、左右それぞれを観察します 図7 。プローブは喉頭隆起（喉仏の一番出っ張っているところ）の高さで、プローブの先端が喉頭隆起に位置するように当てます。エコーでは、梨状窩はやや白っぽく見える甲状軟骨の下方、かつ黒い丸に見える総頸動脈より内側（気管に近い側）に位置し、通常は黒く観察されます。残留がある場合は、梨状窩の内部に白い像が観察されます[1]。

図7　梨状窩の観察方法と咽頭残留がある場合

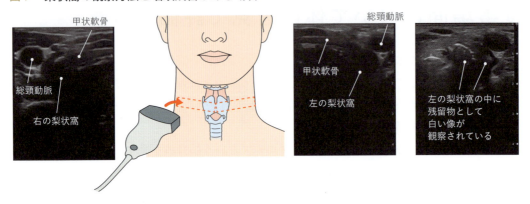

②喉頭蓋谷の咽頭残留の観察

喉頭蓋谷は舌根と喉頭蓋の間に存在する空間で、梨状窩と同様に咽頭残留が生じやすい部位です。プローブは舌骨の真上から横向きに当てます 図8 。舌骨は下顎の付け根に位置します。指で触れてみて、飲み込む際に硬い骨が指の腹を乗り越えることを確認するとよいでしょう。エコーでは、喉頭蓋谷は白く見える舌根部と喉頭蓋に挟まれた部位で、通常は黒く観察されます。残留がある場合は、喉頭蓋谷の内部に白い像が観察されます[1]。

図8　喉頭蓋谷の観察方法と咽頭残留がある場合

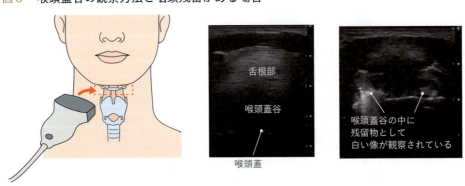

文献
1) Miura Y, Yabunaka K, Karube M, et al. Establishing a Methodology for Ultrasound Evaluation of Pharyngeal Residue in the Pyriform Sinus and Epiglottic Vallecula. *Respir Care* 2020; 65: 304-313.
2) 才藤栄一，植田耕一郎監修：摂食嚥下リハビリテーション第3版．医歯薬出版，東京，2016：124-126．
3) 真田弘美，藪中幸一，野村岳志編：役立つ！使える！看護のエコー．照林社，東京，2019：46-53．

食事

3 食事介助技術

竹市美加

「食事」は、単に栄養摂取だけではなく、楽しみや充実感、交流などの社会活動など、その人らしく生きるための要素として大きな意味をもち、要介護高齢者にとっては、自宅で安全・安楽に過ごすための条件となる場合も多くみられます。

しかし、実際の食事場面では、不適切な介助や環境、評価などから、経口摂取を禁止され栄養経路の変更を余儀なくされることがあります。最期まで美味しく食べながら、その人らしく過ごしていただくための食事を提供していきましょう。

■ KTバランスチャート（KTBC）の活用

高齢者は、さまざまな疾患に加え、加齢や内服などの影響により、摂食嚥下障害が起こります。そのため、嚥下機能や認知機能など一部分だけの評価ではなく、多面的で包括的視点での評価やアプローチが必要となります。

KTBCは、口から食べるために必要な要素を、包括的に評価しアプローチ計画を検討するためにつくられたツールです 図1 。それぞれの項目を、1〜5点でスコア化し、レーダーチャートを作成することで可視化し、多職種連携、効果評価につなげます。評価点数

図1 KTバランスチャート

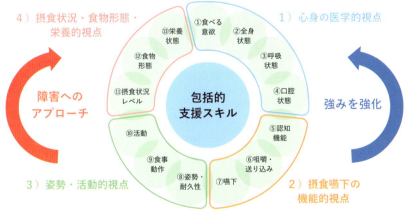

小山珠美：口から食べる幸せをサポートする包括的スキル 第2版，医学書院，東京，2017：12．より作成

が低い部分はケアの充実と機能の改善を図り、良好な機能は維持・強化を図るとともに、不足部分を補っていけるようにケアすることで、安全に経口摂取継続・向上につながります。

どのようにケアを進めていくと、より効率的・効果的に機能維持・改善につながるかを考えたアプローチ計画を多職種で立案していくためのツールでもあります 図2 。

図2　効果的に経口摂取につなげる〜KTBCの活用〜

KTバランスチャートでは、13項目それぞれを1〜5点でスコア化し、レーダーチャートを作成する。
1点：かなり不良もしくは困難／2点：不良もしくは困難／3点：やや不良もしくは困難／4点：概ね良好／5点：かなり良好

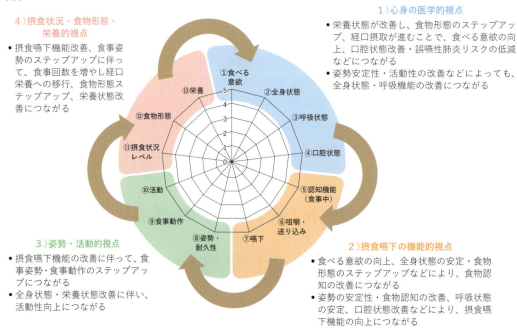

小山珠美：口から食べる幸せをサポートする包括的スキル 第2版，医学書院，東京，2017：12-19．より作成

高齢者ケアなんでもQ&A

嚥下障害があると、安全に食事を食べることが難しいの？

嚥下障害があっても、姿勢、嗜好や嚥下機能にあった食事、食物認知を高め食べやすい介助など食事環境を整えることで、誤嚥の低減が図れます。加えて、呼吸状態、栄養状態、活動性の向上を図り、口腔内を清潔にすることで肺炎発症の低減につなげ、食事を継続させることができます。

安全に美味しく食べる支援をするためには、上記で示したように包括的視点でのアプローチが必要となります。しかし、不適切な介助方法では、もつ機能を適切に評価できず、誤嚥を引き起こすリスクとなります。良好な機能を引き出し、安全に経口摂取開始・維持・ステップアップできるような食事ケアが必要です。

食事姿勢の調整

①食事姿勢の選定

食事姿勢には、ベッド、チルトリクライニング車椅子、スタンダード車椅子・椅子など、さまざまな環境があります 図3〜6 。全身状態、覚醒状態、認知機能、口腔機能、嚥下機能、姿勢保持力、耐久性、拘縮の有無や程度など、包括的な視点で機能や状態をふまえて選定します。

図3 ベッド（リクライニング位30〜45度）

舌運動の低下などにより、咽頭へ送り込みが悪い、嚥下反射惹起遅延や咽頭残留など咽頭期機能が低下、姿勢保持が難しい、耐久性が低下している場合などに適しています。

リクライニング位の調整ポイント

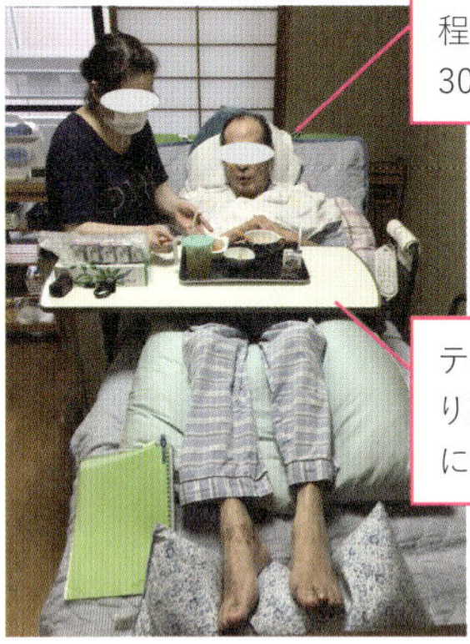

- 視線が斜め下45度程度、目から25〜30cmに食事を置く
- テーブルと体は、握りこぶし1個分程度に近づける
- 顎と胸骨が握りこぶし1個分程度になるように前屈でサポートする
- 肩甲帯から両上肢を屈曲した状態でサポートする
- 下肢は屈曲した状態でサポートする（ベッドとの隙間があればクッションで隙間をうめる）
- 足底の安定（踵・足趾は除圧する）

図4 ベッド（完全側臥位）

球麻痺、頭頸部の手術や放射線療法などによる咽頭通過障害に左右差がある、円背や頸部が後屈した状態で拘縮している、嚥下障害が重篤で嚥下反射惹起遅延や咽頭残留がある場合などに適しています。

完全側臥位の調整ポイント

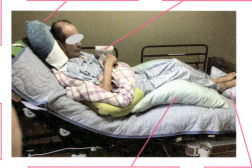

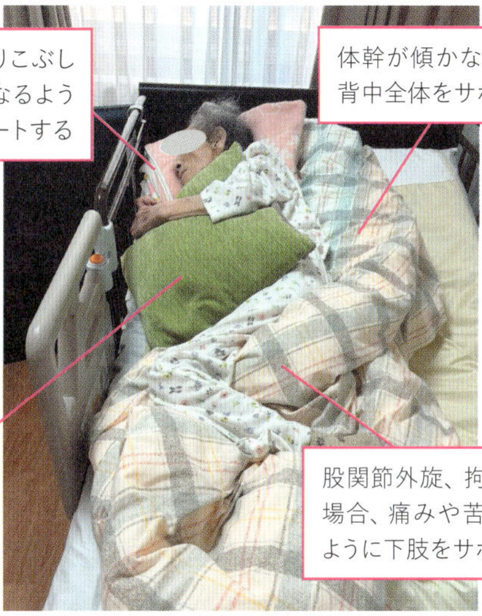

- 顎と胸骨が握りこぶし1個分程度になるように前屈でサポートする
- 体幹が傾かないように、背中全体をサポートする
- 上肢の重さが嚥下や呼吸に負荷とならないように、サポートする
- 股関節外旋、拘縮がある場合、痛みや苦痛がないように下肢をサポートする

図5 ティルトリクライニング車椅子（リクライニング位45〜60度）

頸部の姿勢保持や耐久性が不十分、下肢の拘縮によりベッド上での長座位が難しい場合などに適しています。

ティルトリクライニング車椅子の調整ポイント

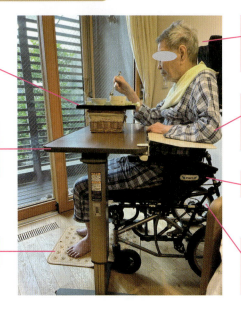

- 食事は台を使用し、食事から口までの距離を短くする
- テーブルは臍と腋窩の中間の高さで調整する
- 足底の安定を図る
- 顎と胸骨が握りこぶし1個分程度になるように前屈でサポートする
- 上肢の重さを受けるように、両上肢をサポートする
- 座面深くに座る
- 股関節、膝関節、足関節を90度になるように下肢を調整する

図6 スタンダード車椅子・椅子

全身状態や摂食嚥下機能が安定しており、安定した姿勢保持が可能で、耐久性がある場合などに適しています。移乗動作が可能、マンパワーがあり椅子への移乗介助ができる場合は、椅子を選定します。

スタンダード車椅子・椅子の調整ポイント

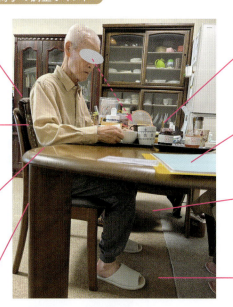

- 体幹がかるく前傾するように、下部胸郭から背面をサポートする
- 上肢の重さを受けるように、両上肢をサポートする
- テーブルと体は、握りこぶし1個分程度に近づける
- 座面深くに座る
- 視線が斜め下45度程度、目から25〜30cmに食事を置く
- テーブルの高さは、臍から腋窩の中央の高さ（肘をついた状態で捕食できる高さ）のものを選定する
- 股関節、膝関節、足関節を90度に調整し、足底の位置を体側に3cmくらい引く
- 足底は床面に足底全面を接地する

②基本的な食事姿勢のポイント

❶**頭頸部を調整する**：顎（オトガイ）と胸骨までの距離が握りこぶし1個分になるように顎を引いた状態で、顔ができるだけ正面に向き、視線が斜め下45度を向くように調整します。

❷**上肢を屈曲した状態でサポートする**：食事時のテーブルは、腋窩と臍の中間の高さで、両上肢の安定が図れるように肘がつくものを選定し、肘を曲げた状態で上肢の重さをテーブルで受けるように上肢全体をサポートします。リクライニング角度が低い場合は、肩甲帯から上肢全体をサポートします。

❸**骨盤が中間位となるように調整する**：座骨をベッド上では屈曲部より上方、車椅子では座面奥深くに位置し、骨盤が中間位となるように調整します。

❹**足底の接地**：足底が全面に着くようにサポートすると姿勢が安定し、踏ん張ることで舌圧や飲み込む嚥下圧が高まり、飲み込みやすくなります。車椅子や椅子で足底が床面に届かない場合は、足台を使用します。

食事介助方法

①食事と介助者の位置

食事は、患者さんの正面で見えやすい位置に設置することで食事の集中を高め、視線を食事に誘導することで顎を引いた姿勢になります。介助者は、食事と患者さんが90度以内になるように位置することで、嚥下状態を確認しながら介助が可能となります。

②基本的なスプーン操作

❶**すくう**：視線を確認し、すくう動作を見せることで食事への集中を高めます。

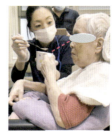

食べ物を目から25〜30cmの距離、斜め下45度ですくうところから見せる。

❷**スプーン挿入**：舌と並行になるように挿入します。

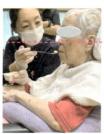
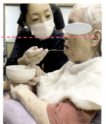

スプーンは、鼻から下で口まで運び、舌と並行に口腔内に挿入する。

❸**食物の捕食する場所**

コード0（ゼリー・とろみ水など）やコード2（ペースト状）などの咀嚼が不要な食品は、舌背中央〜奥舌に設置することで咽頭に送り込みしやすくなります。

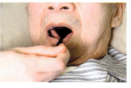
咀嚼不要：舌背中央へ置き、スプーンで舌を軽く圧刺激する。

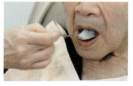
咀嚼必要：舌尖部に食物を置く。

コード3（ソフト食など）以上の咀嚼が必要な食品は、舌尖に接地し咀嚼運動につながりやすくなります。咀嚼が必要な食品を舌背中央や奥舌に接地すると、そのまま咽頭へ落下し窒息リスクとなります。

❹**スプーンを抜く**：閉口を促し、上口唇を滑らせるようにスプーンを斜め上方向に抜きます。このとき、過剰に上方向に抜くと、頸部が伸展するので注意が必要です。

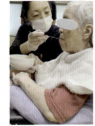
「口を閉じて」と口唇閉鎖を誘導する。

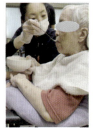
上唇に滑らせるようにゆっくりひく。

❺**次の介助の準備をする**：嚥下状態を確認しながら、患者さんに見えるように、スプーンで次に介助する食品をすくいます。

❻**介助ペース**：介助ペースが遅いと食事への集中が途切れ、食事時間延長による疲労や摂取量低下につながるため、介助したら次の一口をすくって準備し、嚥下を確認したらすみやかに次の捕食を介助します。

③食べる順番

❶**最初の一口**：お茶ゼリーやとろみ茶など、飲み込みやすいものから開始します。数口飲み込みやすい食品を食べることで、準備運動となります。

❷**内服**：特別に指定がない場合、数口とろみ茶やゼリーなど飲み込みやすい食品を摂取した後に、内服を介助します。そうすることで、咽頭や食道に内服が残留するリスクが低減します。

❸**栄養補助食品**：栄養補助食品は、ゼリーやプリン状で甘い物が多いため、デザートのように食事の最後に介助する場面を見かけます。しかし、食欲が低下し食事を完食できない、栄養状態が低下している場合に提供されるため、必ず食べられる食事開始後に食べていただきます。

❹**交互嚥下**：コード2（ペースト状）の食品など粘性が高いものは、咽頭に残留しやすく、続けて食べることで誤嚥することがあります。そのため、粘性の低いお茶ゼリーやとろみ茶などを、1～3口ごとに食べることで咽頭のクリアランスを改善し、咽頭残留、誤嚥の低減を図ります。

❺**最後の一口**：お茶ゼリーやとろみ茶など、粘性が低く咽頭を通過しやすい物で終了することで、咽頭クリアランス改善を図ります。

自力摂取に向けた介助

食事動作の自立を図るためには、認知機能、姿勢保持、上肢動作などさまざまな機能が必要となります。全介助を続けるのではなく、できない部分をサポートしながら繰り返すことで、自力摂取につながる場合も多々あります。

①自力摂取につながる環境の調整

テーブルは、体と握りこぶし1個分程度に近づけて設置し、両肘をついた状態で捕食できる高さに調整します。台を置き食事の高さを上げることで、口までの距離を短くすることで、捕食しやすくなります。

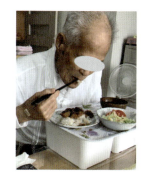

②できる動作、困難な動作の評価

すくうところができる場合は、自分ですくってもらい、口に運ぶ動作のみサポート、口まで運ぶことができるがすくうことが難しい場合は、すくうところのみサポートします。

③捕食動作のアシスト

手を包むようにサポートし、患者さんが自分で食べる軌道を描くように捕食動作を介助します。肩が上がらないように、肘をついたまま捕食動作を行います。

食事介助をしていると、むせる、口を開けない、口にためこむなど、さまざまな困難な場面があります。食べる機能の障害ではなく、介助方法の問題である場合も少なくありません。まずは、食支援を見直し、美味しく安全な食事につなげましょう。

高齢者ケアなんでもQ&A

頸部が伸展した状態で拘縮している場合、どのような食事姿勢を選定するとよい？

頸部が伸展していると、口から気管までが直線状になり解剖学的に誤嚥しやすい体位となります。また、頸部周囲の筋緊張が高く、舌運動や喉頭挙上運動が制限されます。そのため、咽頭側壁を食物が通過し、咽頭に残留した場合も気管に流れ込みにくいよう側臥位を選定します。麻痺などにより咽頭の通過に左右差がある場合、動きがよいほうを下側にします。

食事介助時、スプーン挿入時の角度、食物を置く位置は？

高い位置から挿入すると、顎が上がりやすくなるため、斜め下から舌と並行になるようにスプーンを挿入します。また、咀嚼が必要な食品は舌尖、不要な食品は舌背中央から奥舌に接地することで、食べやすくなります。

文献
1) 小山珠美編：口から食べる幸せをサポートする包括的スキル第2版．医学書院，東京，2017：12-19, 96-105.
2) 迫田綾子, 北出貴則, 竹市美加：誤嚥予防，食事のためのポジショニングPOTTプログラム．医学書院，東京，2023：29-64, 72-92.

＼ チェックしておきたい ／

食事介助技術を評価する指標
（Feeding Assistance Skill Score: FASS）

　食事介助の腕前は個々にバラバラかもしれません。食事介助するスタッフの腕次第で、食事摂取量や窒息リスクが変動するので、看護・介護の実力（医療の質）の一つとして食事介助のスキルは扱われるべきです。しかしながら今までは、食事介助技術を評価する指標は世界中を見回しても存在していませんでした。2024年に発表されたNaganoらの指標（FASS）[1]を以下に紹介します。信頼性・妥当性が証明された実用的な指標です。FASSのスコアリングは、各項目を「2点：できている、1点：不十分、0点：できていない」で評価します。

　本指標の10項目の技術を徹底的にトレーニングすることで、食事介助の腕が上達し、安全で効率のよい食事介助が実施できます。

（前田圭介、永野彩乃）

食事介助スキルスコア（FASS）
－全10項目－

1. 被介助者の身体が左右に傾かないように調整している

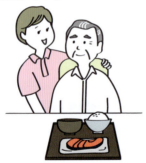

2. 被介助者の足底が床や台座等につくように調整している

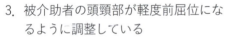

3. 被介助者の頭頸部が軽度前屈位になるように調整している

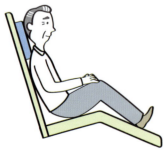

4. 食時開始前に発声を確認するなど、唾液や痰の貯留がないか確認している

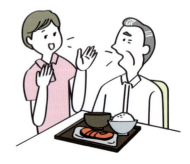

5. 被介助者に見える位置で食事をすくっている

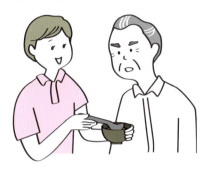

6. 介助者は被介助者の右側から介助するときは右手、左側のときは左手でスプーンを持ち介助している

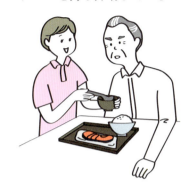

7. 被介助者の顎が上がらないようにスプーンを操作し、口に挿入している

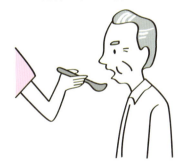

8. スプーンが上唇に擦るように引き抜いている

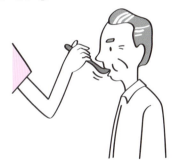

9. 食べているものを被介助者が視認するように配慮している

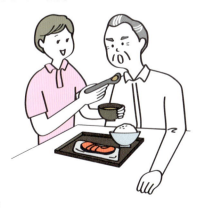

10. 被介助者のペースを乱さないように次の一口を準備している

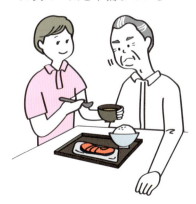

文献
1) Nagano A, Maeda K, Matsumoto T, et al. Feeding Assistance Skill Score: development and verification of reliability and validity. *Eur Geriatr Med* 2024 Jul 15. Epub ahead of print.

食事

4 経鼻胃管のケア

朝倉之基

　経鼻経管栄養は栄養投与経路として簡便に確保ができるルートである反面、注意点が多くあります。留置期間が長くなるようであれば瘻孔からチューブ留置を検討する必要があります。また、一度留置されると再評価するタイミングは難しく、抜去を視野に入れながら日常のケアを行うことは重要です。留置中のケアは口腔・栄養・リハビリテーションをしっかりと行いましょう。

■ おさえておきたい経鼻胃管の基礎知識

①経鼻胃管の適応
　疾患・治療または物理的な問題による一時的な経口摂取が不可の状況で、胃以下の消化管が使用可能であれば選択されます。経鼻胃管は留置によるトラブルもあり、長期留置には向かず、一時的な使用が望ましいです。一般的には嚥下障害をはじめとした口腔内のサルコペニアなどにより食物を咀嚼・送り込み・嚥下ができない状態や、口腔から咽頭にかけて腫瘍などで通り道が確保できない状態の栄養投与経路として使用を検討します。ほかにも胃内容物のドレナージを目的として太い径のチューブを留置する場合もあります。

②経鼻胃管留置の解剖生理
　胃内に留置する場合は、全体で55cm前後までの挿入長とし、体格に応じて増減します。治療として幽門を越えての留置が必要になる場合を除き、挿入長が長すぎると先端が十二指腸へ落ちてしまうこともあるため注意してください。短すぎると蠕動や腹圧などで食道側へ戻ってしまい、偶発的な誤挿入となるリスクもあります。
　また、嘔吐や逆流のリスクとなるため適正な位置での管理が必要となります。経鼻胃管より経腸栄養投与時は胃内に先端がある場合、そのまま腸へ流れるわけではありません。いったん胃でストックされ、そこから蠕動によって十二指腸へ流入します。つまり、経管栄養の投与速度の調整は胃内への流入速度が主であり、逆流や嘔吐の予防には有効です。
　一方で、胃から先への投与速度の調整は難しいので、速度を遅くしたところで腸内へ流れる量はさほど調整できないことに注意してください。

経鼻胃管のチューブ選択

チューブ選択における重要なポイントは使用目的です。

①栄養管理目的の場合

疾患や器質的に経口摂取が不可能となった場合に経口を介さず、胃内へ液状の食物（主に経腸栄養）を直接注入します。できるだけ細径で材質のやわらかいものを選択します。

②体外ドレナージ目的の場合

消化管の閉塞や術後の安静のため胃内を減圧する目的で留置します。体外への排泄を目的としますのでドレナージ用の太めのチューブを使用します。チューブ径が太いため長期の留置には向きません。製品によりますが、可塑剤が入っており硬化してしまうものもあるため交換は2週間程度をめやすとします。

チューブ位置の確認

初回挿入や入れ替え時には、X線など透視下での確認が必須です。継続使用時の確認は注入前に複数の方法で確認することが推奨されます。気泡音の確認だけでは確実とはいえません。気管内に誤挿入されたチューブからも気泡音が聞かれることがあります。2014年に医療安全情報（PMDA）でも報告されています[1]。使用前の確認は、挿入長の確認、胃内容物の吸引やCO_2検知器の使用も含めた複合的な判断が望ましいです。

チューブの位置ずれは、しばしば起こりうる危険な状態です。違和感があったら、投与は開始しないことです。少なくとも挿入長や固定がしっかりされているか、口腔内や咽頭部でたわみがないかの確認を行い、留置がうまくされていない可能性があれば必ず複数人で確認しましょう。開始後であれば、とにかく投与を中断し医師へ報告します。

経鼻胃管の固定方法

2か所以上の固定を推奨しています 図1 。固定の強化とスキントラブルのリスクは反比例します。その人の状況に応じた固定方法を選択する必要があります。

①1か所目は鼻腔周囲で固定 図1,2

②2か所目は頬や耳朶で固定 図1

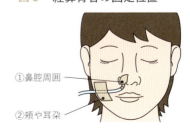

図1 経鼻胃管の固定位置

①鼻腔周囲
②頬や耳朶

いずれもチューブが直接肌に触れないようにテープ固定を工夫しましょう。可能であればフィルムドレッシングや皮膜剤で皮膚を保護するか、テープの貼り方をΩ型にして固定してください。

図2 鼻腔周囲の固定方法の例

鼻翼固定（エレファントノーズ）

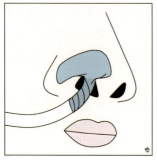

しっかりと固定できるが、鼻腔のスキントラブルのリスクが高い。

鼻下固定（上顎固定）

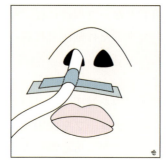
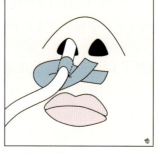

鼻翼より固定力は劣るが、チューブによる圧迫は回避できる。

（イラスト：やわいちお）

経鼻胃管の投与方法

①急性期

早期腸管使用が強く推奨されています[2]。経口摂取が不可能もしくは困難と予測される場合はすみやかに経鼻胃管留置を検討し、少量でよいので腸管を使用します。投与開始時は持続でも間欠でもかまいませんが、とにかく早く少量から始めることが重要です。持続投与の場合は注入ルートの金額やポンプの稼働数を考慮し、早期経腸栄養を始めてください。

早期腸管使用のメリットは、消化管の"免疫賦活"と"廃用予防"です。急性期において消化管の免疫賦活は感染制御に役立ち、ICU入室期間の短縮にもつながります。また、消化管の廃用を予防することは、下痢や便秘という排泄のトラブルを防ぎ経腸栄養の増量や経口摂取への移行もスムーズにできます。さらに経腸栄養は静脈栄養と比較し、血糖の上昇も抑えることができるため急性期の血糖コントロールにも有利となります。

②亜急性期〜回復期

急性期で投与エネルギーはやや少なめで管理されていた場合でも、この時期は積極的な栄養管理が必要となります。必要エネルギー量は推測に基づく投与の結果をふまえて、体重の増減や活動量などをみながら、蓄積量として多めにエネルギー投与することで筋肉量増加をめざすことができます。状態に応じて経鼻胃管による栄養管理を離脱できなければ、胃瘻の選択も検討します。経鼻胃管は咽頭部の違和感や物理的な通過障害が出てしまい、経口摂取再開への妨げとなる可能性があります。

また、食べられそうだからと安易に経鼻胃管を抜いて、経口摂取が不十分な状態が続くと必要エネルギー量不足となります。エネルギー供給より、消費が上回ると消耗状態とな

り、身体機能は落ちる一方です。経管栄養を継続するケースであれば胃瘻も検討します。経口摂取の訓練の効果を高めるために鼻咽頭の異物解除は非常に有用です。経口摂取が安定すれば胃瘻を塞ぐことも可能であるため、栄養管理において経鼻胃管が長く続くようなら胃瘻へ投与経路を変更できるかは重要なポイントです。

　経鼻胃管を継続する場合は適切な投与量を確定し、排泄管理を行います。特に下痢は肛門から出ている物体がすべて便であるというわけではないことも知っていてください。急性期での輸液加療や病態・状況により消化管の浮腫が起こります。それらが落ち着いてくると腸管に水分として体液が漏出することがあります。これは体液であって、下痢ではないため、止瀉薬などを使用すると逆に便秘になる可能性もあります。また、水分管理が不適切だと経管栄養中であっても便秘を引き起こします。水分管理は保存期・生活期においても重要となるため、この時期に確立することが望ましいです。

③保存期・生活期

　この時期まで経鼻経管栄養が必要となっている場合は、エネルギー、タンパク量と水分量の調整と活動が重要となります。経管栄養の水分量は基本的に容量の85%が水分であり、濃度が上がれば水分量は減ります。したがって時期や状態に応じて医師と相談し水分量の調整を適宜行います。また、介護者にとって投与時間の管理も重要です。本人の状況に応じて介護者の介護負担なども考慮し、投与時間を設定します。

＼　**注意！**　／

経鼻胃管からの半固形栄養剤投与はNG

　半固形栄養剤は、胃瘻であれば使用可能ですが、経鼻胃管からの投与はできません。2024年時点で経鼻から液状で投与し胃内で半固形化する粘度可変型栄養剤は、食品のものしかありません。半固形栄養剤は投与時間を短縮でき、胃蠕動を促すことにも有用で消化管の刺激にもなります。今後は、経鼻胃管からも投与できる半固形栄養剤の薬品の開発が望まれます。

経鼻胃管留置中のケア

　口腔ケアと嚥下機能に対するリハビリテーションは必須です。経鼻胃管による栄養はあくまで経口摂取の代替です。食事をしないとはいえ口腔ケアを怠ると口腔環境は悪化する一方です。経口摂取をしないことは、口腔内の唾液による自浄作用が低下し、乾燥を助長します。結果として口腔内細菌の繁殖を助長し、咀嚼や嚥下の機会が減ることで口腔内への残留物も増加します。さらに嚥下機能は使わない環境であるほど、廃用が進みます。口腔内環境の悪化は口腔内細菌の増殖が起こり、唾液とともに咽頭へ流入し誤嚥すれば気管を通じて肺へ到達します。つまり、経口摂取をしていない状況であっても誤嚥性肺炎は起こるということです。絶食が安全ということはありません。口腔ケアは重要であり、唾液

を誤嚥させないためにも経鼻胃管による経腸栄養投与下であっても嚥下訓練は必ず行います。経鼻留置中のケアとは、まさに口腔ケア・栄養管理・リハビリテーションを三位一体で行うべきといえます。

高齢者ケアなんでもQ&A

追加水を投与するタイミングは？

井上氏の調査によると追加水について、水先投与を実施している施設は多い[2]と報告されています。機序として、水分は栄養剤と比較し胃内停留時間が短いことがわかっています。そのため、水分を先に投与し、時間をあけることで胃内の滞留物を減らすことができます。逆に経腸栄養剤を先に投与してしまうと栄養剤の上に水が乗っかり胃内容量が増加する状態となります。結果として嘔気・嘔吐の消化器症状発生のリスクが高まるということです。リスク回避のためにも水分は先に投与することを推奨します。内服に関しても基本的に食後に必ず飲まなくてはならないものを除いて栄養投与前に切り替えてもらえないか医師と相談し検討しましょう。

内服の投与方法はコツがあるの？

原則として簡易懸濁法が推奨されます。薬品の添加物によって、簡易懸濁の温度で凝集する性質をもつものもあるため注意してください。内服は投与時に粉砕はせず、薬局での対応を依頼してください。粒子の大きいものや溶けにくいものは閉塞のリスクがあるため投与時に十分に注意してください。

文献

1) PMDA医療安全情報：経鼻栄養チューブ取扱い時の注意について. No.42, 2014.2.
   https://www.pmda.go.jp/files/000144631.pdf（2023.8.31アクセス）
2) 井上善文：経腸栄養実施時の追加水投与に関するアンケート調査結果. Medical Nu-tritionist of PFN Leaders 2022；6（1）：65.
3) 日本集中治療医学会重症患者の栄養管理ガイドライン作成委員会：日本版重症患者の栄養療法ガイドライン. 日集中医誌 2016；23（2）：205.
4) 日本臨床栄養代謝学会編：日本臨床栄養代謝学会JSPENテキストブック. 南江堂, 東京, 2021.
5) 井上善文編著：静脈経腸栄養ナビゲータ. 照林社, 東京, 2021.
6) 足立香代子編著：足立香代子の実践栄養管理パーフェクトマスター. 学研メディカル秀潤社, 東京, 2010.
7) Komagata K, Yabunaka K, Nakagami G, et al. Confirming the placement of nasogastric tubes by-hand-carried ultrasonography device. *Journal of Nursing Science and Engineering* 2018; 5: 52-57.

Part 6

活動・運動

要介護高齢者の活動と運動は、自らの能力を最大限に発揮し、生活の質を確保するうえで欠かせない要素の1つです。要介護高齢者はサルコペニアや低栄養を合併していることが多く、活動や運動の内容・負荷には十分留意する必要があります。

一方で、ADLが低下した高齢者であっても、適切な運動や活動を促進することで、筋力や身体機能が向上することが報告されています。したがって、ADLや筋力、身体機能などを正確に評価し、対象者の生活全体を多面的な視点でとらえたうえで、活動と運動を考えることが重要です。

（井上達朗）

活動・運動

1 要介護高齢者の活動と運動のケア

井上達朗

　活動と運動は、在宅や施設で暮らす要介護高齢者が自らの能力を最大限に発揮し、生活の質を確保するうえで欠かせない要素の1つです。要介護高齢者の活動と運動は、疾病管理・看護ケア・リハビリテーション・介護・福祉など多面的な支援の上に成り立ち、多職種連携を通した活動と運動を促進することで生活の質を確保します。要介護高齢者はサルコペニアや低栄養を合併していることが多く、活動や運動の内容・負荷には十分留意する必要があります 表1 。

表1　要介護高齢者の活動・運動の留意点

> ● 多職種が連携し、対象者に応じた適切な方法や負荷で実施する
> ● 全身状態やADLによっては、短時間・複数回の離床を励行する
> ● 活動や運動による疲労度を確認し、日中の身体活動量を低下させないよう留意する
> ● 活動や運動に伴う有害事象（痛みやけがなど）の予防に留意する
> ● 低栄養状態や栄養摂取量が少ない場合は、活動や運動による体重減少や栄養状態の悪化に留意する
> ● 栄養療法と運動療法を併用する場合は、下痢などの有害事象に留意する

■ 基本的ADLと手段的ADL

　活動を支援する前に、まず対象者の日常生活動作（activities of daily living：ADL）を評価することで、介助の必要性やその程度を把握します。また、自立しているADLを把握することで、生活範囲を拡大することも可能となります。

　ADLは主に基本的ADLと手段的ADLに分けられます。基本的ADLは移動、食事、整容、更衣、排泄、入浴など生命や清潔維持にかかわる基本的な活動を示し、代表的な評価法としてBarthel Indexや機能的自立度評価法（Functional Independence Measure：FIM）が挙げられます（p.69）。手段的ADLは、買い物や食事の準備、服薬管理、場合によっては交通手段を使用しての外出などの高次な活動を示し、代表的な評価法として老研式活動能力指標が挙げられます（p.77）。

活動への介入

　実際の活動への介入は、基本的ADLや手段的ADLの評価をもとに対象者の全身状態や認知機能・興味や関心に応じて、ADL指導や練習を行うことが推奨されています。

　軽度～中等度の在宅認知症高齢者を対象とした運動介入に加え、興味・関心に焦点をあてたADLや活動介入で構成する訪問リハビリテーションは、抑うつ症状の改善に有用であるとされています[1]。また、手段的ADLなどの指導や段階的な活動介入は、介護者の介護負担感を軽減することも報告されています[1]。画一的な活動への介入ではなく、個別化されたADL指導や練習は、要介護高齢者だけでなく対象者にかかわる家族にも有用であると考えられています。

要介護高齢者に対する運動

　要介護高齢者が安全で円滑に活動を行うためには、筋力や骨格筋量、身体機能を正確に評価し、対象者に適した運動を指導・実施する必要があります。運動の負荷が強すぎると痛みやけがを誘発し、ADLを低下させてしまうこともあります。また、運動の負荷が弱すぎると、筋力や筋量、身体機能を維持・向上するための十分な刺激を与えられない可能性があります。対象者が安全な運動を行うためには、正確な評価を行ったうえで、運動の種類や負荷、期間を設定します。また、筋力トレーニングやバランス運動、有酸素運動などの運動は、特に運動を開始した直後や強度を上げた直後に有害事象をもたらす可能性があるため、熟練した専門職の指導のもと実施することが推奨されています。

筋力評価

　筋力はADLにおいて主要な役割を担っており、筋力の低下はそのままADLの低下に直結します。握力測定は、すべての医療介護従事者が最も簡便に筋力を測定できる方法の1つです（p.60）。握力は主に物を握る際の上肢の筋力を示しますが、最近では全身の筋力を反映する指標として、サルコペニアやフレイルの評価に用いられています。握力測定は、握力計さえあればどこでも簡便に実施でき、数値化もできるため、在宅や介護施設で実用的な筋力測定方法といえます。2～3か月に1度は握力を測定することが推奨されます。

骨格筋量評価

　タンパク質の多くは骨格筋に貯蔵されていることから、骨格筋量の減少は栄養状態の悪

化を反映しています。骨格筋量は加齢の影響に加え、病気や手術などの侵襲、不活動、栄養摂取量の減少などが原因で著しく減少します。

　下腿周囲長は骨格筋量を簡便に評価できる代表的な方法です（p.59）。下腿周囲長はメジャーがあれば簡便に測定でき、在宅や介護施設でも実用的な骨格筋量評価法といえます。より詳細に骨格筋量を評価するためには生体電気インピーダンス法などが用いられます。2～3か月に1度の定期的な評価に加え、体重減少や食欲低下は骨格筋量減少を示すサインであり、これらの兆候がある際には骨格筋量を評価する必要があります。

■ 身体機能評価

　身体機能とは、歩く、立ち上がる、バランスなど、動作を行う際に必要な能力を示します。身体機能は複数の関節や骨格が連動する複雑な機能であり、ADLに直結する機能です。

　身体機能の代表的な評価には、歩行速度(歩く速さの測定)、5回椅子立ち上がりテスト（椅子から5回立ち上がる時間を測定する）などが挙げられます（p.61）。

■ 筋力・筋量・身体機能の変化

　筋力は骨格筋量と比較して、加齢の影響を受けやすいことが明らかになっています。また、高齢者が医療機関を退院した後は、身体機能が最も早期に回復し、筋力も入院時と同程度に回復した一方で、骨格筋量のみ十分な回復に至らなかったとの研究報告があります。つまり、筋力や身体機能は加齢や入院などのイベントの影響を受けやすいものの、全身状態やADLの回復に鋭敏に反映し、短期的な効果判定指標として有用と考えられます。一方で、骨格筋量は入院や手術などで著しく減少するものの、回復にも相当な時間を要するため、長期間の介入が必要な指標といえます。

■ 運動の実際

　下肢や体幹の筋力は、重力に抗って姿勢を保持するための主要な役割を担っており（抗重力筋 図1 ）、筋力評価や筋力トレーニングの対象となる筋群です。これらの筋群は優先的に個々にトレーニングすることが推奨されます 図2 。

　近年、高齢者が運動によって得られる効果に関して、筋力や骨格筋量を維持・増加

図1　抗重力筋

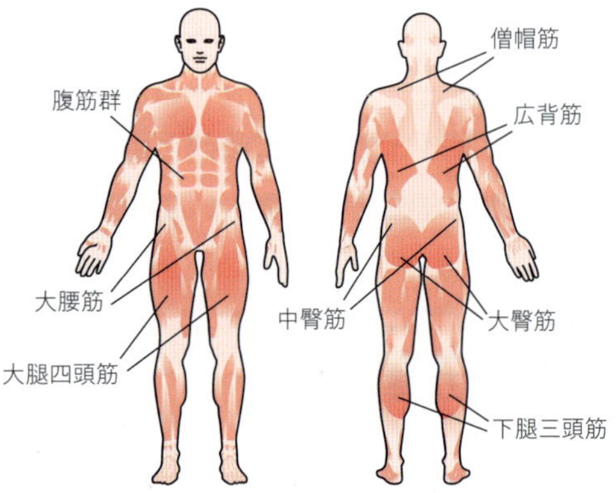

僧帽筋
腹筋群
広背筋
大腰筋
中臀筋
大臀筋
大腿四頭筋
下腿三頭筋

図2　抗重力筋のトレーニング

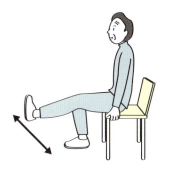
膝伸ばし運動
（大腿四頭筋の筋力トレーニング）

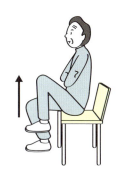
太もも上げ運動
（腸腰筋の筋力トレーニング）

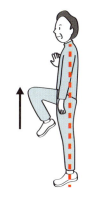
立位での太もも上げ運動

図3　日常生活を模倣した機能的エクササイズ

立ち上がり運動

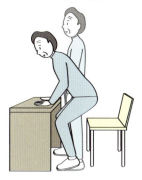

主に太ももやお尻の筋肉の筋力トレーニングやバランスのトレーニングにもなる。腕を胸の前に組んで行えば、より筋力増強効果が得られる。

立位でのサイドステップ運動

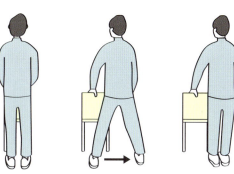

左や右に足を開き、中央に戻ることを繰り返すことで、バランストレーニングになる。

踵上げ運動

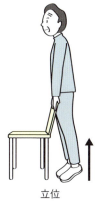
立位

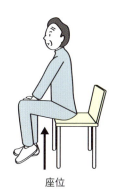
座位

ふくらはぎの筋力トレーニングで、立って行うことが難しい場合は、座って行う。

することだけを目的とするのではなく、身体機能にも目を向けることが注目されています。つまり、椅子からの立ち上がりやサイドステップなど、日常生活を模倣した運動を積極的に取り入れることの重要性が注目されています 図3 。これらの運動は、多くの関節や骨格筋を連動させて行う複合的な運動であり、対象者の状態に応じて立位や座位で行うことを選択します。日常生活を模倣した運動を行うことで、高齢者にとって重要なアウトカムに直接的によい影響を与えることができると考えられています。

　実際に要介護高齢者が運動する際は、ウォームアップとクールダウンの時間を設け、低負荷から運動から行い、徐々に負荷を上げていくことが推奨されています 図4 。また、筋力トレーニングやバランストレーニング、日常生活動作を模倣した運動など、複数の運動を取り入れること(マルチコンポーネント運動)が推奨されています。これらの運動によって効果が得られるには時間を要し、少なくとも3〜4か月程度の継続が必要とされています。

図4　要介護高齢者に対する運動処方の実際

| ウォームアップ 5分 | トレーニング 30分 | クールダウン 5分 |

- エクササイズは座位or椅子を持ちながら実施
- まず8回反復
- 大きな疲労を伴わず適切に実施できれば、15回反復を2セットまで漸増

筋力トレーニング
- 椅子スクワット
- 膝伸ばし運動
- つま先立ち
- 壁腕立て伏せ

バランストレーニング
- サイドステップ
- バックステップ
- 太もも上げ
- 踵つま先歩行

筋力トレーニングやバランストレーニングを組み合わせたマルチコンポーネント運動が効果的。実際には、実施可能な運動を組み合わせて行う。

高齢者ケアなんでもQ&A

要介護高齢者の運動は本当に効果があるの？

　ADLが低下した要介護高齢者の場合、運動の効果が得られにくい、または運動の効果が得られないと思われがちです。しかし、いくつかの研究では、ADLに介助を要する施設入所高齢者においても運動を行うことで身体機能や筋力が改善することが報告されています。特に、タンパク質を中心とした栄養介入を併用することで効果が得られやすいことが明らかになっています。運動を行う際は、栄養状態にも十分留意する必要があります。

文献
1) 日本在宅ケア学会監修：エビデンスにもとづく在宅ケア実践ガイドライン2022. 医歯薬出版, 東京, 2022.
2) 荒井秀典監修, 佐竹昭介編：フレイルハンドブック2022年版. ライフ・サイエンス, 東京, 2022.
3) 荒井秀典, 山田実編：平成31年度厚生労働科学研究費　長寿科学政策研究事業　介護予防ガイド 実践・エビデンス編. 国立長寿医療研究センター, 愛知, 2021.
　https://www.ncgg.go.jp/ri/topics/pamph/documents/cgss2.pdf (2023.8.21アクセス)

活動・運動

2 フレイル高齢者の活動と運動のケア

川村皓生

新型コロナウイルス感染症（COVID-19）の感染拡大による外出自粛や集団活動の場の減少は、特に高齢者や基礎疾患を有する人の社会活動に大きな影響を与えました。感染症分類が5類となった今でもなお、高齢者がフレイルまたは要介護状態へ悪化しやすい状況は続いていると考えられます。ここでは、フレイルまたはそのリスクのある高齢者に対する活動と運動のケアや工夫を紹介します。

■ フレイルの予防と改善に有効な運動の種類

フレイルは、軽度のストレスや数日間の活動量減少によっても機能低下をきたしやすい脆弱性を有する一方で、適切な対策を行えば再び元の健康な状態に戻ることができる可逆性も有することが特徴です。

これまでまったく運動を行っていない人や身体機能の低い人には、始めのうちはウォーキングやラジオ体操のような軽い運動であっても、ある程度の効果は期待できます。しかし筋力を向上させるためには、ウォーキングなどといった強度の軽い運動だけではやや不十分で、立ち上がりやスクワットのような自重（自身の体重）をかけた運動や、重りやゴムバンドを使った抵抗運動、坂道や階段を歩くといった少し息が弾むくらいの中強度以上の運動を含めることがより効果的です。また、片足立ちやヨガ、太極拳などといった全身のバランス能力を高めたりする運動や、柔軟性を上げるためのストレッチも転倒予防のために有効です[1]。

これまでの高齢者に対する介入研究では、上述のような筋力増強トレーニング（特に下肢）、ストレッチ、有酸素運動、バランス練習などの有効性が報告されていますが、これらを2種類以上組み合わせた多因子（マルチコンポーネント）運動がさらに効果を高めるといわれています[2]。

■ 自主的な運動につなげる運動指導の工夫

フレイルの人やそのリスクのある人に対して運動指導を実施するうえで重要な視点の1

つに行動変容という考え方があります。いくらたくさんの運動メニューや指導書を提供しても、ただ本人に渡すだけで、適切で十分な運動が継続できるとは限りません。むしろそれだけで継続できる人は少ないでしょう。私たち（国立長寿医療研究センター リハビリテーション科部）がフレイルの人を対象としたリハビリテーションや運動介入を行う際には多理論統合モデル（Transtheoretical Model：TTM）という、行動変容・運動に対する準備性や実践期間に応じたステージ分類 図1 を用いて、運動に対する意識を評価し、ステージに適した介入を行っています。

図1　行動変容ステージのフローチャート分類

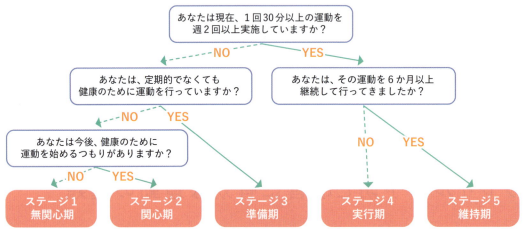

厚生労働省；行動変容ステージ確認のためのフローチャート．健康づくりのための運動指針．2006．より改変して引用

> **高齢者ケアなんでもQ&A**
>
> 最近疲れやすく、ふらついて転倒の不安があるけれど、運動に対し意欲の低いAさん。体力維持のため、無理矢理にではなく少しずつでも身体を動かしていってもらうために、どのようにかかわるとよい？
>
> 　過去の研究報告では、実践方法の紹介、行動の実演、段階的な運動設定、目標行動の設定、習慣化への取り組み、評価結果のフィードバック、といったことが行動変容に有効であるといわれています。他者とのコミュニケーションを好む人であれば、集団で楽しい雰囲気のなか体を動かす機会に誘ってみるのもよいでしょう。理論的な話を好む人であれば、運動のメリットを客観的に説明し、運動の前後でいくつかの身体機能評価を行って効果（変化）を数値で見てもらうと納得されるかもしれません。ケースバイケースではありますが、かかわり方の1つの参考にしてください。

　もともと習慣的に運動を継続している人もいれば、"やろうとは思っているが定期的には行えていない、続けられない"という人もいるでしょう。運動は行っているがその内容がその人にとって適切でなかったり、かえってけがや痛みを引き起こしかねない方法で

あったりする場合もあります。そもそも"運動を始めよう"という意欲が十分でない人もいることでしょう。行動変容のステージがどの段階にあるかによってそのかかわり方に少し工夫を加えることで、より運動習慣を定着させやすくなるかもしれません。

例えばステージ２や３の人には、運動を続けやすくするためのスケジュールや具体的な目標を一緒に考えて共有する、ステージ４や５の人には間違った方法での運動や過用とならないよう適切な負荷量やメニュー選択や正しい姿勢を中心に指導するとよいかもしれません。ステージ１の人には、まず運動の意義から説明し、集団で巻き込んで盛り上げたり即時的な効果を見せたりすることから始めるのも１つの方法でしょう。

在宅活動ガイド（HEPOP®）の活用

①作成の経緯

高齢者の心身機能を維持し、専門職以外であっても適切に運動・活動のアドバイスが行える資料を作成するため、2020年に私たちは「在宅活動ガイド一般高齢者向け基本運動・活動編：Home Exercise Program for Older People（HEPOP®）」を発行しました。理学療法士、作業療法士、言語聴覚士、管理栄養士など多職種がプログラム作成に関与し、各診療科の医師による助言や専門的観点での意見を反映しつつ完成させました。

②HEPOP®の内容と使い方

HEPOP®では、図2 に示すようないくつかの質問を基にその人に合った運動・活動のパッケージを選択できるフローチャートを作成し、適切な運動・生活指導メニューを選択できるようにしました。例えば「以前に比べて歩く速度が遅くなったと思う」に「はい」、「この１年間に転んだことがある」に「はい」であればバランス向上パックが該当します。その他にも、体力向上パック、不活発予防パック、コグニパック、摂食嚥下改善パック、栄養改善パック、計６種類のパッケージがあります 表1 [3]。

各パックには10種類以上のメニューが含まれているほか、運動の難易度・負荷量別に３つのレベルに分け、その日の調子や自分の能力に応じて自身で運動を選択・組み合わせて実施することができます。それぞれに筋力増強運動、ストレッチ、バランス練習などが含まれており、ひととおり実施することで前述したマルチコンポーネント運動となる構成です。イラストを中心に、各運動のポイントと注意点を簡潔にまとめています 図3 。なお適正なパックは心身の状態によって変わる可能性があるため、１か月に１回程度フローチャートを見直すことを推奨します。

文献
1）荒井秀典, 山田実編：平成31年度厚生労働科学研究費　長寿科学政策研究事業　介護予防ガイド 実践・エビデンス編. 国立長寿医療研究センター, 愛知, 2021.
2）平成30年度老人保健事業推進費等補助金（老人保健健康増進等事業）：介護予防ガイド. 国立長寿医療研究センター, 愛知, 2019.
3）大沢愛子, 前島伸一郎, 荒井秀典, 他：コロナ禍における高齢者の健康維持に向けた取り組み〜 NCGG-HEPOP 2020の開発. 日本老年医学会雑誌 2021；58（1）：13-23.

図2　HEPOP® フローチャート

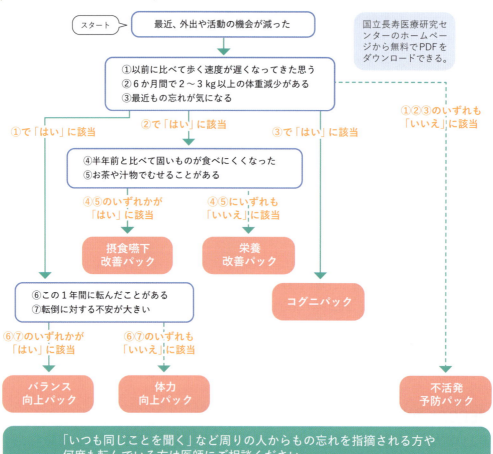

国立長寿医療研究センター 在宅活動ガイド NCGG-HEPOP®：HEPOP® フローチャート.
参照URL：https://www.ncgg.go.jp/hospital/guide/index.html

表1　HEPOP® 各パックの特徴

パック	内容と特徴
バランス向上パック	体の機能が低下し、転んだことがある人や転ぶ不安が強い人が、筋力やバランス能力の向上をめざすためのパックです。
体力向上パック	転んではいないものの、体の衰えを感じている人が、体力の向上と身体機能の改善をめざすためのパックです。
不活発予防パック	体は元気でも、閉じこもりがちの生活で体や心の働きが低下しないよう、全身の運動を紹介するパックです。
コグニパック	もの忘れが気になる、意欲がわかないなど、脳と心の機能の低下を心配される方に、頭と体を同時に活性化することをめざすためのパックです。
摂食嚥下改善パック	固いものが食べにくくなった、むせることがある、体重が減ったという人に、安全な食事の摂取に向けた知識と運動を紹介するパックです。
栄養改善パック	体重が減った、バランスの良い食事を摂るのが難しいという人に、適切な栄養摂取のための知識や食事の工夫などを紹介するパックです。

図3　HEPOP® 運動メニューの一例

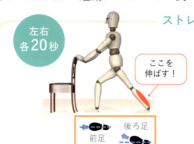

ストレッチ：ふくらはぎを伸ばす

左右各20秒

ここを伸ばす！
前足　後ろ足

ここがポイント！
・テーブルや椅子、手すりを持って、安全を確保してください。
・前後に足を開き、後ろ足のふくらはぎをゆっくり伸ばします。
・両足のつま先を正面に向けてください。後ろ足のつま先を少し内側に向けるとふくらはぎの筋肉がさらによく伸びます。
・反動を付けずに深呼吸しながら、痛みのない範囲でゆっくり伸ばします。

膝や足の関節に痛みのある方は無理のない範囲で行ってください。

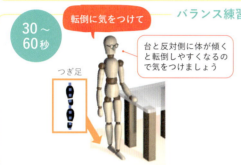

バランス練習：つぎ足立位

30～60秒

転倒に気をつけて

台と反対側に体が傾くと転倒しやすくなるので気をつけましょう

つぎ足

ここがポイント！
・机など安定した台に軽く触れてください。
・バランスを崩しそうなときは、台にしっかりと体を傾け、台につかまってください。
・両足が一直線になるよう、片方のかかとと、もう片方のつま先を合わせて立ちます。
・30秒経過したら足の位置を左右逆にして行います。
・慣れてきたら手を台から軽く浮かせてみましょう。

全身の運動：椅子からの立ち座り

20～30回

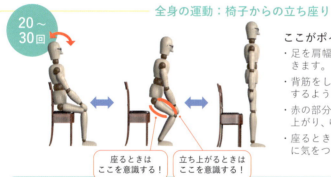

座るときはここを意識する！
立ち上がるときはここを意識する！

ここがポイント！
・足を肩幅に開いて、足を椅子側に少し引きます。
・背筋をしっかり伸ばして、軽くお辞儀をするように重心を前方に移動します。
・赤の部分を意識しながらゆっくりと立ち上がり、ゆっくりと座ります。
・座るときにドスンと尻餅をつかないように気をつけましょう。

膝に痛みのある方は、座布団を入れるなどして座面を少し高くしてから無理のない範囲で行ってください。

もも上げ＆認知課題

① ここを意識する！　②

ここがポイント！
左の運動を行いながら、右の認知課題を声に出して行いましょう。60秒間、記憶の課題をし続けましょう。

＋

運動課題
・①で矢印の方向に足をゆっくり持ち上げ、ゆっくり下ろします。足の付け根（赤の部分）を意識しましょう。
・②で反対の足を矢印の方向にゆっくり持ち上げ、ゆっくり下ろします。

認知課題
［記憶課題］
次のものを思い出して答えてください。
・冷蔵庫の中身　・道を歩くと見えるもの
・都道府県名　・昨日の夕食で食べたもの

国立長寿医療センター 在宅活動ガイド NCGG-HEPOP®
参照URL https://www.ncgg.go.jp/hospital/guide/

Part 7

苦痛のケア

「苦痛」と聞くとまず、身体的な苦痛を思い浮かべる人が多いのではないでしょうか。

人の苦痛は身体的要因だけでなく、心理的、社会的、スピリチュアルな要因が存在し、多くの場合、それぞれの要因は互いに影響しあい存在しています。

例えば、痛み（身体的苦痛）があると不安を感じ（心理的苦痛）、痛みのため思うように動けないことで役割が果たせず（社会的苦痛）、自分の存在価値を見失ってしまう（スピリチュアルペイン）ということがあります。

高齢者と家族が苦痛から解放され「その人らしく生活できる」ように、医療者は高齢者と家族が抱える苦痛を早期に適切に評価しケアすることが必要になります。

（安永ちはる）

苦痛のケア

1 痛み

安永ちはる

痛みは主観的なものであり、痛みを感じている本人にしかわからないものです。

痛みは身体の異変を表す大切なサインです。しかし、痛みが持続すると、不眠、食欲や活動意欲の低下、不安、抑うつと悪循環が起こります。その結果、日常生活動作や社会活動が容易に障害されます。QOL維持のためにも、痛みに対して早期に適切な対応が必要です。

■ 高齢者における痛みの特徴

高齢者の多くは、痛みの原因となる疾患を複数有しています。疾患としては運動器疾患が多く、がんも増加します。2022年度国民生活基礎調査において65歳以上の症状別有訴者率では腰痛が最も高く、次いで手足の関節痛となっています。また、高齢になるとあまり痛みを訴えなくなります。その理由として、痛みの感じ方が低下する、痛みに対してがまん強くなる、認知機能の低下により痛みの状態を表出することが難しい、老化現象と考え痛みを軽視するなどが考えられます。

■ 痛みの分類

組織損傷から侵害受容器に刺激が加わり末梢神経、中枢神経を介して大脳皮質体性感覚野に刺激が伝達され「痛み」を感じます。神経が直接的に損傷することでも「痛み」を感じます 図1 。

痛みの病態・持続期間による分類と特徴を 表1 表2 に記入しました。痛みによって、治療ケアの方法や目標が異なってきます。

図1 痛みの伝達経路と種類

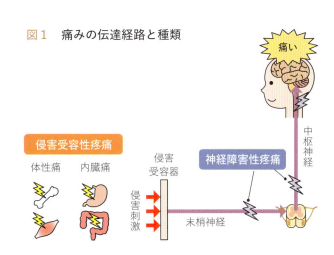

表1　痛みの病態による分類と特徴

| 分類 | 侵害受容性疼痛 | | 神経障害性疼痛 |
	体性痛	内臓痛	
痛みの特徴	皮膚、骨、関節、筋肉などの体性組織に生じる痛み 部位がはっきりした痛み 動かすと痛みが増す 圧痛がある	内臓に生じる痛み 部位が広範で曖昧であることが多い 悪心・嘔吐、発汗等を伴うことがある	末梢神経、脊髄神経、視床、大脳などの神経に生じる痛み 障害神経支配領域のしびれ感を伴う痛み 知覚低下、知覚異常、運動障害を伴う
痛みの表現	うずくような、ズキズキ、ヒリヒリ、鋭い痛み	鈍い、ズーンとした、押されるような、絞られるような	ピリピリ、電気が走るような、じんじん、やけるような痛み
例	骨折、変形性関節症、変形性脊椎症 腫瘍の骨転移に伴う骨破壊 筋膜や骨格筋の炎症 術後早期の創部痛　筋けいれん	胃潰瘍、虫垂炎 消化管閉塞に伴う腹痛 内臓虚血や炎症による痛み 肝臓内腫瘍出血、がんによる腹部痛	帯状疱疹後神経痛 糖尿病性神経障害 脳血管障害後疼痛 腰部脊柱管狭窄症、頸部脊髄症 がんの神経浸潤、脊髄浸潤など
治療の特徴	オピオイド、NSAIDs、アセトアミノフェンが有効 廃用による痛みへの効果は限定的	オピオイド、NSAIDs、アセトアミノフェンが有効 消化管通過障害による痛みへの効果は限定的	鎮痛補助薬の併用が効果的なことがある

表2　痛みの期間による分類と特徴

分類	特徴	治療ケアの目標
急性疼痛	組織損傷から回復する3か月間の急性期に生じる期間限定の痛み	鎮痛
慢性疼痛	組織の修復期間を超える（3か月以上）持続する痛み 器質的な要因だけでなく心理社会的な要因が影響する	患者教育とセルフマネジメントを基本に生活の質の向上

痛みのアセスメント

　痛みのアセスメントを行い、適切な治療ケア、日常生活の工夫につなげます。患者さんと接するときは、安心感のあるコミュニケーションを心がけます。看護師の痛みに共感し寄り添う姿勢が痛みの表出を促します。そして、患者さんが「つらさをわかってもらえた」と感じると、痛みのアセスメントそのものが痛みのケアになります。

①痛みの原因

　血液検査や画像データより、痛みの原因となる病態の有無を確認します。患者さんが感じている痛みと病態に乖離がある場合は、抑うつや社会的苦痛、スピリチュアルペインの影響も考えられます。

②日常生活への影響

痛みによる患者さんの困りごとを尋ねます。患者さんが答えづらい場合は、睡眠、食事、排泄、移動、外出、趣味、日課などに影響があるか１つ１つ尋ねます。

③痛みの部位

痛みは１か所でなく複数存在することが多く、患者さんは「体中が痛い」と表現することがあります。このとき、一番痛いところから順に教えてもらいます。患者さんに痛い部位を差してもらう、ボディチャートに記入してもらう、「ここですか？」と体に触れながら尋ねるなど、患者さんに合った方法で尋ねると痛みの部位が明確になります。

④痛みの強さ

ペインスケールの使用で、主観的なものである痛みに客観性を与え、他者と共通認識できる情報になります 図2 。痛みの数値変化は治療やケアの評価に役立ちます。認知症患者さんでは医療者の観察から痛みの強さを点数化し評価するアビー痛みスケール（Abee Pain Scale）が用いられます。スケールの使用が難しい場合は、痛みの有無を表情や行動から推測します。

図2　痛みの強さの評価法

フェイススケール（Face Pain Scale）　現在の痛みに一番合う顔を選んでもらう

NRS（Numeric Rating Scale）　痛みを０から10の11段階に分け、痛みがまったくないのを０、考えられる中で最悪の痛みを10とし痛みの点数を選んでもらう

| 0 | 1 | 2 | 3 | 4 | 5 | 6 | 7 | 8 | 9 | 10 |

まったく痛みがない　　最悪の痛み

VAS（Visual Analogue Scale）　10cmの線の左端「痛みなし」右端「最悪の痛み」とした場合、患者の痛みの強さを表すところに印をつけてもらう

まったく痛みがない　　これ以上の強い痛みは考えられない、または最悪の痛み

⑤痛みの経過とパターン

痛みの出現時期から、早急に対応が必要な病態か、急性・慢性疼痛か評価します。痛みの日内変動を尋ねることで、鎮痛剤の効果や使用のタイミング、活動方法の工夫につながります。

⑥痛みの性状

痛みの原因によって特徴的な痛みの表現があります 表1 。

⑦痛みの緩和因子と増悪因子

緩和因子には、安静、体位、罨法や趣味の時間、他者とのかかわりなど、増悪因子には体動、夜間、天候、1人の時間などが考えられます。日常生活の工夫やケアにつながります。

⑧日常生活の様子

患者さんが「痛くないよ。このくらいはできるよ」と痛い部分を動かしながら見せ、その隣で家族が「家ではこんなに動かせないのに」と驚いています。医療者の前では通常の痛みを表出しない場合もあります。また、患者本人からの情報と一時的な観察では痛みを十分に把握できないこともあるため、患者さんをサポートする家族やスタッフ間で情報を共有します。

⑨今までの痛み治療の効果

痛みに対しての薬物療法やリハビリテーションの効果をどのように感じているか尋ねます。

■ 痛みへの看護ケア

①痛みのアセスメント、情報の共有

医師、薬剤師、リハビリテーション専門職など多職種で情報を共有し適切な治療につなげます。徐痛のためには、痛みの原因治療が重要です。

②痛み緩和の目標設定

痛みの許容範囲、価値観や思いを尊重しながら、現実的な治療目標を立て、患者さん、家族と共有します。痛みがすべてなくならなくても、目標達成が痛みコントロールの満足感につながります。

③痛みの自己コントロール感の向上

患者さん・家族はよい変化があっても、気づかないことがあります。「表情がよくなった。動きがスムーズになった」などの変化について具体的に努力を労いながら積極的にフィードバックします。患者さん・家族の自信や安心感につながります。

④薬物療法

新しい薬の処方があった患者さんには、効果、副作用、使用方法を説明します。必要な

場合には、家族も含めて説明します。内服中の患者さんには、薬の効果と副作用を確認します。頓用薬がある場合は、内服のタイミングを一緒に考えます。鎮痛補助薬・医療用麻薬では副作用として眠気、ふらつきが出現することがあります。そのため、転倒リスクや日常生活への支障の有無を確認します。

⑤リハビリテーション

患者さんの目標達成のために、リハビリテーション専門職などと協働し、必要なトレーニング、痛みの少ない活動方法（起き上がり、移動、食事動作など）、安楽な体位、装具・補助具の使用、緊張をやわらげるマッサージ、ストレッチ方法、罨法、気分転換方法の提案を行います。

⑥生活支援

患者さんの家屋環境や介護力を確認します。社会資源の導入が必要な場合は、介護保険をはじめ利用できる社会保障申請をすすめます。申請が済んでいる場合は、ケアマネジャー等に相談するよう提案、必要な場合は直接連絡します。

⑦家族支援

家族は痛みを抱えている患者さんに対して「何もしてあげられない」と無力感や罪悪感をもち、精神的身体的な疲労を抱えることがあります。無理なく継続できる家族の役割を一緒に考えます。痛みによって家族関係に問題が生じている場合や家族関係が痛みに影響を与えている場合は、患者家族が問題を見いだし解決できるように支援します。

高齢者ケアなんでもQ&A

痛みによる日常生活への支障があるにもかかわらず、
「薬は体によくない」と鎮痛薬を使用してもらえない。
どうすればよい？

痛みによる困りごとを尋ねます。「内服すると痛みがやわらぐ」ではなく「今の痛みによるつらさを軽減し〇〇できるようになること願っています。その方法の1つとしてお薬を使ってみる」というように、困りごとの解決が大切なことを伝えます。効果的なタイミングは、患者さんが今の方法ではコントロールが不十分と感じたときです。

文献
1）イボンヌ・ダーシィ，波多野敬，熊谷幸治郎監訳：高齢者の痛みケア．名古屋大学出版会，愛知，2013．
2）田口俊彦，飯田宏樹，牛田享宏監修：疼痛医学．医学書院，東京，2020．
3）日本緩和医療学会ガイドライン統括委員会編：がん疼痛の薬物療法に関するガイドライン2020年版．金原出版，東京，2020．
4）日本緩和医療学会ガイドライン統括委員会編：がん疼痛の薬物療法に関するガイドライン2020年版．金原出版，東京，2020．

苦痛のケア

2 心理的苦痛と社会的苦痛

吉村元輝

　終末期の患者さんの苦痛は全人的苦痛と呼ばれ、その苦痛は4側面あるとされています 図1 。それぞれの苦痛が互いに影響し合って苦痛を増悪も緩和もさせる可能性があるとされます。心理的苦痛が身体的苦痛を増悪することや、社会的苦痛により心理的苦痛を悪化させることもあり、4側面の苦痛を適切にアセスメントしてケアすることが、患者さんが豊かに生活することにつながるといえます。ここでは全人的苦痛のうち心理的苦痛と社会的苦痛について解説していきます。

図1　患者・家族の直面する4側面の苦痛

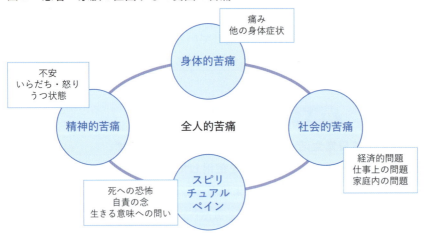

■ 高齢者の心理的苦痛

　高齢者の心理的苦痛は不安や抑うつ、せん妄など精神症状だけでなく記憶障害などの認知機能の低下などがあります。ほかにも生活困難な状況を相談できないことや、外出する能力と機会を失い孤独を感じることも含みます。これらの高齢者に対して、介入する場合には、疾患や身体機能障害に対してのアセスメントに加えて、生活の中の不安や抑うつ傾向がないかなどの情報収集とアセスメントも重視する必要があります。また高齢者のフレイルが注目される中で、これらの心理的問題は精神面のフレイルといわれ[1]、フレイルに

よるストレスへの対応力が低下することは生活機能障害や要介護状態となるリスクが高まるため、心理的苦痛の回避は患者さんや家族にとって重要な支援であるとされています。

さらに高齢者はさまざまな併存疾患の治療に服薬する薬剤が増え、日本の75歳以上の4割が5種類以上の薬剤を処方されているとされ[2]、薬物有害事象のリスク増加、服薬過誤、服薬アドヒアランス低下などの問題につながる状態をポリファーマシーと呼んでいます（p.120）。

高齢者が高頻度に服用する薬剤には、記憶障害やせん妄などの症状を引き起こす薬[2]もあります 表1 。代表的なものに降圧薬やH₂受容体拮抗薬などがあり、知識をもっていないと見過ごされがちな薬剤が心理的苦痛の原因となっていることもあります。認知症の悪化ととらえていた状態が、じつはポリファーマシーが原因のせん妄状態であり、薬剤調整によってせん妄状態が改善することがあります。このように心理的苦痛は不安など心の問題だけでなく幅広い視野と知識で対応することが必要な苦痛といえます。

表1　薬剤起因性老年症候群と主な原因薬剤

症候	薬剤
ふらつき・転倒	降圧薬（特に中枢性降圧薬、α遮断薬、β遮断薬）、睡眠薬、抗不安薬、抗うつ薬、てんかん治療薬、抗精神病薬（フェノチアジン系）、パーキンソン病治療薬（抗コリン薬）、抗ヒスタミン薬（H₂受容体拮抗薬含む）、メマンチン
記憶障害	降圧薬（中枢性降圧薬、α遮断薬、β遮断薬）、睡眠薬・抗不安薬（ベンゾジアゼピン）、抗うつ薬（三環系）、てんかん治療薬、抗精神病薬（フェノチアジン系）、パーキンソン病治療薬、抗ヒスタミン薬（H₂受容体拮抗薬含む）
せん妄	パーキンソン病治療薬、睡眠薬、抗不安薬、抗うつ薬（三環系）、抗ヒスタミン薬（H₂受容体拮抗薬含む）、降圧薬（中枢性降圧薬、β遮断薬）、ジギタリス、抗不整脈薬（リドカイン、メキシレチン）、気管支拡張薬（テオフィリン、アミノフィリン）、副腎皮質ステロイド
抑うつ	中枢性降圧薬、β遮断薬、抗ヒスタミン薬（H₂受容体拮抗薬含む）、抗精神病薬、抗甲状腺薬、副腎皮質ステロイド
食欲低下	非ステロイド性抗炎症薬（NSAID）、アスピリン、緩下剤、抗不安薬、抗精神病薬、パーキンソン病治療薬（抗コリン薬）、選択的セロトニン再取り込み阻害薬（SSRI）、コリンエステラーゼ阻害薬、ビスホスホネート、ビグアナイド
便秘	睡眠薬・抗不安薬（ベンゾジアゼピン）、抗うつ薬（三環系）、過活動膀胱治療薬（ムスカリン受容体拮抗薬）、腸管鎮痙薬（アトロピン、ブチルスコポラミン）、抗ヒスタミン薬（H₂受容体拮抗薬含む）、αグルコシダーゼ阻害薬、抗精神病薬（フェノチアジン系）、パーキンソン病治療薬（抗コリン薬）
排尿障害・尿失禁	抗うつ薬（三環系）、過活動膀胱治療薬（ムスカリン受容体拮抗薬）、腸管鎮痙薬（アトロピン、ブチルスコポラミン）、抗ヒスタミン薬（H₂受容体拮抗薬含む）、睡眠薬・抗不安薬（ベンゾジアゼピン）、抗精神病薬（フェノチアジン系）、トリヘキシフェニジル、α遮断薬、利尿薬

厚生労働省：高齢者の医薬品適正使用の指針. 2018：10. より抜粋して引用

高齢者の社会的苦痛

高齢者の社会的苦痛は、経済的課題や老々介護、子ども世代との関係性、相続など死別後の思い悩みなど多岐にわたります。特に高齢夫婦や独居世帯では日常生活の中での会話が減少して社会的孤立状態となりやすいといわれています。日本における社会的孤立は

30%とされ[3]、社会的孤立は肥満や飲酒と比較しても健康や寿命に大きな影響を及ぼす[4]ことが2010年発表の研究でも示されています。

また日本人は生涯医療費の約半分を70歳以上で必要とする[5]とされています 図2 。高齢者は医療など社会保障を受ける機会が増加する一方で生産年齢を超えて給与所得から公的年金所得などへと所得の形態が変化し、そのうちで収入に対して社会保障費が占める支出の割合が増加する経済的負担が社会的苦痛になることがあります。

さらに高齢夫婦世帯などで生じる老々介護の状態は夫婦のどちらかが病気になることで、これまで支え合って生活してきた家族も含めて自宅生活が困難となり住み慣れた自宅から生活環境を変えなければならないこともあります。居住地が変化していわゆる「ご近所付き合い」が希薄となり社会参加困難な状況も社会的苦痛とされます。

世界保険機構（WHO）の定めた国際生活機能分類[6]（International Classification of Functioning, Disability and Health：ICF）でも、社会参加のアセスメントが人々の健康には重要であることを示しています 図3 。

このように心理的苦痛と社会的苦痛は、患者さんから身体症状として訴えられることや数値化することが難しく、私たち医療者が知識をもちアセスメントをしようと考えなければ見過ごされてしまいやすい苦痛です。しかし、心理的苦痛や社会的苦痛は患者さんや家族にとって健康を維持するためにきわめて重要な要素であり、知識をもって介入することが必要となります。

図2 生涯医療費（男女計）（令和2年度推計）

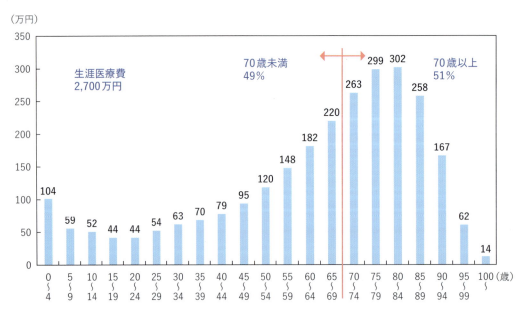

（注）令和2年度の年齢階級別一人当たり国民医療費をもとに、令和2年完全生命表による定常人口を適用して推計したものである。

厚生労働省：医療保険に関する基礎資料　生涯医療費．より抜粋
https://www.mhlw.go.jp/stf/seisakunitsuite/bunya/iryouhoken/database/zenpan/kiso.html（2023.7.27アクセス）

図3 ICFの概念枠組み

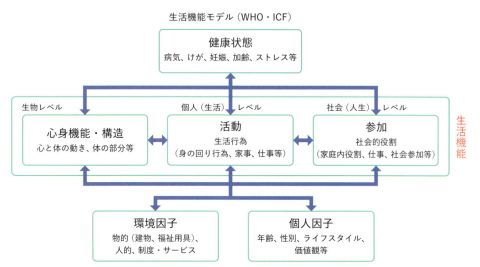

「医療モデル」「社会モデル」から「統合モデル」へ

「心身機能」の不自由を、生活上の「活動」で補い、豊かな人生に「参加」する

厚生労働省：第1回社会保障審議会統計分科会生活機能分類専門委員会資料, を参考に作成
https://www.mhlw.go.jp/shingi/2006/07/s0726-7.html（2023.7.27アクセス）

心理的・社会的苦痛のある高齢者のケア

事例から考える

患者：Aさん　80歳代、女性　夫と自宅で2人暮らし

夫は高血圧と認知症で近隣の病院へ通院し、Aさんが通院の付き添いをしながら生活を維持している。

【経過】
ある日、Aさんが腰痛と全身倦怠感を訴えて、市外に在住の息子が付き添い病院に受診すると、<u>胃がん多発骨転移</u>と診断されました。Aさんは<u>夫との生活を維持するために入院が必要となる治療は希望せず</u>、鎮痛薬とその他体調維持に必要な内服薬を処方され、自宅で療養生活を開始しました。

しかし、Aさんは腰痛によってこれまでのように家事が行えないことや夫の受診へ付き添うことができないことで、夫の健康と生活を守りたくてもその思いが十分に果たせないことなどにより<u>抑うつ状態</u>となっていました。また<u>追加薬剤によるポリファーマシー</u>（p.129）も発生しており、調理や洗濯の動作がわからないなどの<u>認知機能の低下</u>が出現していました。

夫を担当していたケアマネジャーは、自宅内の生活環境の乱れから、これまでの生活維持ができていないことに気づきました。しかし、ケアマネジャーは夫の担当のためAさんの病気について誰からも情報が共有されておらず、この事態を把握するのに数週間の時間が経過していました。夫の担当ケアマネジャーは息子と連絡をとり、夫に合わせてAさんへの介入も承諾を得て、Aさんのケアマネジメントを開始し、訪問診療と訪問看護を導入しました。また自宅生活を整えるためヘルパーを導入して生活を整えていきました。

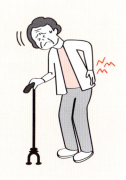

Aさんは訪問診療医に診療を一任したことで、服用中の薬剤が見直されました。Aさんは持病で不整脈があり抗不整脈薬を内服していたり、胸焼けの症状に対してH₂受容体拮抗薬も内服していました。その他に今回の胃がん多発転移に対して鎮痛薬と胃粘膜保護薬などが追加処方され、ポリファーマシーの状況があり認知機能障害が起こっていました。

　訪問診療医が必要な薬剤を見直し、疼痛などせん妄の要因になる身体症状緩和を目的として鎮痛薬がしっかり投与されるよう1日1回交換のNSAIDs貼付剤に変更し、訪問看護が連日介入して定期的に鎮痛薬の投与が可能となりました。除痛と薬剤副作用の改善によって認知機能障害が改善しました。また連日外部支援者が介入することで日常的な会話も生まれ、孤独の軽減と夫の体調を気にしてくれる人が増えた安心感があり、鎮痛薬を使用しながらも夫の生活を支える妻としての役割を回復することができました。

事例を通して伝えたいこと

　このように、高齢者は1つの事象により容易に生活機能を維持することが困難となることがあります。多面的にアセスメントを実施することで、もとの生活機能に戻ることも可能ですが、しかしこの期間が長期に及ぶことで不可逆的なフレイル状態へと移行してしまう可能性もあり、早期に外部支援が介入することが必要です。

　Aさんの事例は家族へ介入していた外部支援者がキーパーソンとなって支援が広がっていきましたが、高齢夫婦のみの生活で社会との交流が希薄で気づくことが遅れ、社会資源につながったときには、なかなか生活の回復が困難となっていることも多くあります。

　これらのことを回避するためにも医療職として心理面や社会面の情報にも注視して、必要であれば病院では社会福祉や地域連携の窓口となるソーシャルワーカーや、地域では高齢者介護福祉の窓口となる地域包括支援センターや自宅近くの居宅介護支援事業所などへ躊躇せず相談をしてもらうことが大切です。高齢者の全人的苦痛をケアするためには、本人の意思決定支援を大切にして、本人が治療やケアの先にどんな人生の時間が待っていると満足できるのかというQOL（quality of life）の視点を忘れず、医療ケアと介護が協力して対応していくことが必要だといえます。

　病院で高度先進医療を望まない患者さんであっても、われわれ医療職が「その高齢患者さんが残された人生の時間をその人らしく、望んだ生活を送ることができるのか」という広い視野で支援していくことが、高齢者ケアには重要です。

文献
1) 日本老年医学会：フレイルに関する日本老年医学会からのステートメント．平成26年5月．
2) 厚生労働省：高齢者の医薬品適正使用の指針．2018．
3) Aoki T, Yamamoto Y, Ikenoue T, et al. Social Isolation and Patient Experience in Older Adults. *Ann Fam Med* 2018; 16: 393-398.
4) Holt-Lunstad J, Smith TB, Layton JB. Social relationships and mortality risk: a meta-analytic review. *PLoS Med* 2010; 7 (7): e1000316.
5) 厚生労働省：医療保険に関する基礎資料　生涯医療費．
　 https://www.mhlw.go.jp/stf/seisakunitsuite/bunya/iryouhoken/database/zenpan/kiso.html（2023.7.27アクセス）
6) 厚生労働省：第1回社会保障審議会統計分科会生活機能分類専門委員会資料．
　 https://www.mhlw.go.jp/shingi/2006/07/s0726-7.html（2023.7.27アクセス）
7) 西智弘編著：社会的処方 SOCIAL PRESCRIBING．学芸出版社，東京，2020．
8) 佐々木淳編：在宅医療カレッジ─地域共生社会を支える多職種の学び21講．医学書院，東京，2018．
9) 日本緩和医療学会緩和ケア継続教育プログラム（PEACE）資料

3 スピリチュアルペイン

中嶋順子

■ 苦しみとは

　スピリチュアルペインについて考える前に、そもそも苦しみとは何でしょうか。膝が痛くなる、老化によりできないことが増えて悲しくなる、社会とのつながりが薄れていく。代表的な苦しみの例を出してみましたが、この苦しみの共通点は何でしょう。
　ここでは苦しみを"希望と現実の開き"と考えます[1]。本当は痛みなく過ごしたい（希望）のに膝が痛い（現実）。いつまでも若く自由に動いて楽しく過ごしたい（希望）のにできないことが増えて悲しくなる（現実）。社会に貢献したい（希望）のに実際は定年退職してから家に引きこもっている（現実）など、苦しみを希望と現実の開きとして考えると、何気ない会話の中にたくさんの苦しみが隠れていることに気がつくことができます 図1 。

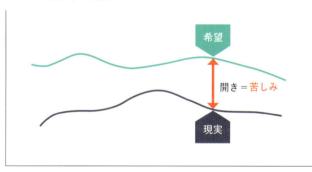

図1　苦しみの構造

エンドオブライフ・ケア協会「エンドオブライフ・ケア援助者養成基礎講座」より引用

■ スピリチュアルペインとは

　では本題のスピリチュアルペインとは何でしょうか。魂の痛みとか宗教的な痛みとか、そもそも日本語には訳せないなど諸説あります。これが正解というものはないといわれていますが、ここでは、スピリチュアルペインは"解決が難しい苦しみ"として考えたいと思います。解決が難しい苦しみは「何で」や「どうして」から始まるメッセージを探すと見つかるかもしれません。注意が必要なのは、誰が"解決が難しい"と感じているかです。援助者にとって解決ができるものであっても、本人が"解決が難しい"と感じていたら、それはスピリチュアルペインになる可能性があります。また、スピリチュアルペインがないか

ら援助が不要というわけではありません。もしかしたらさまざまな理由から表出できていないだけかもしれません。どんなときでも助けを求めてもよい存在としていられるように、日ごろから信頼関係を築くかかわりがもてるとよいですね。

■ スピリチュアルケアの第1歩：主語を意識する

誰が"解決が難しい"と感じているかに注意が必要と伝えました。あなたも一度振り返ってみてください。「痛みはないですか」「痛みはないです。でも眠れません」「では眠れるお薬もらいましょうね。排便はありましたか」など、その会話はあなたが知りたいことだけを聞いていませんか？　その援助はあなたが主語になっていないでしょうか。どんなに心を込めても相手のことを100％理解することはできません。だからこそ常に主語を意識して、相手は何を伝えたいのか、何を望んでいるのか、何を感じているのかを問い続けることが大事です。相手から見て"わかってくれる人"になってはじめて援助のスタート地点に立つことができると考えています。

例えば、「家族に迷惑ばかりかけて、早くお迎えが来ないかな」「馬鹿になっちゃった。こんなお荷物いないほうがいいね」「どうしてこんな病気になってしまったのだろう」といったような苦しみに出会ったことはありますか？　比較的多くの医療者が遭遇する場面だと思います。もしあなたが目の前にいる患者さんにこのような発言をされたらどのようにかかわりますか？

以前の私は、ただ黙って何も返すことができませんでした。自分には何もできない、無力感でいっぱいでした。認知症の方に「馬鹿になっちゃった」と言われて、「そんなことないですよ。大丈夫ですよ」と、励まそうとしたこともありました。あのときの困ったような笑顔、今でも忘れられません。このような苦しみを抱えた人にかかわるにはどんな方法があるのでしょうか。

■ 苦しくても頑張れる理由（支え）を探す

スピリチュアルペインは解決が難しい苦しみです。解決が難しいので苦しみをなくすことはできないかもしれません。時には解決をめざすことで、さらに相手に苦しみを与えてしまうこともあります。ではどうしたらいいのでしょうか？

> **事例から考える**
>
> ● 高齢で旅立ちが近づいているＡさんの場合
>
> 思うように動くことができないＡさんは、「娘に迷惑をかけて申し訳ない。早く楽に逝けたらいいのに。そういう薬出してもらえないかな」と医療者にも家族にも語ります。そんな状況であっても、畑には向かいます。「野菜が嫌いな孫が、自分が作った野菜だけは食べられるんです」と教えてく

れました。自分で畑作業ができなくなると、娘さんに自分のやり方を伝えてお願いしていました。車椅子で畑を見に行くこともありました。

病気を治すことはできないけれど、畑にかかわり続けることで祖母という役割を全うされました。食べることも難しい状況でしたが、Aさんが作った野菜を使ったカニ鍋を家族で囲むことができました。困難な状況の中、温かな笑顔になれる時間をAさん自身がつくり出したのだと感じました。

このように解決できない苦しみがあったとしても、頑張れる理由（支え）を一緒に探します。支えを見つける視点として、「支えとなる関係」「選ぶことができる自由」「将来の夢」を意識しましょう。

なぜ私がスピリチュアルケアを学び始めたのかについて触れておこうと思います。私が小学生のとき、祖父が自殺しました。春でした。お正月に会ったときは、お酒を飲んで赤い顔で笑顔でした。あの笑顔の裏に深い苦しみがあったことに気がつくことができませんでした。

今振り返ると、ここが私の原点です。1人でも多くの方に、旅立つ瞬間まで幸せを感じて生きていただきたい。その1つの方法がスピリチュアルケアであると私は感じています。

援助的コミュニケーションを活用する

Aさんのように、苦しみがあっても自身で穏やかな理由を見つけられる人もいます。しかし、苦しみの中にあると、真っ暗で硬い殻の中に閉じこもったまま、1人では抜け出せない方もいます。そんなとき、一人ぼっちにしないでその苦しみに一緒に向き合う存在の1人になれるようかかわりたいものです。そのために援助的コミュニケーションを活用します。援助的コミュニケーションでは、反復・沈黙・問いかけを使います。反復とは相手の伝えたいメッセージを言葉にして返す技法です 図2 。たとえ「もう死んでしまいたい」というマイナスのメッセージであっても、その思いを受け止めて反復します。

図2 援助的コミュニケーション

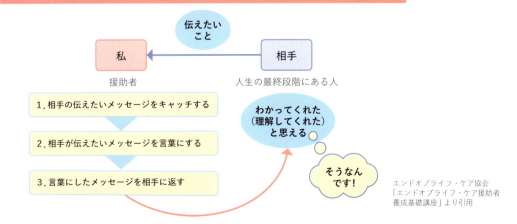

エンドオブライフ・ケア協会「エンドオブライフ・ケア援助者養成基礎講座」より引用

沈黙とは、相手の心の準備が整うのを待つ時間です。大事なメッセージは簡単にお話しできるものではないかもしれません。話せるようになるまで待つことはとても大事です。

問いかけとは、相手の思いを明確にしたり、ご自身でも気づいていなかった支えを意識化します。ただし、この技法を使うには注意が必要です。相手との信頼関係が構築されていなければ逆効果になる可能性があるからです。

どの技法も説明は簡単ですが、実践は難しいです。でも練習を繰り返すことで誰にでもできる可能性を秘めた技法です。ぜひロールプレイでの練習をお勧めします。

■ 支えを強める

支えを見つけたら、その支えを意識した支援を考えます。

「孫がいたから頑張れた」という人には孫と過ごす時間をつくったり、お孫さんに手紙を書いてもらってもよいかもしれません。

私がかかわらせていただいた人に「最期は人のためになるようなことをしたかった」と貧困の子どもたちへお金の寄付を望まれた人がいました。独居で1人でATMに行ける状況ではありませんでしたが、多職種で支援して寄付するためのお金を準備することができました。お金が準備できるととても穏やかな表情をされました。

支えを強めるとは、援助者がよいと思うことを押しつけるのではなく、ご本人が笑顔になるために、何ができるかを考えて実践することです。支えを強めることでたとえ解決できない苦しみがあったとしても、穏やかになれる可能性があります。

■ 自分の弱さと向き合う

解決が難しい苦しみをケアするということは、どんなに心を込めてケアをしても、うまくいかない、何もできないと感じる場面も多いです。私自身、自分以外の人がかかわったほうがいいのではないだろうかと悩むこともあります。それでも逃げずにかかわり続けるために、まずは自分の弱さと向き合うことが求められていると感じます。できない自分、役に立たない自分だけれど、それでも頑張ろうと思えるために何があるとよいですか？それは目に見える、手で触れるものだけとは限りません。私にとっては「祖父からの宿題」がその理由の1つです。あなたにとって頑張れる理由には何がありますか？ ぜひ、考えてみてください。

文献
1）小澤竹俊：死を前にした人にあなたは何ができますか？ 医学書院, 東京, 2017：5-6.
2）Murata H. Spiritual pain and its care in patients with terminal cancer: construction of a conceptual framework by philosophical approach. *Palliat Support Care* 2003; 1: 15-21.

Part 8
高齢者の エンド・オブ・ライフケア

この章のキーワードは、「高齢者」と「エンド・オブ・ライフ」です。
みなさんは、普段、高齢者とかかわるなかで、ご本人からどのような内容の話を、どのような環境や工夫をしながら、どのような姿勢で耳を傾けていますか？
その人から語られたその考えや価値観に"はっ"としたこと、"どのような背景からの発言なのだろうか"と考えたこと、その時々に語られる思いに揺れを感じて寄り添ったことはありませんか？
私たち医療者は、高齢者自身の人生の最終段階（エンド・オブ・ライフ）に対する考えや価値観をご本人と周囲の人々と話し合いを重ね、状況と照らし合わせながら、その人にとっての最善は何かを共有しケアにつなげることが重要です。

（猪口里永子）

高齢者のエンド・オブ・ライフケア

1 エンド・オブ・ライフ期における傾聴

猪口里永子

■ エンド・オブ・ライフ期とエンド・オブ・ライフケア

エンド・オブ・ライフケアの考え方は、国際的にみると、以下の2つがあります。

ヨーロッパ	北米
死が差し迫った患者に提供される包括的なケア（狭い概念）	患者・家族と医療スタッフが死を意識するようになった頃から始まる年単位に及ぶ幅のある期間（広い概念）

日本の高齢者ケアの現場を考えた場合、北米の考え方が近いといわれています[1]。

日本老年医学会は高齢者の終末期について、「高齢者は複数の疾病や障害を併せ持つ事が多く、また心理・社会的影響も受けやすい。高齢者の「終末期」の経過はきわめて多様であり、臨死期に至るまでの余命の予測が困難であることから、「終末期」の定義に具体的な期間の規定を設けなかった」と示されています[2]。

また高齢者は 図1 [3] のような軌跡をたどるといわれています。これらのことから、エンド・オブ・ライフ期がいつからという定義づけや余命の予測は困難といえます。しかしエンド・オブ・ライフ期が明確でなくとも、2つの概念や立場表明からエンド・オブ・ライフケアとは、「病いや老いなどにより、人が人生を終える時期に必要とされるケア」といえるでしょう。

図1 疾病と死への軌跡（高齢者の場合）

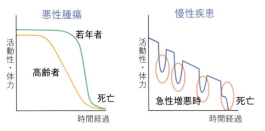
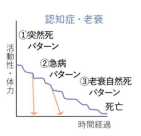

大蔵暢：「老年症候群」の診察室 超高齢社会を生きる．朝日新聞出版，東京，2013：208-209．より引用
（Murray SA, et al. Illness trajectories and palliative care. BMJ 2005; 330: 1007-1011.）

エンド・オブ・ライフケアの特徴として、

①その人のライフ（生活・人生）に焦点を当てる
②患者・家族、医療スタッフが、死を意識した頃から始まる
③QOLを最期まで最大限に保ち、その人にとってのよい死を迎えられるようにすることを目標とする
④疾患を限定しない
⑤高齢者も対象とする

が挙げられます[4]。この5つの特徴から高齢者に日々ていねいにケアを行い、最期までその人らしく生きられるよう支えていくことが大切になります。

エンド・オブ・ライフ・ケアで提供される医療やケアは、「高齢者の特性に配慮した、適切な医療や生活の質（QOL）を大切にする医療およびケアが最善の医療およびケア」[5]という考え方が大切です。高齢者の意思や意向の確認は、アドバンス・ケア・プランニング（ACP）や意思決定支援につながります。

傾聴の方法

私たち医療者は患者さんや家族と話をするとき、相手の意向や気持ちの確認や肯定をするときに 表1 のような基本的なコミュニケーションスキルや傾聴の技法を意図的に用いながらかかわっています。

表1　基本的なコミュニケーションスキル

環境設定	静かで快適な環境（音、温度、光など）　座る位置　自分自身の身だしなみ　態度（非言語的メッセージ）
聴くスキル	相手の目や顔を見て、適切に相づちを打つ　目線を合わせる　相手に話すように促す　相手の言葉を自分の言葉で反復する
質問するスキル	クローズドクエスチョン（閉じた質問）（痛みに対応するとき、「どこが、いつから、どのように痛いのか」と返事が限定される聞き方） オープンエンドクエススチョン（開いた質問）（「○○はいかがでしたか」と相手が話しやすくなるような聞き方）
応答するスキル	相づちを打つ　相手の言葉を自分の言葉で反復する（相手の発言への自分の理解が正しいかを確認する）　相手の発言の意味や理由、内容を具体的にたずねる
共感するスキル	相手の言葉を反復する　今の気持ちは自然だと伝える　視線を合わせてうなずく　沈黙（間）を使う

白井由紀：コミュニケーションの基本スキル. 恒藤暁, 田村恵子編, 系統看護学講座別巻　緩和ケア, 医学書院, 東京, 2020：39-40. を参考に作成

■ エンド・オブ・ライフ期の傾聴とかかわり方

　エンド・オブ・ライフ期にある身体疾患で入退院を繰り返す認知症をもつ高齢者や家族とかかわった2つの事例を紹介します。

事例から考える①

Aさん　90歳代、女性

診断名：アルツハイマー型認知症　総胆管結石（保存療法）

【家族】 もともと独居、子供は娘3人、息子1人（家族で近くに住んでいる）の4人
　　　　 キーパーソンは長男、主介護者は長男の嫁

【介護保険】 要介護2

【障害高齢者の日常生活自立度】 B1

【認知症高齢者の日常生活自立度】 Ⅲa

【認知症の症状】 MMSE（Mini Mental State Examination）：13/30点（見当識：－8、注意と計算：－5、遅延再生：－3、描画－1）

【経過】
　20XX-10年前にアルツハイマー型認知症と診断後も、近くに住む息子家族の支援を受け独居生活を送っていました。20XX年、総胆管結石と診断、入院されました。認知機能低下や全身の衰えにより独居困難と医師から子供達に説明され、施設入所となりました。その後も総胆管結石による入院退院を繰り返され、身体疾患は改善しましたが、徐々に食事摂取量が低下し、輸液を行う期間が長くなりました。COVID-19の感染拡大により面会制限のある状況でしたが、家族にAさんの食事摂取量の状況、選択する栄養摂取方法により退院先が限定されることが説明されるようになりました。
　Aさんは嗜好に合うものは摂取されますが、認知機能や集中力の低下もあり、1回の摂取量は少なく、適宜声かけが必要な状況です。摂取の促しにも「ちょっといただきましょう」「これはおいしい」と召し上がるときもあれば、「これは口がまずい」と拒否されたり、食べていないときも「もうおなかいっぱいです。食べられません」と召し上がらないときがありました。また経鼻栄養や胃瘻についてAさんに「食べられないと、ここ（鼻のあたりを触れながら）から管を入れたり、ここ（胃のあたりに触れながら）に穴を開けて栄養を入れることになります」と問うと、Aさんは「嫌ですなぁ」と意思表明されました。胃瘻をやりたくない理由は「痛いことは嫌」、「親からもらった体に穴をあけることはしたくない」でした。一方で看護師が「もし、子供さんに"お母さんに長生きしてほしいから、痛いけどお腹に穴をあけて栄養がとれるようにしてほしい"と言われたら、どうしますか？」と問いかけると「それは、ちょっと考えます」とおっしゃいました。日や時間をかえ、栄養摂取方法への意思確認を何度か行いましたが、意向は一貫していました。
　AさんのMMSEは13/30点でしたが、代替栄養法に対する意向は「嫌」と一貫しています。"もしも"の問いかけには「考える」と意思を示されました。認知症と診断されても、Aさんの「考えます」という発言のようにご家族の意向を汲み取り、Aさんの意向は揺れています。Aさんの「考えます」は本当に考えてくださるのか、社会性からの反応かまで確認できませんでしたが、繰り返しの確認や、聞き方や聞く人を変えてみることでAさんの真意に近づくことができたのではないかと思います。

自立・生活機能を維持するかかわり

> 事例から考える②

Bさん　70歳代、男性

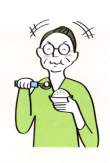

診断名：前頭側頭型認知症　誤嚥性肺炎

【家族】妻と2人暮らし（子どもは独立）。キーパーソンは妻
【介護保険】要介護5
【障害高齢者の日常生活自立度】C2
【認知症高齢者の日常生活自立度】Ⅳ
【認知症の症状】MMSE：測定不可（言語的コミュニケーション、評価は困難）

【経過】
　X年前からC特別養護老人ホーム（以下、C施設）に入所中でしたが、認知症の進行による、経口摂取量と嚥下機能の低下のため、胃瘻造設目的のため入院となりました。
　入院中、スタッフはBさんの日々の食事に対する意思は視線を合わせて声をかけ、開口や嚥下を確認しながら食事介助を行っていました。食事量のムラはありましたが、全量摂取されるときもありました。妻の意向は「C施設で経口摂取で看取りたい」でした。食べることが好きなBさんでしたが、本人の意向が確認できない中で経口摂取や胃瘻造設の決定に悩まれていました。検査の結果、造設するのであれば選択肢は腸瘻という結果でした。退院前に、妻、弟夫婦、主治医を含む病院スタッフと施設スタッフが参加し、入院中のBさんの食事摂取状況、検査結果、今後の栄養摂取方法を共有し検討しました。その結果、Bさんは経口摂取のみで退院することとなりました。
　退院当日、妻から「もうここ（当院）に受診できないのか。」とソーシャルワーカーが声をかけられたので、日を改めて妻と看護師が面談を行い、妻の意向と施設の間で今後Bさんの経口摂取が困難になったときの意向にずれが生じていたことが明らかになりました。

■ 2つの事例を通して伝えたいこと

　高齢者の日々のケアを行う際、私たち医療者は本人の意思や意向を引き出すために、対象理解に努め、相手が意思や意向を表出できるように 表1 に示した基本的なコミュニケーションスキルを活用しながらかかわっています。

Aさんの事例では…

　Aさんのもてる力に合わせ、目の前に食物があるタイミングに「食べられなくなったらどうしたいと思うか」と問い、胃など具体的な部位に触れながら代替栄養へのAさんの意向を確認しています。また、このときAさんは「親からもらった体に傷をつけてはいけない」「子供から言われたら考える」と発言されました。Aさんの年代や性別に配慮が必要です。理由は、高齢者の定義は65歳以上ですが、65〜74歳の前期高齢者、75歳以上の後期高齢者とさらに区分されており、戦争や高度経済成長期など社会情勢や災害など人生経験が異なるからです。さらに、生まれ育った場所、長く暮らした場所などの文化やこれまでの意思決定場面での決定方法（自分で決める、配偶者や子供に決定を委ねる）なども高齢者の意思や意向、価値観、表現の仕方に影響を与える可能性があります。もし、施設入

所を希望された高齢者でも、家族への遠慮などから「家に帰りたい」という真意を伝えられない可能性もあります。高齢者の発言がそのままご本人の意思として受け止めてしまうと、じつはご本人の意思と反対の可能性があることも意識しておく必要があります。

Bさんの事例では…

日々のケアの1つとして意思確認を行い、食べることが好きだったことを家族と共有し、「Bさんだったらどう考えるか」を家族と一緒に考えました。Bさんのこれまでの意向に関心を寄せ、ご家族の代理決定を支援、肯定するかかわりが大切でした。一方で、家族、施設との考えにズレがあることは退院直前・後に明らかになりました。施設のケアを知り、入院中に得られたBさんや妻の意向も含めた看護ケアの情報を生活の場につなげられるような多職種連携・地域連携が大切です。

エンド・オブ・ライフ期に留意したい点

- 高齢者、認知症の人の意思を引き出すかかわり方を日々のケアからみつける
- 本人との日々のかかわりから本人の意思や価値観を知る
- 本人の意思を確認するかかわりを継続して行う
- 本人からの意思確認が困難なときは、家族、多職種で考え共有する
- 本人からの意思確認が困難なとき、代理決定する家族の苦悩にも関心を寄せる
- 本人・家族の意思決定を地域（施設）と情報共有する

文献
1) ELNEC-J高齢者カリキュラム2022　モジュール1エンド・オブ・ライフ・ケアにおける看護　スライド8
2) 日本老年医学会「高齢者の終末期の医療およびケア　立場表明2012」
　https://jpn-geriat-soc.or.jp/proposal/pdf/jgs-tachiba2012.pdf（2023.7.13アクセス）
3) ELNEC-J高齢者カリキュラム2022　モジュール1エンド・オブ・ライフ・ケアにおける看護　スライド10
4) ELNEC-J高齢者カリキュラム2022　モジュール1エンド・オブ・ライフ・ケアにおける看護　スライド9
5) 日本老年医学会「ACP推進に関する提言（2019年）」
　https://www.jpn-geriat-soc.or.jp/press_seminar/pdf/ACP_proposal.pdf（2023.7.13アクセス）
6) 白井由紀：コミュニケーションの基本スキル. 恒藤暁, 田村恵子編, 系統看護学講座別巻　緩和ケア, 医学書院, 東京, 2020：39-40
7) 日本看護協会ホームページ：意思決定支援と倫理（2）高齢者の意思決定支援
　https://www.nurse.or.jp/nursing/rinri/text/basic/problem/ishikettei_02.html（2023.7.13アクセス）

高齢者のエンド・オブ・ライフケア

2 エンド・オブ・ライフケア の実践

春木ひかる

　近年、高齢者人口が増加し、多死社会を迎えようとしています。高齢者が安心して人生の終焉を迎えるためには、人生の最終段階（エンド・オブ・ライフ）をどのように過ごしたいのかを高齢者自身が考えることや、周囲の人々と話し合うプロセスが重要です。

　高齢者の場合、認知機能の低下や併存疾患といった身体的な問題や、単身で身寄りがない、家族が遠方にいる、夫婦共に高齢（老老介護）など社会的な問題など、複雑な課題が少なくありません。医療者は、高齢者の問題を整理し、1人1人の考えや生き方を尊重しながら、本人と周囲の人々と話し合いを重ねて、高齢者にとっての最善は何かを検討し、ケアすることが重要です。

■ 高齢者のエンド・オブ・ライフケアとは

　エンド・オブ・ライフケアとは、「診断名、健康状態、年齢にかかわらず、差し迫った死、あるいはいつかは来る死について考える人が、生が終わるときまで最善の生をいきることができるように支援すること」[1]です 表1 。エンド・オブ・ライフケアの時期は、いつ

表1　エンド・オブ・ライフケアの特徴

- その人のライフ（生活や人生）に焦点をあてる
- 患者・家族・医療スタッフが死を意識したときから始まる
- 患者・家族・医療スタッフがともに治療の選択にかかわる
- 患者・家族・医療スタッフがともに多様な療養・看取りの場の選択を考える
- QOLを最期まで最大限に保ち、その人にとってのよい死を迎えられるようにすることを家族（大切な人）とともに目標とする

長江弘子編：看護実践にいかすエンド・オブ・ライフケア第2版，日本看護協会出版会，東京，2018：5．より引用

図1　エンド・オブ・ライフケア概念図

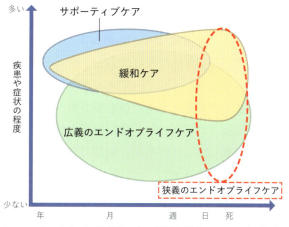

European Association for Palliative Care (EAPC). White paper on standards and norms for hospice and palliative care in Europe: part 1. *Eur J Palliat Care* 2009; 16: 289. より筆者訳のうえ一部改変

か訪れる死について年単位・月単位でとらえる広い期間に行うケアと、死が差し迫った数日から数時間など狭い期間に行うケアがあります 図1 。

　高齢者は疾患がなくとも、機能の衰えなどがあり、死に近づいている年齢のため、エンド・オブ・ライフケアの対象であり、エンド・オブ・ライフケアを考える時期といえます。

望ましい過ごし方・望ましい死のかたち

　価値観は1人1人異なりますので、すべての人に当てはまらないこともありますが、共通することがあります 表2 。

表2　残された時間の望ましい過ごし方について

多くの人が共通して大切にしていること	人により重要さは異なるが大切にしていること
1. 心身ともに快適	1. 自然な死を迎える
2. 望む場所で最期を過ごす	2. 死への準備ができる
3. 医療者とのよい関係	3. 役割の達成と他者への貢献
4. 希望と喜びを持ち続けている	4. 自分の人生に生きる価値があると感じる
5. 他人に負担をかけない（経済的な不安がない、他人に迷惑をかけない）	5. 死を意識せずに過ごす
6. 家族関係が良好	6. できる治療はすべて行ったと考える
7. 意識が清明で身体的にも認知的にもコントロールできる（日常生活が自立）	7. 最後の瞬間まで病気と闘う
8. 環境が快適（家にいるような暮らし）	8. 自分の心身の弱さを家族にさらさない
9. 人として尊重される	9. 自分の状態について、今後どうなるかを知る
10. 人生を全うし、悔いや心残りがない	10. 信仰に支えられる

Miyashita M, Sanjo M, Morita T, et al. Good death in cancer care: a nationwide quantitative study. *Ann Oncol* 2007; 18: 1090-1097. より筆者訳のうえ一部改変

高齢者の意思決定支援

　医療技術の発展により、85歳以上の超高齢者もさまざまな手術や抗がん剤治療など、積極的な治療が可能になっていますが、侵襲を伴う治療が最善なのか慎重な検討が必要な場合もあります。エンド・オブ・ライフにおいて、高齢者が望ましい過ごし方をするためには、さまざまな意思決定が必要です。本人の意向を中心とした意思決定が基本になりますが、高齢者の場合には、認知機能の低下や判断力が乏しい場合、本人の意思を明確にすることが難しいことがあり、周囲の人々の支援が重要になります。

『看護職の倫理綱領』[2] には以下のように示されています。

> 看護職は、人々の権利を尊重し、人々が自らの意向や価値観にそった選択ができるように支援する。

私たち医療者は、専門的知識・技術をもって、対象となる人が意思決定できるように支援することが求められています 図2 。

図2　意思決定で重要なことは判断力

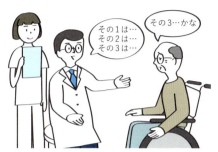

意思決定支援をするうえで重要なことは、高齢者に判断力があるかどうかです。

対象となる高齢者の判断力に疑問が生じたときには、医療者間などで話し合い、判断力の有無を確認しましょう。

　意思決定支援には、3つの支援があります。①高齢者の意思を形成する支援、②高齢者の意思を表明する支援、③高齢者の意思を実現する支援です。「何をいつまでに決めなければならないのか」を整理しながら意思決定支援を進めましょう 図3 。

図3　意思決定支援の流れ

高齢者の意思を形成する支援
↓
高齢者の意思を表明する支援
↓
高齢者の意思を実現する支援

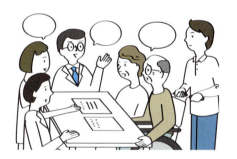

①高齢者の意思を形成する支援

　高齢者が選択肢を理解し、自分の考えや価値（大切だと考えいていること）を明確にしていくことは難しいことがあります。選択肢が複雑な場合には、理解に時間がかかることもあります。会話の際は、高齢者が焦らないように、ペースを合わせ、考えを整理できるように支援します。高齢者の場合には、自分の考えがあっても、思慮深く、周囲の人々や家族への配慮などから、家族に迷惑がかからないことを優先する人もいます。本当に高齢者が望むことは何か、見きわめていくことが重要です。

　どのようなことを大切だと考えているのか、気がかりなことは何かなど、高齢者に関心を寄せて対話を深めましょう。

②高齢者の意思を表明する支援

　高齢者が考えたことを表明する方法はさまざまです。明確に言語化できる人もいれば、促すことにより表出される人もいます。成人よりも、意思決定や意思の表明に時間を要す

ることがあるので、焦らせず、ていねいに対応しましょう。

家族も本人の意思決定支援者です。意思決定が必要な際には、家族もメンバーとして、一緒に考えていきましょう。

③高齢者の意思を実現する支援

望ましい過ごし方を実現するためには、多くの情報収集とアセスメント、調整力が求められます。まず以下を確認しましょう。

- 高齢者自身がどのように生きたいと考えているのか
- 高齢者自身が大切にしていることは何か
- どのように過ごすことを好むのか
- 望む過ごし方をサポートできる体制：誰が、高齢者の生き方や考え方を理解しているのか（高齢者の意思を推定できる人は誰か）

本人の希望は何かを引き出しましょう。大きなことでなくても、小さなこと、例えば朝は、朝日を浴びたいといったことや、思い出話しを家族としたい、など希望や願いを見出すと、望ましい過ごし方を実現するうえで参考になります。

高齢者は衰弱しつつも回復する部分もあります。小さな願いを引き出し、かけがえのない大切な時間を悔いなく穏やかに過ごせるように支援しましょう。

■ 倫理的な課題のある高齢者の意思決定支援

認知機能が低下している場合には、意識の清明な部分とそうでない部分が斑になっていることもあります。そのような場合でも高齢者には可能な限り、本人の理解度に合わせた表現で説明し、少しでも高齢者の意向をくみ取ることが重要です。

ただ、認知症を発症し、身の回りのことができず、生命の危険（徘徊、食事の食べ方がわからないなど）がある場合や、ご近所への迷惑行為（夜間に訪問してしまう、大声を出してしまう）などがあると、在宅で過ごすことが難しくなります。在宅で最期を過ごしたいという本人の希望が叶えられない場合には、家族は精神的に追い詰められたり、後悔したりすることがありますので、家族へのケアも必要になります。

■ 人生の最終段階における医療およびケアの方針の決定手続

①患者の意思が確認できる場合

患者さんと医療従事者とが十分な話し合いを行い、患者さんの意思を記録しておきましょう。病状が変化することがあれば、そのつどていねいに説明し、意思を確認します。

②患者の意思が確認できない場合

　患者さんの意思を推定できる患者さんの身近な人に本人の意思を推定してもらい、家族と医療者とで患者さんにとっての最善の治療方針を検討します。

「（高齢者の）○○さんだったら、どのように考えると思いますか？」と家族に問いかけて、あくまでも本人の意思を推定することが重要です。

　家族と医療者の間で、方針について意見が異なるなど、価値の衝突（ジレンマ）が起こることがあります。その場合には、高齢者本人にとって何が最善なのか、話し合いをして方針を決定することが重要です。

高齢者ケアなんでも Q&A

どうしても患者・医療者間で医療内容を決められない複雑な意思決定の場合、どうすればよい？

　正式には、複数の専門家からなる委員会を設置し、治療方針の検討および助言をもらうことが必要になります。

■ 意思決定支援に関連するガイドライン

　高齢者のエンド・オブ・ライフケアを考えるうえで、さまざまなガイドラインがありますので、参考にしてください。

- 人生の最終段階における医療の決定プロセスに関するガイドライン
- 認知症の人の日常生活・社会生活における 意思決定支援ガイドライン
- 身寄りがない人の入院及び医療に係る意思決定が困難な人への支援に関するガイドライン
- 意思決定支援を踏まえた後見事務のガイドライン
- 障害福祉サービス等の提供に係る意思決定支援ガイドライン

文献

1) 長江弘子編：看護実践にいかすエンド・オブ・ライフケア第2版. 日本看護協会出版会, 東京, 2018：5.
2) 日本看護協会：看護職の倫理綱領. 日本看護協会, 東京, 2021.
3) European Association for Palliative Care (EAPC). White paper on standards and norms for hospice and palliative care in Europe: part 1. *Eur J Palliat Care* 2009; 16: 278-289.
4) Miyashita M, Sanjo M, Morita T, et al. Good death in cancer care: a nationwide quantitative study. *Ann Oncol* 2007; 18: 1090-1097.

資料

要介護高齢者のための
社会・福祉制度

- - - - - - -
榎本淳子

　介護保険を中心に、要介護高齢者が住み慣れた地域で、安心・安全に過ごせる制度について説明していきます。

1　介護保険が利用できる対象

●介護保険が利用できる対象は、65歳以上の高齢者の第1号被保険者と、40歳から64歳までの第2号被保険者に分かれます。

介護保険が利用できる方	**40歳から64歳の方（第2号被保険者）** 介護保険の対象となる病気が原因で、要介護認定を受けた方。 交通事故などが原因の場合は介護保険の対象外となります。 《**対象となる病気**》　特定疾病に該当する16の疾病 ●がん（医師が一般的に認められている医学的知見に基づき回復の見込みがない状態に至ったと判断したものに限る） ●関節リウマチ　●筋萎縮性側索硬化症　●後縦靭帯骨化症　●骨折を伴う骨粗鬆症 ●初老期における認知症　●進行性核上性麻痺・大脳皮質基底核変性症およびパーキンソン病 ●脊髄小脳変性症　●脊柱管狭窄症　●早老症　●多系統萎縮症 ●糖尿病性神経障害・糖尿病性腎症及び糖尿病性網膜症　●脳血管疾患　●閉塞性動脈硬化症 ●慢性閉塞性肺疾患　●両側の膝関節又は股関節に著しい変形を伴う変形性関節症 **65歳以上の方（第1号被保険者）** 65歳以上の方は、介護が必要になった原因を問わず、介護保険を利用できます。ただし、交通事故などの第三者行為が原因の場合は届け出が必要です。

※資料としてp.286〜293に記載している内容は2024年8月時点のものです。制度の変更があったり、必要な手続きなどは自治体（市区町村）によって異なるため、常に最新の情報をご確認ください。

2 　介護保険申請から認定までの流れ

- 訪問調査では適切な調査を行うために、発熱などの一時的な心身の変化がある場合は原則として調査できないことがあるので注意が必要です。
- 介護保険は申請日に遡って給付対象となります。
- 申請結果を待てない緊急時の利用には暫定ケアプランを作成したうえでサービスを利用することもできますが、必ず担当するケアマネジャーを入れて本人や家族の状況を適切にアセスメントしていく必要があります。

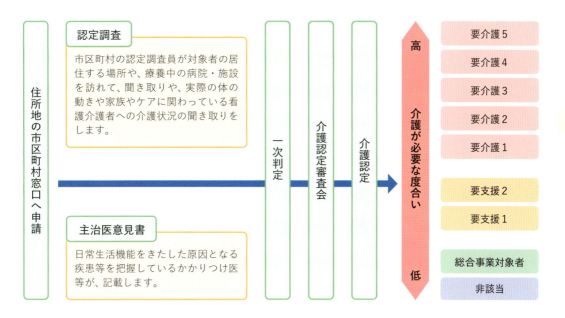

3 　介護保険サービスの種類

介護保険サービスには大きく3つに分けたサービスがあります。

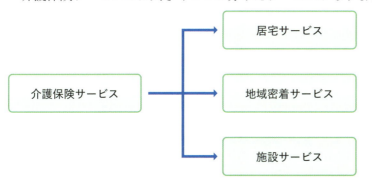

4　居宅サービスの種類

●居宅サービスは、要介護者（要支援者）が自身の住まいで暮らしながら受けられるさまざまな介護サービスの総称です。

●ケアマネジャーのアセスメントをもとに、サービスを組み合わせ、計画・実施されます。

訪問系サービス	訪問介護		「ヘルパーさん」といわれ、介護福祉士やヘルパー資格をもつ方が自宅を訪問し、掃除や洗濯、調理、買い物などの生活支援や入浴やおむつ交換、食事介助などの身体支援を行います。介護度によって利用できる時間や料金が違います。家政婦さんやお手伝いさんとは異なるため頼めることに制約があります。褥瘡や創部の処置、ヘルパーによる薬の援助、カテーテルの管理などは援助の対象外となりますが、痰の吸引や経管栄養は介護福祉士や一定の研修を受けた介護職員等は一定の条件のもとで行えるようになりました。
	訪問看護		主治医の指示に基づいて療養上の世話や診療の補助を行います。血圧・脈拍・体温などの測定、病状のチェック、排泄、入浴の介助、清拭、洗髪、在宅酸素、カテーテルやドレーンチューブの管理、褥瘡の処置、リハビリテーションも行います。また、在宅での看取りについても行われます。
	訪問リハビリテーション		訪問看護ステーションから派遣できるリハビリテーション専門職と、病院・診療所・介護老人保健施設の理学療法士、作業療法士、言語聴覚士が利用者の自宅を訪問し、心身の機能の維持・回復・日常生活の自立を支援するサービスです。また、介護する家族へのアドバイスや相談も行います。
	訪問入浴介護		自宅に浴槽を持ち込んで、入浴の介助を受けます。
	居宅療養管理指導	医師・歯科医師	計画的かつ継続的な医学管理または歯科医学的管理に基づいて実施されます。
		薬剤師	医師または歯科医師の指示に基づいて実施される薬学的な管理および指導を行います。
		管理栄養士	計画的な医学管理を行っている医師の指示に基づき栄養管理に係る情報提供および指導または助言を30分以上行います。
		歯科衛生士	訪問歯科診療を行った歯科医師の指示およびその歯科医師の策定した訪問指導計画に基づいて実施される口腔内や有床義歯の清掃または摂食・嚥下機能に関する実地指導を行います。
通所系サービス	通所介護（デイサービス）		送迎があり、食事・入浴などの日常生活の支援や生活行為向上のための支援や機能訓練等を日帰りで提供します。
	通所リハビリテーション（デイケア）		送迎があり、介護老人保健施設、病院や診療所で提供される心身機能の維持回復、日常生活の自立を助けることを目的とするリハビリテーションを提供します。
ショートステイサービス	短期入所生活介護		特別養護老人ホームなどの施設で短期間生活してもらい、その施設で行われる入浴・排泄・食事などの介護、そのほかの日常生活を送るうえで必要とあるサービスおよび機能訓練が受けられます。
	短期入所療養介護		介護老人保健施設などの施設で短期間、生活してもらいその施設で行われる、看護、医学的管理の必要となる介護や機能訓練、そのほかに必要となる医療、療養上のサービスを受けられます。

5 地域密着サービスの種類

● 地域密着型サービスとは、住み慣れた地域を離れずに生活が続けられるように、地域の特性に応じた柔軟な体制で提供されるサービスです。

● サービスの種類や内容などは市区町村によって異なりますが、利用者は事業所のある市区町村の住民に限定されます。

小規模多機能施設	小規模な住宅型の施設へ「通い」を中心に、自宅に来てもらう「訪問」、施設に「泊まる」サービスが柔軟に受けられます。食費や日常生活費、宿泊費は別途負担になります。
看護小規模多機能施設	要介護1から利用可能。利用者の状況に応じて、小規模な住宅型の施設への「通い」と自宅に来てもらう「訪問介護」と「訪問看護」、施設に「泊まる」サービスが柔軟に受けられます。食費や日常生活費、宿泊費は別途負担になります。
定期巡回・随時対応型訪問介護看護	要介護1から利用可能。密接に連携をとっている介護職員と看護師の定期的な訪問を受けられます。また、通報や電話などをすることで、随時対応も受けられます。
夜間対応型訪問介護	要介護1から利用可能。夜間に定期的な巡回で介護を受けられる訪問介護、緊急時等利用者の求めに応じて介護を受けられる随時対応の訪問介護。
認知症対応型通所介護	認知症と診断された高齢者が食事・入浴などの介護や支援、機能訓練を日帰りで受けることができます。
地域密着型通所介護	要介護1から利用可能。定員18名以下の小規模な通所介護施設で食事・入浴などの介護や機能訓練が日日帰りで利用できます。
認知症対応型共同生活介護	グループホームといわれる施設。要支援2から入居が可能。認知症と診断された高齢者が共同で生活できる場で、食事・入浴などの介護や支援、機能訓練が受けられます。
地域密着型介護老人福祉施設入所者生活介護	原則要介護3以上の方から入所可能。定員29名以下の小規模な介護老人福祉施設で、食事・入浴などの介護や健康管理が受けられます。
地域密着型特定施設入居者生活介護	要介護1から入居可能。定員29名以下の小規模な介護専用の有料老人ホームなどで食事・入浴などの介護や機能訓練が受けられます。

6 施設サービスの種類

● 介護保険施設に入所して受けるサービスを「施設サービス」と呼びます。

施設	特徴
介護老人福祉施設（特別養護老人ホーム）	生活介護が中心の施設です。常に介護が必要で、自宅では介護ができない方が対象の施設。食事・入浴など日常生活介護や健康管理を行います。
介護老人保健施設	症状が安定し、リハビリテーションに重点を置いた介護が必要な方が対象の施設。医学的な管理のもとで、介護や看護、リハビリテーションが受けられます。
介護医療院	主に長期にわたり、療養が必要な方が対象の施設です。医療と介護（日常生活上の世話）が一体的に行われます。

7 福祉用具貸与・購入・住宅改修

● 自立した生活を送り、住環境を整えるために福祉用具貸与や購入・住宅改修に対して、支給限度額が設定されたうえで、1割から3割の自己負担で貸与や購入・住宅改修を受けることができます。

	支給限度額および自己負担	工事内容や対象となる福祉用具
居宅介護住宅改修	20万円まで、その、1～3割が自己負担です。※1回の改修で20万円を使い切らずに、数回に分けて使うこともできます。※引っ越しをした場合や介護度が著しく高くなった場合、再度支給を受けることができます。	● 手すりの取り付け ● 段差や傾斜の解消 ● 滑りにくい床材・移動しやすい床材の変更 ● 開き戸から引き戸等への扉の取り換え・扉の撤去 ● 和式から洋式への便器の取り換え ● その他これらの各工事に付帯して必要な工事 ※屋外部分の改修工事も給付の対象となる場合があります。
特定福祉用具購入	年間10万円が上限で、その1～3割が自己負担です。	● 腰掛便座（便座の底上げ部材を含む） ● 自動排泄処理装置の交換部品 ● 排泄予測支援機器 ● 簡易浴槽 ● 移動用リフトのつり具部分 ● 入浴補助用具（入浴用いす・浴槽用手すり・浴槽内椅子・入浴用介助ベルト等）
福祉用具貸与	月々の利用限度額の範囲内で実際にかかる費用の1～3割を自己負担します。貸し出しの種類は13種類ですが、介護度によって利用できる福祉用具が分けられています。	《要支援1・2　要介護1》 ①手すり（工事をともなわないもの） ②スロープ（工事をともなわないもの） ③歩行器 ④歩行器補助つえ（松葉つえ・多点つえ等） 《要介護2・3》上記①～④に加え ⑤車いす ⑥車いす付属品（クッション、電動補助装置等） ⑦特殊寝台 ⑧特殊寝台付属品（サイドレール、マットレス、スライディングボード、入浴用でない介助用ベルト） ⑨床ずれ防止用具 ⑩体位変換器（起き上がり補助装置を含む） ⑪認知症老人徘徊感知機器（離床センサー含む） ⑫移動用リフト（立ち上がり座椅子、入浴用リフト、段差解消機、階段移動用リフトを含む） 《要介護4・5》上記①～⑫に加え ⑬自動排泄処理装置（尿のみを自動的に吸引できるものは、要支援1・2の方、要介護1～3の方も利用できます）

8 医療依存度が高くなった要介護高齢者の医療と介護の連携のポイント

● 医療依存度が高くなった要介護高齢者が居宅サービスを継続するために必要なサービス

として訪問看護サービスがあります。
- 医療と介護の橋渡しをするような存在として機能する訪問看護は、医療保険と介護保険の制度を状況によって利用し、医師とのコミュニケーションの橋渡し的役割を担います。

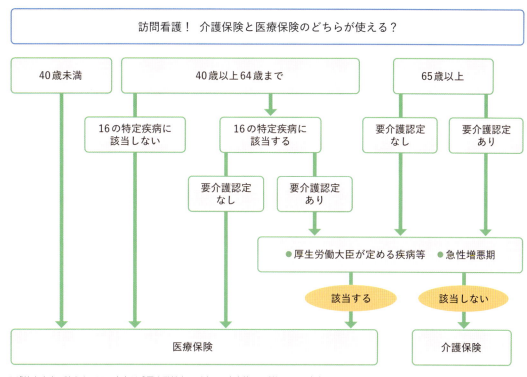

※「特定疾病に該当する16の疾病」と「厚生労働大臣が定める疾病等」は重複している疾患もありますが、すべてが同じではないので注意が必要です。

- 医療保険と介護保険では、訪問看護の訪問頻度や訪問するための方法も違います。厚生労働大臣が定める疾病等や急性増悪期には、退院直後や終末期も含まれます。また、厚生労働大臣が定める状態等に該当し、主治医が必要と判断した際には、介護認定をもっていても、医療保険を利用し訪問看護のサービスを利用することができます。
- 医療保険と介護保険の同日の併用ができませんが、対象者の状態に応じて、医療保険や介護保険をじょうずに使い分けられるようにケアマネジャーや訪問看護事業所と連携していくことが重要です。

	介護保険での訪問看護	医療保険での訪問看護
訪問回数	ケアプランに計画された回数	毎日の訪問が可能 ● 厚生労働大臣の定める疾患等の方 ● 急性増悪期で頻回な訪問が必要な方 週3回までの訪問が可能 ● 上記以外のかた
負担割合	1〜3割 介護保険証とともに交付される負担割合証に記載	1〜3割 医療保険証に記載

厚生労働大臣が定める疾病等

（特掲診療料の施設基準等別表第 7 に掲げる疾病等）

①末期の悪性腫瘍　②多発性硬化症　③重症筋無力症　④スモン
⑤筋委縮性側索硬化症　⑥脊髄小脳変性症　⑦ハンチントン病
⑧進行性筋ジストロフィー症
⑨パーキンソン病関連疾患
　(1)進行性核上性麻痺
　(2)大脳皮質基底核変性症
　(3)パーキンソン病
　　（ホーエン・ヤールの重症度分類Ⅲ度以上かつ生活機能障害度がⅡ度またはⅢ度）
⑩多系統萎縮症
　(1)線条体黒質変性症
　(2)オリーブ橋小脳萎縮症
　(3)シャイ・ドレーガー症候群
⑪プリオン病　⑫亜急性硬化性全脳炎　⑬ライソゾーム病
⑭副腎白質ジストロフィー　⑮脊髄性筋委縮症　⑯球脊髄性筋萎縮症
⑰慢性炎症性脱髄性多発神経炎　⑱後天性免疫不全症候群　⑲頚髄損傷
⑳人工呼吸器を使用している状態

厚生労働大臣が定める状態等

（特掲診療料の施設基準等別表第 8 に掲げる状態等）

1．●在宅悪性腫瘍等患者指導管理、在宅気管切開患者指導管理を受けている状態にある者
　　●気管カニューレ、留置カテーテル[1]を使用している状態にある者
2．以下の指導管理を受けている状態にある者
　　●在宅自己腹膜灌流指導管理　　　　　●在宅血液透析指導管理
　　●在宅酸素療法指導管理　　　　　　　●在宅中心静脈栄養法指導管理
　　●在宅成分栄養経管栄養法指導管理　　●在宅自己導尿指導管理
　　●在宅人工呼吸指導管理　　　　　　　●在宅持続陽圧呼吸療法指導管理
　　●在宅自己疼痛管理指導管理　　　　　●在宅肺高血圧症患者指導管理
3．人工肛門または人工膀胱を設置している状態にある者
4．真皮を超える褥瘡の状態にある者
5．在宅患者訪問点滴注射管理指導料を算定しているもの

介護保険の場合、長時間訪問看護加算などの要件となる「厚生労働大臣が定める状態等」では 2 のうち「在宅人工呼吸指導管理」は対象外となる。
5 については「点滴注射を週 3 日以上行う必要があると認められる状態」と読み替える。

[1]　別表第 8 においては胃瘻も含まれる。

9 医療依存度が高い要介護高齢者の 受け入れ施設

● 日常生活を維持継続するために要介護高齢者のさまざまな施設の種類があります。しかし、これらの施設すべてが、医療依存度の高くなった要介護高齢者を受け入れることが可能かといえばそうではありません。医師が常駐していないことや、看護師が常勤で不在であることなどが、受け入れを困難にする理由の1つとして考えられます。

● 入院はしたものの、もとの住み慣れた場所に帰るためには、入院前の状態についてしっかりと情報を共有し、元の生活者に戻すためのケアが重要です。表に、医療依存度が高くなった場合の施設の受け入れ状況について参考程度に示しましたが、実際に施設に聞いてみることが一番有用です。

施設の種類	特徴
住宅型有料老人ホーム	看護師や介護福祉士の常駐や訪問看護との連携により医療依存度が高い方の受け入れも対応可能な施設もある。要相談
サービス付き高齢者住宅	訪問看護との連携により医療依存度が高い方の受け入れも対応可能な施設もある。要相談
軽費老人ホーム	医療依存度だけでなく、介護認定が高くなると退居の手続きの対象となる
生活支援ハウス	医療依存度だけでなく、介護認定が高くなると退居の手続きの対象となる
養護老人ホーム	医療依存度だけでなく、介護認定が高くなると退居の手続きの対象となる
介護老人保健施設	病状が安定しリハビリに重点をおいた介護が必要な方が対象の施設
特別養護老人ホーム	常に介護が必要で、自宅では介護ができない方が対象の施設。夜間の対応が看護職員の配置上困難な場合がある
介護医療院	長期にわたり、療養が必要な方が対象の施設。医療と介護が一体的に受けられる。医療依存度が高い方が対象
認知症対応型共同生活介護 （グループホーム）	日常生活の介護・支援が中心となるため、医療依存度が高くなると対応が困難となる
地域密着型介護老人福祉施設 入所者生活介護	常に介護が必要で、自宅では介護ができない方が対象の施設。夜間の吸引等の対応が看護職員の配置上困難な場合がある
地域密着型特定施設 入居者生活介護	看護師や介護福祉士の常駐や訪問看護との連携により医療依存度が高い方の受け入れを検討。要相談

資料　要介護高齢者のための社会・福祉制度

文献
1) 玉名市：みんなのあんしん介護保険　わかりやすい利用の手引き. 現代けんこう出版, 東京, 2023.
2) 宇都宮宏子, 三輪恭子編：これからの退院支援・退院調整－ジェネラリストナースがつなぐ外来・病棟・地域. 日本看護協会出版会, 東京, 2011.
3) 永井康徳, 江篭平紀子：たんぽぽ先生の在宅報酬Q＆A. 日経BP, 東京, 2020.

索 引

和 文

あ

アイフレイル	32
握力計	60
足潰瘍	205
足病変	202
アルツハイマー型認知症	19
安静時振戦	85

い

意思決定支援	283
痛み	261
移動	81
移動能力	68
医療依存度	290
医療関連機器褥瘡	192
医療保険	291
胃瘻	217
飲水	167
咽頭残留	233
咽頭貯留	146

う

うつ症状	8, 112
うつ病	22, 114
運動	12, 251
運動指導	255
運動療法	12

え

栄養	10
栄養アセスメント	63
栄養管理	93
栄養状態のスクリーニングツール	90
栄養素	11, 95
栄養投与経路	244
栄養投与ルート	95
エネルギー蓄積量	94
エネルギー必要量	93
嚥下障害	87
嚥下造影検査	229
嚥下内視鏡検査	229
エンド・オブ・ライフケア	276, 281
塩分摂取	167

お

おむつ	182
オーラルフレイル	46

か

介護保険	286, 291
外耳	35
介助量	69
回想法	25
改定長谷川式簡易知能評価スケール	16
改訂水飲みテスト	227
過活動膀胱	163
下腿周囲長	59, 252
活動	251
下部尿路機能障害	163, 167
環境調整	11, 159

き

記憶障害	21
義歯	51
機能性便秘	172
機能的口腔ケア	54
基本チェックリスト	80
基本的ADL	250
嗅覚	39
胸郭可動域練習	145
居宅サービス	288
起立	71
起立性低血圧	88
筋強剛	86
筋量	62
筋力	251
筋力検査	60

く

口すぼめ呼吸	145
車椅子	83

け

ケアマネジャー	287
経口補水液	140
傾聴	277
経腸栄養	244
経腸栄養法	95
経鼻胃管	244
血圧	147
血圧低下	149
現実見当識訓練	26

こ

抗うつ薬	117
口腔ケア	11, 51
口腔スクリーニング	48

口腔問題	46	処方カスケード	129
抗重力筋	253	自立支援	81
抗認知症薬	28	自律神経障害	88
誤嚥	146, 233	自立度	68
誤嚥性肺炎	87	視力	30
小刻み歩行	86	身体機能検査	61
呼吸ケア	144	身体拘束	105
呼吸困難	143	身体的フレイル	6
呼吸のアセスメント	141	心理的苦痛	266
骨格筋量	57, 251		

す

骨格筋量検査	62	睡眠	152
骨盤底筋訓練	169	睡眠障害	153, 158
コンディショニング	144	睡眠薬	161
		スキンケア	185, 198

さ

		スキン - テア	194
最大握力	60	すくみ足	86
サーカディアンリズム	158	ストーマ	210
サルコペニア	57, 63	ストーマセルフケア	214
残尿測定	165	スピリチュアルペイン	271
		すり足	86

し

視覚	30		

せ

色覚	30	生活リズム	158
自己排痰練習	145	清潔間欠導尿	170
姿勢反射障害	86	精神障害	88
施設サービス	289	精神症状	115
失禁関連皮膚炎	190	精神・心理的フレイル	8
失禁ケア	190	摂食嚥下障害	224
社会参加状況	79	摂食量	64
社会的苦痛	267	舌苔	55
社会的フレイル	8	前頭側頭葉変性症	20
視野狭窄	30	せん妄	22, 107
住宅改修	290	前立腺肥大症	164
終末期	266, 276		

そ

熟眠障害	155	早期離床	145
シューズ	99	創傷	200
手段的ADL	250	早朝覚醒	155
循環障害	147		

た

循環のアセスメント	147	体圧分散寝具	184
循環不全	147	体位ドレナージ	146
静脈栄養法	95	体位変換	184
食事	230	体重減少	63
食事介助	239	立ち上がり動作	61
食事姿勢	237	脱水	137
食事摂取量	63, 127	タンパク質	11
食事の工夫	12		

ち

食事の評価	87		
褥瘡	184	チアノーゼ	143
食欲不振	11	地域密着サービス	289
食欲不振と薬剤	125		
ショック	147		
ショック徴候	149		

蓄尿機能障害	163
窒息予防	146
着座	71
中耳	35
中途覚醒	155
聴覚	35
聴力	35

つ

追加水	248
杖	82
爪	204
ツルゴール	138

て

低栄養	11, 90
低活動膀胱	164
点眼	33
転倒	98
転倒予防	102
転倒リスク	98, 121

と

動作緩慢	86
糖尿病足潰瘍	205
頭部前屈	146
突進様歩行	86

な

内耳	35
難聴	36

に

日常生活動作	250
入眠障害	155
尿失禁	163
尿道カテーテル	170
尿排出機能障害	164
尿量	149
認知機能	23
認知機能障害	16
認知症	19, 23, 101, 114, 154, 178
認知症治療薬	27

の

脳血管型認知症	20

は

敗血症	148
排泄パターン	104
排尿記録	165
排尿筋尿道括約筋協調不全	164

排尿障害	178
排尿誘導	168
排便	172
排便障害	179
パーキンソニズム	85
パーキンソン症状	85
白内障	31
ハフィング	145
歯みがき	53
斑状皮疹	150
バンパー埋没症候群	219
反復唾液嚥下テスト	226

ひ

必要栄養量	11
皮膚障害	190
皮弁	200
頻尿	163

ふ

不安	112
フィジカルアセスメント	136
腹圧性尿失禁	163
腹式呼吸	145
福祉用具	290
服薬アドヒアランス	120
フットケア	202
フードテスト	228
不眠	155
ブリストル便性状スケール	174
フレイル	5, 255
分岐鎖アミノ酸	11

へ

ペインスケール	263
ヘッドアップ	146
便秘	172

ほ

膀胱訓練	168
訪問看護サービス	291
歩行	81
歩行介助	84
歩行器	83
歩行持久力	70
歩行自立度	68
歩行速度	61, 70
歩行能力	68
歩行補助具	82
ポジショニング	184
保湿剤	199
補聴器	38

ポリファーマシー	120, 129
ボールバルブ症候群	220

ま

マルチコンポーネント運動	254

み

味覚	42
味覚障害	43
ミニメンタルステート検査	16

め

眼鏡	32

も

毛細血管再充満時間	139, 149
目標エネルギー量	10
物忘れ	21

や

薬剤起因性老年症候群	131
薬物有害事象	121
薬物療法	129

ゆ

指輪っかテスト	58

よ

要介護高齢者	286, 290
抑うつ	112

り

リアリティ・オリエンテーション	26
緑内障	31
リラクセーション	145
倫理的な課題	284

れ

レビー小体型認知症	19

ろ

老研式活動能力指標	77
瘻孔	218
老人性難聴	37
老年性嗅覚障害	40

欧文・略語・数字

A・B

ADL（activities of daily living）	73, 81, 250
BCAA（branched chain amino acid）	11
BI（Barthel Index）	73

C・D

CHS（Cardiovascular Health Study）	6
CGA（comprehensive geriatric assessment）	122
CIC（clean intermittent catheterization）	170
CRT（capillary refilling time）	139, 149
DESIGN-R®2020	187

F・G

FAC（Functional Ambulation Categories）	69
FAI（Frenchay Activities Index）	77
FASS（Feeding Assistance Skill Score）	242
FIM（Functional Independence Measure）	69, 75
FTLD（frontotemporal lobar degeneration）	20
GLIM（Global Leadership Initiative on Malnutrition）	92

H・I

HDS-R（Hasegawa Dementia Scale-Revised）	16
IAD（incontinence associated dermatitis）	190
IADL（instrumental activities of daily living）	76

L

Lowton IADL（Lawton instrumental activities of daily living scale）	76
LSA（Life Space Assessment）	79

M

Makizako's 5	80
MDRPU（medical device related pressure ulcer）	192
MMSE（Mini-Mental State Examination）	16
MNA®-SF（Mini Nutritional Assessment-Short Form）	91
Mottling スコア	150
MUST（Malnutrition Universal Screening Tool）	91

R・S

ROAG（Revised Oral Assessment Guide）	48
SARC-F（Screening tool for sarcopenia）	59
SMI（skeletal muscle mass index）	62
SOFA（sequential organ failure assessment）	150
SPPB（short physical performance battery）	62, 72

数字

5回椅子立ち上がりテスト	61, 72
6ｍ通常歩行速度	61

自立と生活機能を支える
<ruby>自立<rt>じりつ</rt></ruby>と<ruby>生活機能<rt>せいかつきのう</rt></ruby>を<ruby>支<rt>ささ</rt></ruby>える

高齢者ケア超実践ガイド
<ruby>高齢者<rt>こうれいしゃ</rt></ruby>ケア<ruby>超実践<rt>ちょうじっせん</rt></ruby>ガイド

2024年9月25日 第1版第1刷発行	編　集　前田　圭介、永野　彩乃
	発行者　有賀　洋文
	発行所　株式会社　照林社
	〒112-0002
	東京都文京区小石川2丁目3-23
	電話　03-3815-4921（編集）
	03-5689-7377（営業）
	https://www.shorinsha.co.jp/
	印刷所　株式会社シナノ パブリッシングプレス

●本書に掲載された著作物（記事・写真・イラスト等）の翻訳・複写・転載・データベースへの取り込み、および送信に関する許諾権は、照林社が保有します。
●本書の無断複写は、著作権法上の例外を除き禁じられています。本書を複写される場合は、事前に許諾を受けてください。また、本書をスキャンしてPDF化するなどの電子化は、私的使用に限り著作権法上認められていますが、代行業者等の第三者による電子データ化および書籍化は、いかなる場合も認められていません。
●万一、落丁・乱丁などの不良品がございましたら、「制作部」あてにお送りください。送料小社負担にて良品とお取り替えいたします（制作部☎0120-87-1174）。

検印省略（定価はカバーに表示してあります）
ISBN978-4-7965-2628-9
©Keisuke Maeda, Ayano Nagano/2024/Printed in Japan